中医薬大学全国共通教材

全訳
中医耳鼻喉科学

翻訳　田久和義隆

主　　編　王徳鑑

副 主 編　干祖望

編集委員　蔡福養
葛英華
陳培桑

編集協力　林先智

たにぐち書店

全訳 中医耳鼻喉科学◆目次

3. 鼻科 … 111

4. 咽喉科 … 195

5. 口腔・歯科 … 281

凡例

本書は『高等医薬院校教材　中医耳鼻喉科学』（上海科学技術出版社1985年5月出版）の邦訳本である。

1．各論における節のタイトルには中医病証名を使用した。

2．訳文中における注釈は、（著者注）、〔訳者注〕とし、必要と思われる語句には脚注を附した。

3．漢字表記について

(1) 人名、著作名は本字を使用するよう努めた。

(2) 東洋医学用語では、「積聚」「目翳」「脹満」などの熟語がポピュラーになっているため、これらを「積集」「目影」「張満」と表記するには違和感があり、また古典を読む上での障害となりかねない。そこで本書では、古典に記載されている語、また2字以上の熟語に対してはそのままの表記（下表矢印左側の漢字を使用）とし、1文字の場合には一部常用漢字に改めた。下表に一例を示す。

国語審議会「同音の漢字による書き換え」より抜粋（旧⇒新）							
聚⇒集	熄⇒息	翳⇒影	鍼⇒針	剋⇒克	躁⇒燥	疏⇒疎	滌⇒浄
繋⇒係	滲⇒浸	輔⇒補	煉⇒練	辨⇒弁	顚⇒転	蝕⇒食	稀⇒希
坐⇒座	尖⇒先	脹⇒張	亢⇒興	聯⇒連	煽⇒扇	棉⇒綿	龍⇒竜

4．読者の便宜を図るため、原著の内容を参照した上で、第9章ならびに巻末に以下の資料を作成し附録とした。

(1)「中医耳鼻喉科学　主要著作表」を作成した。

(2)「中医耳鼻喉科学　病証名対照表」を作成した。
(3)「咽喉（正中断面）と古典解剖用語」を作成した。
(4) 中医学における外治法をまとめた。
(5) 重要キーワードに対して巻末に索引を附した。

5.「証」と「症」、ならびに「咽喉」について

※証：疾病の過程において、異なるステージとパターンにおける病因、病の部位、病の性質などを概括したもの。

※症：各種疾病における症状であり、「証」が外に現れたもの。

※「咽喉」について：

『簡明中医辞典』（人民衛生出版社）によれば、「咽喉」とは「①咽頭口部のみを指す。②咽頭口部と咽頭喉頭部を指す」とあり、『漢日医学大詞典』（人民衛生出版社）には、「咽頭と喉頭」とある。また現代中国では西洋医学の解剖用語として、「咽」「喉」がそれぞれ「咽頭」「喉頭」の意味で使用される。原著においても、中医学的意味で「咽」「喉」が使用されている場合と、西洋医学的意味で「咽」「喉」が使用されている場合があり、本書では以下のように訳出した。

原文（中国語）⇒訳文（日本語）			
咽⇒咽	喉⇒喉	咽喉⇒咽喉	咽喉病⇒咽喉疾患
咽部⇒咽頭部	喉部⇒喉頭部	咽喉部⇒咽喉頭部	喉腔⇒喉頭腔

※「喉間」について：「喉間潰爛」「喉間発白」「喉間痰阻」の病証名からすると咽喉頭部を指すものであるが、本書ではそのまま記載した。

訳者記す

1. 概論

中医耳鼻咽喉口腔歯科の歴史

中国医学の起源をたずねると、およそ50万年以前もの昔に遡ることになる。我々の祖先は日常生活と生産の過程において、原始的な医療行為を始めていた。

夏商時代（BC21世紀～ BC1066年）の中国は、原始社会から奴隷社会への移行期にあり、社会生産力が高まるにつれて科学文化および医薬方面が共に発展していき、耳・鼻・口・歯・舌・喉などの病に対する初歩的な認識がなされていった。例えば甲骨文中の「」の字は歯の上にあいた穴を表しているが、これは現在でいう齲歯のことであり、また「」病とは鼻疾患の意味である。卜辞中にはさらに「貞旨自病」（自とは、鼻のこと）、「貞病耳」、「貞病舌」、「貞病口」などの記載がみられる。

西周（BC1066 ～ BC771年）に入って奴隷社会から封建社会へと変化すると、社会経済の変動に伴って医学も非常に大きな進歩を遂げ、人々は疾病の長期観察を通じて、疾病と自然環境、異常な気候変化との関係を認識するようになった。例えば『禮記』月令には、

「秋季に夏の気候が生じると、その国には大水が起こり、冬蔵〔腎の機能〕が災いに敗れ、鼽嚔〔息が詰まり、くしゃみをする〕を生じる人々が多くなる」との記載がある。また『春秋左氏傳』には「耳が五声を聞けなくなるものを聾という」とあるが、これは耳聾を定義した最も古い文献である。さらに『山海経』には元亀・白鵺など、耳疾患や喉疾患を治療する各種の薬物が記載されている。また『史記』扁鵲倉公列傳に「扁鵲は雒陽を通りがかった時、周の人は老人を大切にするということを聞くと、耳、目、痹を治療した」とあることから、扁鵲は中国人初の耳鼻咽喉科医であるといえよう。

絶えず医療行為が行なわれ、疾病の予防・治療における経験が次第に蓄積されていくにつれて、疾病に対する認識も日増しに深まっていった。その結果、春秋戦国時代（BC770年～BC221年）になると、医学専門書である『黄帝内経』が出現した。これは中国に現存する最も古い医学専門書で、中国医学の理論基礎となるものであり、耳鼻咽喉口腔歯科に関しても極めて豊富な論述がなされている。例えば『霊樞』憂恚無言には「咽喉は水穀の道である。喉嚨〔咽頭・喉頭・気管全般を指す〕は気が上下するところである。会厭〔喉頭蓋〕は音声の戸である。口唇は音声の扇である。舌は音声の機である。懸雍垂〔口蓋垂〕は音声の関である」とあり、『素問』上古天真論篇には「女性は７歳になると腎気が盛んになり、歯が更まり、髪が長くなる……21歳になると腎気が充実して、智歯が生え、身体の成長が極まる」「男性は８歳で腎気が実し、髪が長くなって歯が更まる……40歳になると腎気が衰え、髪が堕ちて歯が枯れる……64歳になると歯が抜け去る」と述べられている。ここで重要なことは、『内経』では耳鼻咽喉口腔歯科の生理機能を概括しているだけでなく、整体観によって人体を観察することにより、耳・鼻・

咽喉・口腔・歯は孤立した器官ではなく五臓と緊密な関係があること、つまり耳・鼻・口・舌は苗竅であり、五臓によって主宰されていると考えている点にある。このことは『素問』陰陽応象大論篇において「心は舌を主る……その竅は舌である」「脾は口を主る……その竅は口である」「肺は鼻を主る……その竅は鼻である」「腎は耳を主る……その竅は耳である」とあり、また『霊樞』脉度では「心気は舌に通じており、心が和めば舌は五味を知ることができる」「肺気は鼻に通じており、肺が和めば鼻は香臭を知ることができる」などと述べられている。

『内経』には耳鼻咽喉口腔歯科疾患の病因病理に関する論述も少なくない。『素問』気厥論篇には「胆熱が脳に移ると、辛頞鼻淵〔辛頞：鼻淵のなかでも鼻頞部（眉頭から鼻尖まで）にむずかゆい感じがあるもの〕を生じる。鼻淵とは濁涕が出て止まらないものをいう。長期化すると衄衊〔鼻出血〕を生じる」、『霊樞』決気には「精が脱けると、耳聾」、『霊樞』口問には「上部の気が不足すると、脳髄が充実しなくなるため、耳鳴、頭傾〔頭暈〕、目眩の症状が起こる」、『素問』陰陽別論篇には「一陰一陽が結ばれたものを喉痹という」などの記載がある。

『内経』では耳聾、耳鳴、耳中有膿、耵聹、鼽嚏、鼻衄、鼻淵、喉痹、喉塞、猛疽、瘖、口糜、口瘡、歯痛、齲歯など30種余りもの耳鼻咽喉口腔歯科疾患について論じている。

これら『内経』の論述によって、耳鼻咽喉口腔歯科学の発展に必要な理論的基礎が定められることとなった。

『難経』では『内経』を基礎として、特に口腔、歯、咽喉などの解剖について補充がなされている。『難経』第42難には「口の広さ２寸半、唇から歯までの長さ９分、歯の後から会厭〔喉頭蓋〕まで深さ

３寸半、容積５合、舌の重さ10両、長さ７寸、幅２寸半」「咽門〔飲食物の通る門。下は食道と気管に連なる〕の重さ10両、幅２寸半、胃までの長さ１尺６寸」「喉嚨の重さ12両、幅２寸、長さ１尺２寸で、９つの節がある」と記載されている。

秦漢時代（BC221 ～ AC220年）になると中国医学はさらに発展を遂げ、医学は口歯科、咽喉科も含めた９科に分科された。『淮南子（えなんじ）』記論訓では「喉中に病があっても、呼吸に影響しなければ鑿（うが）ってはならない」として、喉部疾患の手術に対する実践経験をまとめた意見を提起している。『神農本草経』はこの時代に著された名著で、中国に現存する最も古い薬学専門書であり、遠古から漢代までの薬物に関する知識が集積されている。そこには365種の薬が記載されているが、耳鼻咽喉口腔歯科疾患治療に関する薬物については計53種が論じられており、その大多数は今日でも使用されている。

漢代の名医・華佗は、ニンニクの汁で咽頭部の重症患者を治癒させたとの記録が文献に残っている。

張仲景は『傷寒雑病論』を著し、理・法・方・薬を系統立てた辨証施治方法を創設し、耳鼻咽喉口腔歯科疾病の治療に対しても非常に大きな影響を与えた。例えば『傷寒論』では傷寒の少陰咽喉痛に対して辨証を行ない、猪膚湯、甘草湯、桔梗湯、苦酒湯、半夏散及湯などの方薬を使用し、様々な症状の咽喉疾患を治療している。ここで紹介されている方薬は非常に効果があったため、後人は咽喉の諸疾患に対して常用するようになった。また『金匱要略』では「婦人咽中に炙臠（しゃれん）あり」という症状が初めて描写された。これは後世において梅核気（ばいかくき）と呼ばれるもので、半夏厚朴湯により治療しているが、半夏厚朴湯による梅核気の治療は今日でも依然行なわれている。さらに『金匱要略』では、皂莢の粉末を鼻腔内に吹き入れ、ニラの搾り汁を鼻腔内に点鼻することによって重篤症状の救急治療を行なっており、これは吹鼻法および点鼻法に関する最も古い記載である。このほか雄黄・葶藶による齲歯治療法などがみられる。張仲景はさらに『口歯論』1巻を著したとする文献があるが、残念なことに散逸してしまった。

東晋（317年～420年）の葛洪（かっこう）の著作である『肘後備急方』には、簡単で便利な救急方薬が数多く収集されている。ここでは外耳道、気道、食道に入った異物などの処理方法が初めて記載され、食道に刺さった魚の骨をニラで取る方法などが紹介されている。

晋・皇甫謐（こうほひつ）は『鍼灸甲乙経』を著し、耳鼻咽喉口腔歯科疾患に対する鍼灸療法について解説している。

隋代（581年～618年）に巣元方（そうげんぽう）らが著した『諸病源候論』は、中国に現存する最も古い病因病理の専門書であり、数多くの病種について論述している。耳鼻咽喉口腔歯科疾患に関しては、専門的な巻を立てての論述はなされていないものの、69症について列記されており、全巻通じて計130種余りの耳鼻咽喉口腔歯科疾患が論じられている。さらには小児の生理機能に注目して、小児耳鼻咽喉口腔歯科疾患について専門の巻を作り論述している。該書では疾病を詳細に観察しており、膿耳の治療が不適切であると重篤な併発症を引き起こす（後人が「黄耳傷寒」と呼ぶもの）こと、また「耳中疼痛候」には「耳中に刺痛があるものは、いずれも風が腎の経に入ったものであり、治療できず腎まで流入すると、にわかに脊背が強直して痙を生じる。この時に痛みがあり、腫れて癰瘡を生じ、膿が敗れて邪気が歇（つ）きれば痙とはならない。足少陰腎経は、宗脈が聚（あつ）まって、耳に通じている。上焦が風邪を感受して頭脳に入り、耳内に流れて気と攻撃し合うと耳中が痛む。耳は腎竅（きょう）であり、その気は互いに通じており、また腎は腰脊の候(きざし)であり、骨髄を主っている。そのため邪が腎に流入すると脊背が強直する」などの記載がある。

唐代（618年～907年）になると、社会経済の発達に伴って医薬方面も発展した。624年には唐政府により「太医署」が設立されたが、これは世界史上最も古い医科大学として人材を養成するための機関であり、同時に医療も行なった。太医署では５つの医学専門科が設立され、４年制の耳目口歯科があったことからすると、当時の耳鼻咽喉口腔歯科はすでに初期的な規模のもので、専門科として独立し始めていたことが解る。これは中国医学における耳鼻咽喉口腔歯科の発展史上、非常に重大な事実である。

唐代には非常に多くの名医が輩出された。著名な医家・孫思邈(そんしばく)の著作には『千金要方』『千金翼方』があり、そこでは鼻・口・舌・唇・歯・喉・耳疾患を七竅病としてまとめている。収集されている治法は、方剤291首、灸法14首と多く、特に通九竅薬品、衄血薬品、耳聾薬品、口舌乾燥薬品、堅歯薬品、口瘡薬品などが列記されている。治療法に関しては、内治法以外に薬物外治法、手術、鍼灸、砭法、導引、食療など広範囲に渡って採用しており、特に咽喉疾患に対する焼灼治療法は『千金翼方』において初めて記載された。

王燾(おうとう)が編集した『外台秘要』はさらに豊富で多彩な内容となっており、耳鼻咽喉口腔歯科疾患に関する薬方は400首を下らない。例えば「升麻揩(かい)歯方：毎朝楊柳(ようりゅう)〔楊：かわやなぎ。柳：しだれやなぎ〕の枝を噛んで先を軟らかくし、薬をつけて歯を揩(ぬぐ)うと、香りがして光沢が出て清潔になる」を紹介しているが、現代の歯磨き粉や歯ブラシはこれを基礎として発展したものである。

隋代ではすでに抜歯術が行なわれており、唐政府の編纂した『新修本草』には、水銀合金による義歯や歯の補修方法（『本草綱目』からの引用）が記載されている。またこの時期には兎唇の修復術も行なわれている。文献によれば、唐代・邵(しょう)英俊によって『口歯論』と『排玉集』（すなわち『口歯方』）が著されているが、すでに散逸してしまった。これらのことから唐代においては耳目口歯科、特に口腔・歯科方面において非常に大きい成績を上げていることが解る。

宋代（960年～1279年）の医学分科においては、口歯科が咽喉科を兼ねていた。政府編纂の『太平聖恵方』『聖済総録』『太平恵民和剤局方』などには、耳鼻咽喉口腔歯科疾患に関する記述があり、内容も非常に充実したものとなっている。なかでも耳鼻咽喉口腔歯科に関する記載は『太平聖恵方』に4巻、『聖済総録』では12巻にもおよんでおり、基本的には専門科による専門書ということができる。

宋代・陳無擇の選による『三因極一病証方論』では、耳鼻咽喉口腔歯科疾患を引き起こす内外要因について詳細に論述してあり、それまでに比べて大きな進歩を遂げた。『蘇沈良方(そしんりょうほう)』は『難経』を受け継ぎ、咽喉に対する解剖学的に正確な記述がなされている。『夢溪筆談(ぼうけいひつだん)』には「世間では竹・木・牙・骨などを材料として、笛を作って喉の中に設置しており、これを吹けば話し声のような音が出ることから、この種の笛を顙叫子(そうきょうし)と呼んでいる。以前、瘖(いん)〔おし〕を病むものが被害にあっていたが、自分で喋れないために悩んでいた。裁判官が試しに叫子を顙〔顙は嗓に通じる。咽喉部〕につけさせたところ、操り人形のようではあったが、おおまかながらも彼の言いたい事が解ったので、恨みを述べることができた」との記載があり、11世紀の中国では人口喉が制作されていたことが解る。

金元時代（1115年～1368年）になると、医学学術に関して自由な論争が行なわれるようになり、医学理論および臨床実践ともに進歩した。口歯科と咽喉科は分離し、さらに細かく分科した。この時期には劉完素を首魁とする火熱論派、張従正を代表とする攻下派、李東垣を代表とする脾胃論派、朱丹溪を代表とする養陰派などがあり、これらの学派は耳鼻咽喉口腔歯科学上においても影響力が強く、ある種の疾病に関してはさらに詳細な描写、治療がなされるようになった。張従正は『儒門事親』のなかで、紙を筒状に巻いて口のなかに入れ、そこに小さい鈎を縛り付けた箸を入れて、誤飲した銅銭を取り出したことを報告している〔『丹溪心法』誤呑物咽中111〕。これは内視鏡鉗子による異物摘出の原始的な方法である。『丹溪心法』では眩暈の症状について「眩とは、視界が黒くなって回旋するものをいう。その症状は目を閉じたように眼前が暗くなり、身体が回って耳鳴がし、まるで船や車に乗っているかのようで、立とうとすると倒れてしまう」と描写しているが、これは今日のメニエル氏病に類似するものである。李東垣の益気昇陽法は、耳鼻咽喉口腔歯科の内治法において新たな道を開くこととなった。朱丹溪の養陰法は現在でも耳鼻咽喉口腔歯科領域において重要な位置を占めている。

竇材(とうざい)の編集した『扁鵲心書』、竇漢卿(とうかんけい)の『瘡瘍全書』には、切開排膿法により咽喉の膿瘍や牙癰を治療した記載がある。また『洪氏集験方』には外頸動脈を圧迫して鼻衄を止めたという報告がある。『世医得効方』では耳鼻咽喉口腔歯科方面において新しい成果を挙げており、第17巻口歯咽喉病篇では過去の理論ならびに効果のあった方剤をまとめて保存し、でたらめなものを削除するという大規模な整理が行なわれている。また『儒門事親』で定義された「喉風八症」を「喉風十八症」へと補充したことにより、後世における喉風分類に対して非常に大きな影響を与えた。これらによって中国医学の耳鼻咽喉口腔歯科学の内容はますます充実していった。

明代（1368年～1644年）は手工業、商業が大きく発展した時代であり、対外貿易が活発になることによって外国医学との交流が促進され、耳鼻咽喉口腔歯科も少なからざる成果を遂げた。明初期の『普済方』身形には計43巻が集載されており、そのうち耳鼻咽喉口腔歯科は18巻を占めている。またこの時期には新たな耳鼻咽喉口腔歯科疾患について多数論じられるようになった。例えば『解囲元藪（かいいげんそう）』は喉麻風に関する初めての論著であり、『紅炉点雪（こうろてんせつ）』では初めて喉頭結核が論じられ、『景岳全書』では咽喉の梅毒および瘟疫病について初めて記載された。明代には治療経験も絶えず蓄積され、治療方法もますます増加してきた。陳実功の『外科正宗』には鼻腔内ポリープの摘出術が記載されており、その方法について「細い銅の箸を２本使用する。箸の尖端に小さな穴をひとつ開けて絹糸を通し、２本の箸を５分程度離して真っ直ぐに鼻痔〔鼻腔内ポリープ〕の根の上に入れ、箸の糸をきつく締め付けて下に向かって引き抜くと、鼻痔は自然に抜け落ちる」と記載されている。現在行なわれている鼻腔内ポリープの摘出術は、これを基礎とした上で改良を重ねて完成されたものである。また咽頭部や食道の異物（鉄針の刺入など）に対しては、麻をクシャクシャにして飲み込ませ、針を麻にひっかけて徐々に引っ張り出す、などの治療を行なっている。

曹士衍（そうしえん）の『保生秘要』では導引、運動療法について詳細に論述しており、耳鼻咽喉口腔歯科疾患に対する導引法も数多く収録されている。なかでも耳重（耳内脹塞）治療について、「呼吸を調えて坐り、口を軽く閉じて、歯を食いしばる。脾腸の２指〔拇指・示指〕で鼻孔をしっかりとつまみ、両目を見開き、気を耳から竄（のが）して竅内を通じさせ、哄哄（こうこう）〔どっ〕という音を感じさせる。これを日に２～３回、耳が通じる程度に行なう」と記載されている。これは今日行なわれているワルサルバ通気法である。また『景岳全書』には「耳竅の損傷や閉塞、また大きな音による損傷などといった原因により、突然聾となったり耳鳴が止まらなくなったりした場合には、中指で耳竅の中を軽く押え、押えたり離したり、または軽く揺らしたりして、その気を引いてやる。数回押えれば、その気は必ず至る。気が至れば竅は自然に通じる。これに相当する病は、すぐに導引しなければ次第に耳竅が閉じていき、ついには開かなくなってしまう」と述べられている。これは今日でも非常に実用価値のある鼓膜按摩術である。楊継洲(ようけいしゅう)は『鍼灸大成』において、耳鼻咽喉口腔歯科の鍼灸治療で取穴数が比較的多いものについて、各証につき３～４穴にまで減らして治療している。

李時珍の『本草綱目』は1,892種の薬物を収録した偉大な本草学書である。耳鼻咽喉口腔歯科に対しても少なからざる貢献をしており、記載されている薬物のうち856種の薬は単味で耳鼻咽喉口腔歯科の各疾患を治療することができる（内服用の方剤に使用する薬は含まない）。

薛己(せつき)の『口歯類要』は喉舌口歯の諸疾病について論述したもので、今日まで伝えられている咽喉口腔歯科専門書のなかで最も古く、また多くの医案も紹介している。

王肯堂(おうこうどう)の『証治準縄(しょうちじゅんじょう)』には耳病、鼻病、咽喉病、口病、歯病、唇病など７類が列記してあるが、これは分科することによって非常に詳細な辨証施治がなされていたことを示すものである。

清代（1644年～1911年）においては、医学は医事制度上９科に分科〔元明では13科であった〕され、咽喉科と口歯科は再び合併された。そのため『雑病源流犀燭(さいしょく)』には「咽喉には歯や舌も含まれることが多い」との記載がみられる。民間では咽喉科の大部分は独立して喉科と呼ばれ、口歯科は正規の分科からは消滅寸前となっていたのが実情であった。つまり一般の口腔粘膜疾患の多くは内科や小児科に属し、化膿性疾患や歯の周囲の疾患は外科に属し、歯自体の疾患に至っては民間の医者が担当するといった状態であり、歯科医はいつの間にか正統な医学から排除されていった。呉謙らの編著による『医宗金鑑』は、古人および前人の医療経験を整理したもので、内容が豊富な上に暗記しやすいよう歌訣形式で著されている。耳鼻咽喉口腔歯唇舌の疾病に関しては50種余りの記載があり、絵図が添付されていて疾病部位が解りやすく、さらに耳痔、耳挺、耳蕈などの病が新たに記載された。清代の医書には膿耳の分類および辨証について詳細に述べたものが多く、これは耳疾患に対する理解がさらに進んだことを示すものである。

完全なデーターではないが、乾隆12年（1744年）から光緒28年（1902年）まで、白喉〔ジフテリア〕、爛喉痧〔猩紅熱〕など咽喉部の伝染性疾病が4回大流行した。1744 ～ 1773年にかけて断片的に始まると、1785年に第1次大流行、1830 ～ 1840年に第2次大流行、1856年に第3次大流行、1901 ～ 1902年に第4次大流行が起こり、人々の生命は極めて大きな危機にさらされた。このため医家たちは喉部疾患に対する研究と予防・治療を余儀なくされ、その結果として『喉科指掌』『尤氏喉科秘書』『咽喉経験秘傳』『重樓玉鑰』『経験喉科紫珍集』など40種以上もの専門書が次々と出版され、喉科が発展することとなった。なかでも『重樓玉鑰』において養陰清肺湯によるジフテリア治療が提起されたことにより、ジフテリア治療は良好な効果をあげた。このほかにも『喉白闡微』『疫痧草』『白喉全生集』『白喉治法忌表抉微』『痧喉正義』『白喉条辨』など、30種以上の疫喉〔咽喉頭部伝染性疾病〕に関する専門書が著され、臨床で繰り返し検証された結果、疫喉に対する比較的完璧な治療法が確立された。

アヘン戦争により閉ざされていた中国の門戸が開かれると、西洋医学の伝来により中国医学は重大な損害を受けて気息奄奄となるに至ったが、中医耳鼻咽喉口腔歯科もその例外ではなかった。

新中国成立以降、党と政府は衛生問題と中医事業の発展を重要視して中医政策を制定した。中医研究院の成立に続き、1956年から全国の大部分の省、市において次々と中医学院が設立され、中医中薬の人材養成のための高等教育が行なわれるようになると、中医学院に五官科の教育研究グループが設けられ、中医耳鼻咽喉口腔歯科に関する専門知識の講義が行なわれるようになった。各中医学院は『中医喉科講義』『五官科学』『中医耳鼻喉科学』など５版教材を次々に出版することによって、中国医学の耳鼻咽喉口唇舌に関する遺産の継承・整理という課題に積極的に取り組んだ。衛生部では広州・上海・南京の中医学院において全国中医耳鼻咽喉科教員養成班を設け、中医学院における中医耳鼻咽喉科教員のレベルアップを図り、それと同時に不定期ではあるが、各省、市では中医耳鼻咽喉口腔歯科のトレーニングコースが開催され、各地における医師育成や医療技術向上が行なわれた。

党の中医政策により中医耳鼻咽喉口腔歯科の新戦力は絶えず成長しており、西洋医学の耳鼻咽喉口腔科でも中医を学ぶようになってきた。耳鼻咽喉口腔歯科のスタッフが増え、中医学と西洋医学の理論知識と診療技術を運用することにより、疾病の予防・治療面において数多くの新しい成果が挙がっている。中西結合により耳鼻咽喉口腔歯科には洋々たる前途が広がっているのである。

2. 耳科

1. 耳科概論

耳は聴覚を司り、平衡感覚を主る。耳は頭部顔面部に位置し、清陽の気が通じている「清竅」のひとつであり、局部器官ではあるが整体から独立して機能することはできない。『霊樞』口問に「耳は宗脈の聚(あつ)まる所である」と述べられている通り、全身の各々の大脈絡は耳で集まっているため、耳は全身各部や臓腑と密接な関係があり、また臓腑の生理機能、病理変化は常に経脈を循行して耳に反映される。逆に耳に病変を生じた場合にも、経脈を循って所属する臓腑に波及する。このため臨床では、しっかりした整体観念に基づき辨証治療を行なうことが要求される。

1.1 耳と臓腑経絡の関係

臓腑は人体の生理機能および病理変化が生じる基盤であり、経絡は人体に気血を運行し、臓腑・四肢・関節などを関連付け、上下表裏を結ぶ通路である。両者が組み合わさることによって、気血をめぐらし、陰陽を調節し、人体の五臓六腑・四肢百骸・五官九竅・

皮肉筋脈が連結されてひとつの整体を形成する。臓腑の生理機能はそれぞれ異なっており、また経絡も異なるルートを循行しているため、耳と各臓腑との関連性にも違いが生じてくるが、耳の生理機能と病理変化に関しては、特に腎・心・胆・肝・脾などの臓腑との関係が深い。

腎：耳は腎の外竅であり、耳の生理機能は腎が主管しており、『素問』陰陽応象大論篇には「腎は耳を主る……竅は耳となす」、また『霊樞』五閲五使には「耳は腎の官である」として、耳と腎の関係について説明されている。腎は蔵精の臓であり、五臓六腑の精を受けてこれを蔵(おさ)める。精気が満ち溢れていれば、上って耳竅まで通じ、その結果聴力は聡明となる。これは『霊樞』脉度において「腎気は耳に通じており、腎が和んでいれば五音を聞くことができる」と述べられている。腎臓の機能が失調して精気が虧損すると、『済生方』耳門にいうように「腎気が正常でなくなると、耳が病を受ける」ことになる。臨床でみられる頭暈・耳鳴の多くは腎精虧損、脳髄不足に起因する場合が多く、『霊樞』海論では「髄海が不足すれば、脳がくらくらして耳鳴りがする」と指摘している。また外邪に侵犯され、腎臓に病変を生じて疾患を発症する場合もあり、これは『諸病源候論』巻29において「耳の中に刺痛を生じるものは、すべて風が腎の経に入ったためである」と述べられている。耳の色艶や形態を観察することによって腎の病変を診察することができるが、これは『医学心悟』首巻に「耳の枯潤を観察して、腎の強弱を知る」と述べられている。これらのことから、腎と耳の間には生理上および病理上密接な関係があることが理解できる。

心：『素問』金匱真言論篇には「南方は赤色で、入って心に通じ、耳に開竅する」とあり、『素問』繆刺論篇には「手少陰の脈は耳中を絡（まと）う」とある。また『医貫』巻５には「心は耳竅の客である」とあり、『証治準縄』雑病・第８冊では「心の竅は舌であるが、舌は孔竅ではないため、竅を耳に委託している。すなわち腎は耳竅の主であり、心は耳竅の客である」とし、さらに「耳は二臓の竅に属する」としている。二臓とは心と腎のことであり、心火と腎水が調和することにより「清浄で精明な気が上って空竅を走り、耳がこれを受けると聴覚は聡明となる」のである。これらは心と耳の生理的関係について解説したものであるが、もし憂・愁・思・慮によって心を損傷し、心虚血耗となれば必ず耳聾や耳鳴を生じるし、心腎不交となれば聴覚が失調することとなる。

肝：肝気は耳に通じており、肝が損傷すると気が上逆して両耳を衝（つ）くため、肝臓の機能失調によって引き起こされる耳疾患は多い。『素問』臓気法時論篇には「肝の病……虚すと目がはっきりと見えなくなり、耳は聞こえなくなる」「気が逆すれば頭痛がして、耳は聾（ろう）となって聡明でなくなる」とあり、『素問』六元正紀大論篇には「木鬱が発すると……ひどくなれば耳鳴がしてめまいがする」として、肝と耳の病理変化上の関係について指摘している。

胆：胆は肝に附属し、互いに表裏関係にあり、経脈は絡属しあっている。その生理・病理変化には非常に緊密な関係があり、胆足少陽の脈の分枝は耳後から耳中に入り、耳前を走っている。肝胆は昇発を主り、条達を喜ぶため、肝胆の機能が失調して胆経に熱を生じると、耳に上逆して病を引き起こしやすい。『医学心悟』傷寒六経見証法には「足少陽胆経は、上って耳を絡う。邪が少陽にあれば、耳聾となる」と述べられている。

脾：脾は水穀の精微および水湿の運化を主り、脾の機能が正常であれば耳は濡養されて、その機能は旺盛となる。『素問』玉機真蔵論篇では「脾は孤臓である……不足すれば九竅が通じなくなる」として、脾と耳の病理関係について説明している。脾気が虚すと、気血を化生して耳へ伝えることができなくなるため、耳の機能が失調して病を生じやすくなる。脾が損傷して湿困脾〔水湿が脾の運化機能に影響する〕となると、清陽が上昇せず、濁陰が下降しなくなり、耳竅を蒙蔽（もうへい）して耳竅に病変を引き起こすことになる。

このほか耳は肺とも関係があり、『温熱経緯』外感温熱篇には「温邪を上焦が感受すると、まず肺を犯す」とあり、『素問』気交変大論篇には「肺金が邪を受けると……嗌（えき）〔咽喉頭部〕が乾燥し、耳聾となる」と記載されている。耳疾患の初期には邪が表にあるため、臨床では肺経の症状が出現する場合が多い。

耳は宗脈の集まるところである。『霊枢』邪気臓腑病形には「12経脈、365絡、その気血はみな顔面まで上って空竅を走る……その別れた気が耳にいくことによって、音を聴くことができる」とある。直接耳を循行している経脈は次のとおりである。

足少陽胆経：耳後から耳中に入り、耳前を走る。

手少陽三焦経：〃

足陽明胃経：頬車から耳前を上る。

手太陽小腸経：外眼角から耳中に入る。

足太陽膀胱経：巓（てん）〔頭頂部〕から耳上角に至る。

耳は経脈と臓腑を通じて全身と広範囲に連係しているので、耳介を区分して人体の各部に対応させることにより、疾病の診断と治療の根拠とすることができる。

1.2　耳疾患の病因病理概論

耳疾患は、生体が発病原因となる邪毒に侵犯されて正常な生理機能が失調し、病理変化を生じることによって引き起こされる。生体の正気が旺盛であれば、邪気は容易には侵犯できず、疾病を引き起こせないことについて、『素問』遺篇・刺法論では「正気が内にあれば、邪は干(おか)すことはできない」と述べている。逆に正気が虚していれば、邪気が虚に乗じ侵入して疾病が発生することから、『素問』評熱病論篇では「邪の湊(あつ)まるところ、その気必ず虚す」と指摘している。耳に生じた疾患は正邪闘争を反映しており、五臓六腑の機能が失調した結果である。耳疾患の発病原因となる外邪としては風・熱・湿邪が多く、肝・腎・心・脾などの臓腑機能を失調している場合が多い。病邪が違えば臓腑の病変も異なり、それによって異なる病理変化と病証が生じるが、以下のようにまとめることができる。

1．邪毒外犯：耳は清空の竅であり、外邪が耳を侵犯すると滞留して病を発症しやすい。耳は風熱の邪によって侵犯される場合が多く、肝胆２経の機能が失調した機に乗じて邪毒が直接耳竅を犯し、結聚して散じないと、気血が凝滞して発症に至る。その結果、耳痒、耳内脹悶、閉塞感、耳の微痛、耳鳴、耳聾などの証が現れる。

2．肝胆湿熱：胆経の経脈は肝を絡っており、胆は肝に附属する。肝・胆は互いに表裏関係にあるため、２経の病変は相互に影響する。肝は舒暢・条達を喜び、疏泄機能が失調すると鬱して熱へと変化する。胆の性は剛強であり、邪が胆を犯すと火熱上灼による病変が多くなる。外邪が耳竅を侵犯すると、湿熱の邪毒が壅盛となって裏へ伝わり、さらに肝胆を侵犯すると、肝胆の湿熱は経を循って耳竅において搏結〔争い結び付く〕する。内外からの湿熱によって熏蒸されると、気血が凝滞して経絡が閉塞され、粘膜が内で腐るため、憎寒壮熱〔憎寒：外では寒戦を生じ、内では煩熱が起こるもの。壮熱：高熱が出て退かず、悪熱するもの〕し、耳が発赤腫脹して激しく痛み、膿が出るなどの証が現れる。湿熱が偏盛であれば黄色い膿が多くなる。火毒熾盛であれば乳様突起部を灼いて蝕み、耳根部が発赤腫脹して痛み、ひどい場合には潰れて穿孔し、膿が出る。

3．邪犯心経：熱毒壅盛となって長期間裏を困窮すると、内では心経を犯して心火の熱が熾んになり、上って脳髄を侵犯する。火が津液を煉ると、結び付いて痰火となり、痰火が心神を擾乱すると耳膿の増加、疼痛の激化、高熱、煩躁〔胸中に熱があり、手足をバタつかせる〕、心悸〔動悸が高ぶり不安感を覚える〕、意識朦朧、譫語、頸項部の強ばり、昏睡などの証が現れる。

4．腎臓虧損：腎は精を蔵め、一身の精気を主る。精気が耗損すると、耳は滋養されなくなって機能障害をきたし、また邪毒が滞留して耳疾患を生じやすくなる。その場合、腎陰虚と腎陽虚の病理変化が現れるが、腎陰虚の場合には陰精が虧損することによって火を制御できなくなり、虚火が耳竅に上炎する。腎陽虚の場合には陽気が虚弱となるため、温煦・生化機能が不十分となる。寒湿が停聚し、上って耳竅に氾濫すると耳聾、耳鳴、眩暈、耳脹、耳痛、膿などが現れる。

心気もまた耳に通じており、心火・腎水による相互作用、相互制約を受けている。心腎虚損、水火不済により心腎不交となると、いずれの場合も耳聾や耳鳴などを生じる。

肝も耳と関係がある。「肝腎同源」といわれるように、腎精が虧損すると肝血も虧損するため、腎虚が原因で生じた耳疾患では肝陰虚損・肝陽上亢を兼ねる場合が多い。

5．脾虚湿困：脾は後天の本であり、脾気が虚弱であると気血生化の源が不足するため、耳の機能は虚弱となって邪毒が滞留する。また脾虚から湿を生じると、湿は脾を困窮させる。陽気が昇らなくなると湿濁邪毒が耳竅に停聚して病を生じ、耳内に膿が出たり、耳の皮膚が湿って爛れたり、耳鳴、耳聾、眩暈悪心などの症状が現れる。

脾腎の２臓が虚すと邪毒が滞留し、集まって火に変化する。脾虚から湿を生じ、火と湿が結合すると、耳竅は長期間蒸されることになる。腎は骨を主り、腎が虚すと骨質は邪に侵蝕されやすくなり、邪毒が上って脳を犯すと重篤な証となる。

1.3　耳疾患の辨証要点

耳疾患を辨証する際には、望・聞・問・切の四診によって全身症状と耳の局部症状とを融合させ、八綱辨証と臓腑辨証を基礎とした上で総合的に分析を行なう。本節では耳疾患で常見される主要な症状を分類して解説する。

1．辨耳痛

耳痛の初期	痛みは比較的軽く、耳内の閉塞感、鼓膜の微かな発赤、聴力低下などを生じる。	風熱に属し、邪は表にある。	
長期化	耳内に微痛や不快感、また	膿はみられない。	肝腎不足または脾

<table>
<tr><td rowspan="2">した場合</td><td rowspan="2">は腫れぼったさ、閉塞感があり、また同時に耳鳴を生じて難聴となる。</td><td></td><td>気虚弱であり、正気が邪に勝てず、邪が耳竅に留まった証。</td></tr>
<tr><td>耳痛は軽く、膿が出て、鼓膜が穿孔し、聴力が低下する。</td><td>脾気虚に湿濁停聚を兼ねたもの。</td></tr>
<tr><td colspan="3">耳内深部の疼痛が激しく、拍動痛やキリで刺されるような痛みがあり、ひどくなると患側の顔面部にまで響き、同時に発熱する。</td><td>多くは肝胆火熾によって湿熱壅盛となり、膿を醸造している証である。</td></tr>
<tr><td colspan="3">耳痛がさらに激しくなり、膿が急に増加または減少し、頭痛が激烈となり、壮熱を発し嘔吐する。ひどくなると意識朦朧となり、譫語する。</td><td>火毒内攻により邪犯心包となった重証。</td></tr>
<tr><td colspan="3">耳部の疼痛が耳介まで牽引する、また耳珠を圧迫すると痛みがさらに増す。</td><td>火熱邪毒が耳道に上攻したため、腫れて膿を生じたもの。</td></tr>
</table>

2．辨耳膿

急性期	膿が稠く黄色。	肝胆の火熱が耳竅を上蒸して、粘膜を灼腐したもの。
	膿が黄色く量が多い。	湿熱熏蒸によるもの。
	膿に血が混じる。	肝経の火熱が血分を損傷したもの。
慢性期	膿は清み、稀薄で多量、またはニカワのように糸を引く。	脾虚有湿。
	膿は清んで稀薄だが、量は多く	腎虚による虚火上炎。

	ない。	
	膿に豆腐糟のようなものが混じり、臭いがする。	腎元虧虚により、湿熱邪毒が滞留して粘膜を蒸灼し、骨質まで腐蝕したもの。正虚邪実証に属する。

3．辨耳鳴・耳聾

突然激しい耳鳴を生じ、音は大きく、聴力が低下する。	肝胆の火の上逆、または痰火鬱結により清竅が上擾されたもの。
耳鳴がだんだんと起こり、音は小さく、聴力が次第に低下する。	肝腎陰虚による虚火上炎、または気血が虧耗して耳が濡養されなくなったもの。
セミの鳴き声のような耳鳴。	肝腎虚損または心腎虚損による気血不足の証。
潮の音、風の音のような耳鳴。	肝胆熱盛により邪気が耳竅を壅阻したもの。
突然ひどい耳聾を発症する。	風・熱・湿邪により耳竅が壅塞される、または耵聹や異物による耳竅の閉塞。
次第に聾となる。	肝・腎・脾などの臓腑損傷によるものが主。
老化による聴力低下であり、膿などはみられない。	肝腎両虧による気血不足のため、上部を栄養できなくなったもの。
耳に膿があり、耳鳴・耳聾を生じている。	膿液による辨証を主とする。

4．辨眩暈

眩暈を生じる原因は非常に多く、ここでは耳疾患が原因で引き起こされる眩暈の辨証について簡単に解説する。耳疾患による眩暈の発作時には、まず一側に耳鳴または耳聾を生じ、続いて天井や地面が回旋し、体が一側方向に傾くような感覚がして、同時に悪心嘔吐・眼振などの症状を起こす場合が多い。

眩暈に頭痛を伴い、耳に痛み・脹れぼったさ・閉塞感があり、口が苦く咽が乾く。		肝陽上亢証。
眩暈があり、頭重・頭脹・低音の耳鳴・胸悶・倦怠感を伴う。		痰湿壅阻証。
常に頭暈・耳鳴があり、聴力が低下し、疲れたり体位を変えたりすると眩暈が突発する、または心悸・微弱呼吸がある。		気血不足・脾気虚損の証。
しょっちゅう眩暈を生じ、眼前が真っ暗になると、同時に高音の耳鳴を生じる。聴力が低下し、記憶力が劣り、腰や膝がだるくて力が入らない。		腎精虧損証に属する。
眩暈があり、耳から膿が出る。	急性期	肝胆火熱が清竅を蒸灼したもの。
	慢性期	脾腎虚弱・湿邪内困による。

1.4　耳疾患の治療概要

耳疾患の治療方法は内治法、外治法、鍼灸療法、導引法など非常に多く、辨証に基づいて各種の治療法を選択し、また併用することで治療効果を得ることができる。本節では通常使用されている方法を紹介する。

1．内治法

(1) **疏風清熱**：風熱の邪による耳竅の侵犯、または風寒が熱に変化して耳疾患を生じたものに適用する。耳が微かに脹って痛む、閉塞感、聴力低下、または悪寒発熱、頭痛、舌苔薄白、脈浮などの証が現れる。初期であれば邪は肌表にあるので本法が適切である。

治法：辛涼解表薬により、邪を表より解除する。

常用方剤：銀翹散・桑菊飲。

薬物：荊芥・桑葉・菊花・金銀花・夏枯草など。

本法には常に通竅薬を配合する。

(2) **瀉火解毒**：邪毒が裏へと伝わったものに適用する。裏熱壅盛（ようせい）となると耳部の疼痛が激しくなり、鼓膜が充血する、または膿が出て高熱を併発し、頭痛、口乾、舌質紅、脈数有力などの症状が現れる。

治法：寒涼瀉火薬により、内壅した熱を清瀉する。

※肝胆火熱が主の場合：清肝瀉火。

常用方剤：龍胆瀉肝湯。

薬物：黄芩・梔子・黄連・龍胆草・金銀花・連翹・蒲公英・地丁など。

※熱毒が主となり癰腫を生じている場合：清熱解毒。

方剤：五味消毒飲。

薬物：金銀花・連翹・野菊・地丁・黄連・梔子など。

※邪犯心経により心火熾盛となっている場合：清営涼血。

方剤：清瘟敗毒散。

薬物：犀角・丹皮・生地・玄参・蓮子心など。

※熱入心包により精神異常がみられる場合：紫雪丹や安宮牛黄丸などを配合する。

(3) **利水滲湿**：湿濁内停証に適用する。耳から膿が出る、または鼓膜の後から滲出液がみられる、などの証が現れる。本法は他の治療法と併用される場合が多い。

常用薬物：茯苓・沢瀉・車前子・地膚子・通草・薏苡仁など。

※湿と熱の両方が重い場合：黄芩・金銀花・苦参などの清熱薬を加える。

※湿邪停聚証の場合：気滞を伴う場合が多いので、石菖蒲・陳皮・藿香などの行気通竅薬を配合するのがよい。

※脾虚困湿の場合：参苓白朮散などで健脾滲湿するのがよい。

(4) **補腎填精**：腎精が虧損したために耳鳴・耳聾・眩暈・耳閉・膿耳を生じたもので、長期化している場合に適用する。

※腎陰虧損の場合：味甘微寒の滋陰薬で補腎養陰するのがよい。

常用方剤：六味地黄湯・左帰丸。

薬物：女貞子・旱蓮草・熟地黄・亀板・鼈甲など。

※重度の虚火上炎の場合：潤燥降火薬を配合する。

方剤：知柏地黄丸。

薬物：知母・天花粉・天冬・石斛など。

※肝腎陰虚により肝陽偏盛となっている場合：育陰潜陽平肝する。

方剤：杞菊地黄丸加鈎藤・石決明。

※腎陽虚衰により耳鳴、耳聾、眩暈を生じ、体が冷えて寒がる、腰や膝がだるく力が入らないなどの証がある場合：温補腎陽、散寒通竅しなければならない。

方剤：附桂八味丸・右帰丸。

薬物：附子・肉桂・補骨脂・鎖陽・淫羊藿など。

(5) **散瘀排膿**：瘀滞有膿証に適用する。

※熱毒壅盛となり、瘀滞有膿の場合：散瘀排膿、清熱解毒する。

常用方剤：仙方活命飲。

薬物：白芷・桔梗・天花粉・薏苡仁・穿山甲・皂角刺など。

※瘀滞有膿で正気が不足しており、膿が出始めてから月日が経過している場合：散瘀排膿に補益気血を併用して正気を扶助し、托毒外出する。

常用方剤：托裏消毒散。

※膿耳を生じ、邪毒が骨質を腐蝕している場合：活血去瘀・祛腐生新薬を併用するのがよい。

薬物：桃仁・紅花・五霊脂・乳香・没薬など。

(6) **行気通竅**：邪毒が竅内を壅阻し、気血が凝滞したために生じた耳竅閉塞証などに適用する。

治法：行気通竅・辛散辟邪（へきじゃ）する。

常用方剤：通気散。

薬物：藿香・石菖蒲・青皮・香附子・路路通など。

臨床では、本法は常に他の方法と併用される。

2．外治法

(1) **清潔法**：膿や糜爛がみられる耳疾患に行なう。清熱・解毒・収斂作用のある中薬を煎じ、その煎液で洗浄して外耳や耳道の膿・痂皮を清潔にする。

薬物：如意花葉煎、板藍根の煎液、あるいは薄めた白酢を使用する。

(2) **点耳法**：耳痛や耳内に膿があるものに行なう。清熱解毒、収斂去湿、辟邪止痛作用のある薬液を外耳道に点耳する。

薬物：黄連滴耳液・魚腥草液・七葉一枝花酒精など。

(3) **吹薬法**：膿耳・耳瘡などに行なう。紙筒や噴粉器で少量の薬粉を耳内に吹き付け、清熱解毒、収斂乾水の目的を達成する。

常用薬物：爛耳散・耳霊散・氷硼散などがある。毎日３～４回、少量を吹入する。吹薬前には必ず外耳道を洗浄して清潔にし、薬物が堆積して膿液の流出を妨げないよう注意する。

(4) **塗敷法**：外耳道、耳介およびその周囲が発赤腫脹し、膿が出るものに行なう。清熱解毒、除湿消腫作用のある薬物を使用して塗敷法を行なう。

耳癤：黄連膏により敷法を行ない、清熱・解毒・消腫する。または紫金錠により塗法を行ない、解毒・辟（へき）邪・散結する。

旋耳瘡：青黛散を調合して敷法を行ない、清熱除湿乾水する。

耳蕈（じしん）・耳痔〔ポリープ〕：鴉胆子油により塗敷法を行ない、腫塊を腐蝕させる。

３．鍼灸療法

刺鍼により耳眩暈、耳鳴、耳聾などの耳疾患を治療することができる。循経取穴法によって選択した腧穴に刺鍼することにより、気血を調和し、経絡を通暢して、扶正袪邪の目的を達する。体鍼、耳鍼、水鍼などの方法があり、症状に応じて選択する。

(1) **体鍼**：慢性の耳疾患に常用される。

※耳聾、耳鳴：耳門・聴宮・聴会・翳風・中渚・外関・足三里などから、毎回２～３穴選択し、強刺激を与えて10～20分置鍼する。

※膿耳が長期化している場合、または耳閉の場合：外関・行間・腎兪・聴宮・天容・合谷などに中程度の刺激を加える。

(2) 耳鍼：耳聾、耳鳴、慢性耳疾患に用いられる。

常用穴：腎・内耳・枕または耳介上に圧痛点を探す。2～3穴を選択し、毫鍼で刺入して20～30分置鍼する。深度は反対側の皮膚を貫かない程度とする。または皮内鍼を直接耳介の皮膚上に刺入し、テープで固定して2～4日間置鍼する。

(3) 穴位注射：耳鳴、耳聾に使用される。上記した耳区付近の穴位から1～2穴選出し、症状に応じて調補気血、滋養経絡、行気祛瘀の薬物を使用する。当帰・川芎・紅花などの注射液を各穴1ml、毎日または隔日1回注入する。

※発熱性疾患の場合：魚腥草液、穿心蓮液などの清熱解毒薬液を注入する。

(4) 灸法：虚寒性の眩暈・耳鳴・耳聾には、百会・中脘・関元・足三里・背部兪穴などに施灸する。棒灸による懸灸法が行なわれることが多く、施灸箇所の皮膚が紅潮し、灼熱感がある程度とする。

4．その他の治療法

按摩導引は患者自身が行なうものである。患部を按摩し、静坐して呼吸法を行なうことにより、経絡を疏通し、気血を運行し、筋骨を舒暢させて、邪を外に導き出す治療法である。健康法としても行なわれている。

(1) 自分で行なう耳管膨張法〔ワルサルバ通気法〕：耳閉塞感によ

る耳鳴、難聴、鼓膜陥没などの治療に用いられる。方法は『保生秘要』において「呼吸を調えて坐り、塞兌〔口を軽く閉じる〕し、歯を食いしばり、脾腸の２指〔拇指・示指〕で鼻孔をしっかりと摘む。両目を見開き、耳に気を貫通させるようにして竅内を通じさせると、どっという音がするのを感じる。2～3日行ない、竅が通じる程度とする」と解説されている。

(2) **鼓膜按摩術**：耳閉、鼓膜陥没の治療として行なう。『景岳全書』巻27に「耳竅の損傷や閉塞、または大音響などの原因で突然聾となったり、耳鳴が止まらなくなったりした場合には、手の中指で耳竅の中を軽く押え、押えたり離したりする。または軽く揺らしてその気を引いてやる。数回押えたら、その気は必ず至る。気が至れば竅は自然に通じる」と述べられている。

(3) **「鳴天鼓（めいてんこ）」**：耳聾、耳鳴の予防として行なわれる。両手の手掌を両耳にしっかりとあて、両手の示指・中指・薬指・小指を対称になるように後頭部に当て、両中指を互いに接触させる。さらに両示指を中指の上に乗せ、示指を中指の上から力を込めて滑り下ろすと同時に、後頭部を叩く。この時、太鼓を叩くような大きくはっきりとした音が聞こえる。左手で24回、右手で24回行ない、最後に両手で同時に48回叩打する。毎日数回行なう。

2. 耳科疾患

2.1　耳癤・耳瘡

耳癤（じせつ）は耳疔（じちょう）とも呼び、外耳道に生じた癤腫を指す。限局性に発赤腫脹し、椒目（しょうもく）〔蜀椒の種子、サンショウ〕のように隆起することを特徴とし、外耳道癤とも呼ばれる。耳瘡（じそう）は外耳道がびまん性に発赤腫脹するものをいい、外耳道炎に該当する。どちらも臨床でよくみられ、病因病理も大体同じであるので本節でまとめて論述する。

【病因病理】

1．風熱邪毒外侵：耳をほじる悪癖により耳道を損傷し、風熱の邪がその機に乗じて侵襲する、または汚水が耳に入ったり、膿耳の膿液に浸漬され、毒に感染して発症する場合が多い。『諸病源候論』巻29には「耳瘡候……風熱がこれに乗じ、脈に随って耳に入り、血気と相搏した結果、耳に瘡を生じる」とあり、『外科正宗』巻4には「入浴した際に水が耳中に灌（そそ）がれ、耳竅が痛くなり膿を生じる」と記載されている。

2．肝胆湿熱上蒸：熱毒壅盛となり、さらに湿邪を挟んで肝胆の火熱が循経して上行し、耳道を蒸灼し、経脈を壅遏（ようあつ）する。皮膚に逆行すると、耳道がびまん性に腫脹して発赤する。

臨床では、耳癤は熱毒に偏る場合が多く、耳瘡は湿熱に偏る場合が多いが、湿熱と熱毒はよく同時に現れる。

【診断要点】

耳癤	耳道に発生する	疼痛が激烈で、耳道上が限局的に赤く腫れ、椒目のように隆起したり、頂上に膿がみられる。
耳瘡		疼痛は軽微であり、局部はびまん性に赤く腫れ、また滲出液をみる。

診断は困難ではない。

【辨証施治】

1．風熱邪毒外侵

［主　　証］耳部に灼熱感があって痛む。口を開く、咀嚼する、また耳介を牽引したり耳珠を圧迫したりすると痛みが激しくなる。

所見：耳道が限局性に発赤腫脹し、椒目のように隆起し、またはびまん性に腫れ、表面に黄白色の分泌物をみる。

全身症状：悪風発熱、頭痛、全身の不快感がある。舌質紅、苔白、脈浮数。

［証候分析］風熱邪毒が耳竅を侵犯して肌膚を損傷し、経脈が阻滞して気血が凝聚する。そのため耳道の皮膚が赤く腫れて、サンショウの種や粟粒のように隆起する。耳部の経脈の多くは頭部に連なっているため耳部が痛み、口を開けたり咀嚼すると痛みが増し、耳介牽引痛や耳珠圧痛がある。

［治　　療］

（1）内治法：疏風清熱、解毒消腫。

代表方剤：五味消毒飲合銀翹散加減。

　また金銀花藤・野菊花・苦地胆・羊蹄草各30gを水煎して服用し、清熱解毒・消腫止痛しても良い。

（2）外治法：

①内服薬の残滓を再度煎じ、煎液で耳部に敷法を行ない、清熱毒、行気血、消癰腫する。
②黄連膏・紫金錠を塗敷する。
③耳の前後の腫大した臖核（きょうかく）〔硬結で化膿していないもの、リンパ節腫〕には、金黄膏や紫金錠で敷法を行なう。
④癰腫がすでに化膿している場合には切開して排膿する。または針を刺して膿の頂上を破り、膿血を排出してから黄連膏を塗敷する。

(3) 鍼灸療法：腫脹して痛む場合には合谷・内関・少商などに刺鍼して、疏通経脈、泄熱止痛する。

2．肝胆湿熱上蒸

［主　　証］耳部の疼痛が激しく、頬や脳にまで放散痛がある。耳前または耳後の臖核が大きく腫れて痛み、腫れのために耳道が塞がれるようで一時的に聴力が減退する。

所見：耳道が限局的に赤く腫れて半球状に高く隆起し、頂上部には黄色の膿がある。周囲の皮膚は発赤し、破潰した後には少量の膿血が流れる。耳瘡の場合にはびまん性の発赤腫脹がひどく、黄色の粘性の滲出液をみる。

全身症状：発熱または寒熱往来し、口が苦く咽が乾燥し、小便短黄、大便秘結。舌質紅、苔黄膩、脈弦数。

［証候分析］肝胆の湿熱が上行して耳道に鬱結し、肌膚を熏灼（くんしゃく）する。そのため限局性に発赤腫脹し、またはびまん性の腫脹がひどく、激しい痛みがある。腫れがひどくなって耳竅を閉塞すると、一時的に聴力が低下する。耳部の脈絡の多くは頭部・顔面部に連なっているため、頬部や頭部にまで放散痛を生じる。邪毒が脈絡を阻

滞すると、耳前後のリンパ節が腫大して痛む。熱が肌肉を腐蝕すると化膿する。肝胆鬱熱のために発熱または悪寒発熱し、口は苦く、咽は乾燥し、舌質紅、舌苔黄膩となる。脈弦数も肝熱の現れである。

［治　　療］

（1）内治法：清瀉肝胆、利湿消腫。

代表方剤：銀花解毒湯。

金銀花・地丁・連翹・川連	清熱・解毒・消腫。
夏枯草・丹皮	清肝瀉熱。
赤茯苓	利水・滲湿・消腫。
肝胆湿熱が盛んな場合	龍胆瀉肝湯。
膿ができているが、まだ潰れていない場合	皂角刺・炙穿山甲または仙方活命飲を使用する。牛黄解毒丸を服用してもよい。

（2）外治法：「風熱邪毒外侵」型を参考。

【看護と予防】

耳部の衛生に注意し、耳をほじる習慣を止めさせる。水泳前にはワセリンなどを綿棒で耳道に塗り、耳に水が入った場合には、耳を下に傾けて片足で何度かジャンプして耳内から水を出す。罹患した場合、睡眠時には患側の耳を下にして眠るようにするが、圧迫しないよう注意する。

【参考資料】

1.『瘍科選粋』巻3：厥陰肝経の血虚風熱、または肝経の燥火風熱は、いずれも耳に瘡を生じ、必ず内熱により痒痛する。当帰川芎散・柴胡清肝散・梔子清肝湯・逍遥散を選び使用する。悪寒発熱して痛む場合は肝経の風熱によるものであり、小柴胡湯加山梔・川芎を使用する。内熱により口が乾く場合は腎経の虚火によるものであり、加味地黄丸・加減八味丸を使用する。発熱して灼熱痛がある場合は少陽厥陰の風熱によるものであり、柴胡梔子散を使用する。

2．『証治準縄』瘍医・巻の３：耳瘡は、手少陽三焦経や足厥陰肝経の血虚風熱、または肝経の燥火風熱、または腎経の虚火などが原因である。発熱して灼熱痛がある場合は、少陽厥陰の風熱に属するので柴胡梔子散を使用する。内熱により痒痛する場合は、少陽経・厥陰経の血虚が原因なので当帰川芎散を使用する。悪寒発熱して痛む場合は、肝経風熱によるものなので小柴胡湯加山梔・川芎を使用する。内熱により口が乾くのは腎経虚火に属するので、加味地黄丸を使用する。効果がないようであれば加減八味丸を使用し、証に随って治療する。

2.2　旋耳瘡

旋耳瘡（せんじそう）とは耳の周囲を取り囲むように生じる瘡瘍をいう。耳前または耳後の境界部に発症することが多いが、耳介全体に波及する場合もあり、限局性の紅潮・灼熱感・そう痒感・水泡・糜爛・滲出液・痂皮などを主症状とする。『外科医案匯編』に「耳後の境界部の皮膚が紅色になって裂け、時に黄色い滲出液が出るものを旋耳瘡という」とあり、黄水瘡・月蝕瘡とも呼ばれている。外耳道湿疹に該当する。

【病因病理】

1．風熱湿邪浸漬：本病は膿耳の膿による浸漬、近隣部位の黄水瘡が耳部まで蔓延する、刺激物に接触するなどといった原因により誘発される場合が多い。湿熱邪毒が積聚して肝胆の熱を動かし、経を循行して上部を侵犯することにより、風熱と湿邪が耳部の皮膚を蒸灼して発症に至る。

2．血虚生風化燥：本証は病が長期化したために、脾の運化機能が失調して陰血が消耗し、滲出液が溢れ滴って乾燥しないため津液がさらに耗損し、その結果血虚生風となったものである。風が勝ると燥へと変化するため、耳部の皮膚は滋潤されなくなり、さらに余邪の滞留が重なると皮膚が荒れて皸裂を生じ、鱗屑で覆われたようになる。

【診断要点】

本病は耳周囲に発症し、局部の紅潮、糜爛、滲出液が黄色く脂っぽい、また乾燥した後は結痂するなどの証がみられるため、診断は困難でない。

【辨証施治】

1．風熱湿邪浸漬

［主　　証］耳道や耳介周囲の皮膚が紅潮し、灼熱感、瘙痒感がある。水泡ができ、潰れた後には黄色の脂っぽい浸出液が滴り、糜爛し、乾燥すると黄色い痂皮ができる。痂皮を開けると、肌膚への付着部は依然糜爛して腐敗物があり、膿液をみる。浸出液により汚染病区が次第に拡大する。風が盛んな場合には異常な痒さが

あり、特に夜にひどくなって睡眠に影響する。湿熱が盛んな場合には糜爛、灼熱痛、黄色の滲出液が主となる。乳幼児の場合には発熱、煩躁、睡眠不安などの症状が現れる。

［証候分析］風熱湿邪に肝胆の火熱が加わって肌膚を蒸灼すると、皮膚は発赤腫脹し、灼熱感を生じて痛む。水泡ができ、潰れた後に黄色の滲出液が出るのは湿盛の証である。そう痒が止まらないのは風盛の証である。灼熱感があって痛むのは熱盛である。小児は臓腑嬌嫩（ぞうふきょうどん）、形気未充（けいきみじゅう）〔五臓六腑の機能および肉体が未成熟〕であるため、肝胆湿熱によって発熱、煩躁、睡眠不安を生じる。

［治　　療］

（1）内治法：清熱利湿、疏風止痒。

※風邪が強い場合：消風散。

荊芥・防風・牛蒡子・蝉衣を多量に使う	祛風止痒。
蒼朮・苦参・木通	理湿。
石膏・知母	清熱瀉火。
生地黄	涼血清営。
当帰・胡麻仁	養血潤燥。

※湿が強い場合：萆薢滲湿湯。

萆薢・薏苡仁・滑石・通草・沢瀉・赤茯苓	利水滲湿。
黄柏	清熱・利湿・祛風。
丹皮	清熱涼血。

※湿熱壅盛の場合：清熱・解毒・祛湿する。

龍胆瀉肝湯	金銀花・菊花・蒲公英・黄柏・苦参を加えて清熱除湿の作用を強化する。

（2）外治法：

①患部を清潔に保つ。乾燥した痂皮がある場合には、花椒葉・按

樹葉・桃葉などの清熱解毒、除湿止痒の効果がある薬物を使用し、適量の煎液で洗浄する。また菊花60g・蒲公英60gを水煎し、冷まして適温になったら患部を洗浄し、さらに湿敷する。

②黄色の滲出液が滴る場合には、柏石散・青黛散を調合して敷法を行ない、清熱除湿する。

③発赤腫脹して灼熱痛があり、痒くて滲出液をみる場合には、三黄洗剤または25％黄連油混懸液〔懸濁剤〕を搽(ぬ)り、清熱解毒、除湿止痒する。

④膿性痂皮がある場合には、黄連粉を散布または黄連膏を塗布して清熱解毒する。

2．血虚生風化燥

［主　　証］大多数は発作を反復して長期化するため、耳道、耳介およびその周囲の皮膚が肥厚して荒れ、皸裂し、痂皮や鱗屑で覆われる。一般に痒みだけで痛みは少ない。掻きむしると点状に出血するが、すぐに血痂ができる。

全身症状：顔色は萎黄で、飲食は減少し、倦怠感や脱力感がある。舌質淡、苔白、脈細緩など。

［証候分析］耳竅が滋養されず、さらに余邪によって困窮させられ、湿熱の邪が停聚して肌膚を損傷するため、皮膚は肥厚して荒れる。長引くと、血虚から風を生じて燥へと化し、皸裂を生じて痒くなる。脾気不足のために運化が正常に行なわれなくなると、食が少なくなり、倦怠感や脱力感を生じ、顔はくすんだ黄色となり、舌質淡、脈細緩となる。

［治　　療］

（1）内治法：養血・熄風・潤燥。

代表方剤：地黄飲。

熟地黄・当帰・何首烏	養血	治血を主とし、治風の目的を達成する。いわゆる「風を治療するには先ず血を治療する。血が行れば風は自ずと消滅する」を実践する。
生地黄・丹皮・玄参・紅花	涼血活血	
白蒺藜・僵蚕	祛風	
甘草	諸薬を調和する	

また参苓白朮散合四物湯加減を用いて健脾・養血・滋陰し、痒みが激しい場合には蝉衣・地膚子・苦参などを加える。また八珍湯に薏苡仁・陳皮・砂仁・蝉衣などを加えて、健脾・祛風・止痒する。

（2）外治法：

①紫連膏・碧玉散または三石散を搽り、滋潤肌膚、解毒祛湿する。

②黄瓜藤を焼き、炭化させてその原性を保存し、ゴマ油で調合して搽る。または穿粉散をゴマ油で調合して搽る、または紫草茸油を搽る。滋潤肌膚の効果がある。

③耳後の境界部が皸裂する場合には、黄連膏を塗ったガーゼに生肌散を散布して患部に敷貼する。治癒するまで毎日１回交換する。

【看護と予防】

（1）耳部の衛生に注意し、湿が強くて膿でジュクジュクになっている場合には乾燥させる。血虚によりカサカサになっている場合には、軟膏類を使って滋潤してやる。

（2）罹患中は辛いもの、香燥な食物、魚・エビなどは禁忌とする。

【参考資料】

『外科啓玄』巻８：耳の周辺や下部に瘡ができて腐蝕しているものは月蝕瘡という。これは足陽明胃経、足少陽胆経の湿熱である。内治法によってこの２経の湿熱を除き、外治法として黄丹１銭・煅赤枯礬１銭・真粉１銭・氷片0.5分を一緒に研いで粉末にし、乾燥させて上から敷法を行なう。

2.3　耳殻流痰

耳殻流痰とは、耳介部位に発生した流痰〔骨や軟骨に生じる化膿性疾患の総称〕を指す。耳介が局所的に腫脹するが、皮膚の色は不変で、按（おさ）えてみると柔軟で、熱感も痛みもないことを特徴とする。耳介偽嚢腫（耳介軟骨膜炎）に該当する。

【病因病理】

本証は、脾胃虚弱のために痰湿が内生し、加えて外から風邪が侵犯したため、風邪が痰湿を挟んで耳介まで上って竄（かく）れ、痰濁が凝滞して腫れたものである。

【診断要点】

耳介が突然腫れるが、腫れた皮膚の色に変化はなく、按（おさ）えると柔軟で痛みはない。穿刺すると淡黄色の粘液が抽出され、抽出後に腫れは退くが、しばらくするとまた腫れてくる。病歴と典型的症状から確定診断できる。局部に発赤・腫脹・熱感・疼痛がある場合には耳瘡と鑑別する必要がある。

【辨証施治】

［主　　証］本病は急激に発症するため、起床後に偶然発見されることが多い。耳介の凹面に好発し、局部が腫脹するが皮膚の色は変わらず、按えると柔軟で波動感がある。明らかな疼痛や触圧痛はみられず、軽微な腫脹感、しびれ、感覚異常、痒みがあり、腫れはすき透っている。穿刺すると淡黄色の粘液が抽出され、抽出後に腫塊は縮小または消失するが、しばらくすると再び腫脹する。一般に明らかな全身症状はない。舌苔微膩、脈は緩または滑を帯びる。

［証候分析］本病は風邪が痰湿を挟み、耳介へ上って竄（かく）れたために発症したものである。風邪は変化が迅速で、よく頭部顔面部を攻撃するため、突然耳介に発症し、風が勝っていれば痒みを生じる。痰濁は陰邪に属し、凝滞の性質があるため、鬱結すると腫れを生じるが、皮膚の色に変化はみられない。邪熱による疾患ではないので発赤、熱感、痛みはない。これは痰湿が貯留したものであり、腫れは柔軟で波動感があり、穿刺して抽出すると淡黄色の液体がみられる。吸引後には腫塊は縮小または一時的に消失するが、病根が除かれたわけではないので以前のように腫れてくる。舌苔膩・脈滑はいずれも痰湿の証である。

［治　　療］

（1）内治法：祛痰散結、疏風通絡。

常用方剤：二陳湯加味。

二陳湯	専ら祛痰を主とする。
竹茹・枳実・胆南星	祛痰力を強化する。
僵蚕・地龍・絲瓜絡・当帰尾・丹参・鬱金・柴胡	疏風・活血・通絡。
食欲不振の場合	砂仁・白朮・神麹・山楂

	を加えて、健脾・行気・消食する。

(2) 外治法：腫塊から液体を抽出し、同時に包帯で圧迫する。さらに以下の方法を併用して再び包帯で圧迫する。

①棒灸により懸灸法を行なう。

②磁石の異なる極を対になるように貼付する。

③玄明粉の溶液で湿敷する。

④如意金黄散を調合して敷法を行なう。

【看護と予防】

(1) 毒に感染すると断耳瘡へと転じる恐れがあるため、一般に切開しない。穿刺して吸引する場合には厳格に消毒せねばならない。

(2) 腫塊を繰り返し揉按すると腫塊が拡大する恐れがある。

附録：断耳瘡

断耳瘡(だんじそう)とは耳介が発赤腫脹し、潰瘍を形成して痛むもので、悪化すると耳が脱落する場合もある。『諸病源候論』巻35では早くから断耳瘡について「断耳瘡は耳の周辺に生じ、なかなか治らないでいると耳が取れてしまう。この病は月食瘡に類似するが、月食瘡のように月の満ち欠けに応じて軽くなったり重くなったりすることはない。この瘡も風湿が血気と争うことにより生じたものである。耳が取れてしまうことから名付けられた」と論述している。急性化膿性耳介軟骨膜炎に類似する。

【病因病理】

本病の多くは局部損傷によって毒に感染し、肝胆経の火毒熱邪が内で熾(さか)んになり、循経して上部を侵犯したものである。そのために血肉が熱で灼かれ、軟骨が腐蝕して形成される。

【診断要点】

本病の場合、往々にして耳部損傷歴がある。局部の発赤腫脹、激烈な痛みを主症状とし、ひどくなると潰爛し、融合して腐蝕すると耳が脱落する。病変部位が耳介軟骨と深いため、耳介皮膚に潰瘍・湿爛を生じる耳瘡や旋耳瘡と鑑別する必要がある。

【辨証施治】

［主　　証］耳介が発赤腫脹し、灼熱・疼痛感が激しく、膿液が滲出して溢れる。耳介軟骨がじわじわと侵されて腐乱し、ひどくなると欠損する。

全身症状：発熱、口が乾燥して苦い、小便短黄、大便秘結。舌紅・苔黄、脈弦数など。

［証候分析］熱毒が熾盛であるため、発赤腫脹して激しい痛みがある。熱が盛んなために肉が腐り、蚕に食べられるかのように軟骨がじわじわと侵蝕されて腐乱し、ついには脱落する。これは肝胆積熱が原因であるため、全身症状が比較的顕著となる。

［治　　療］

(1) 内治法：清熱解毒、去腐消腫。

※証状が軽い、またはすでに安定期にある場合：五味消毒飲加減で甘寒・清熱解毒する。

※重症な場合：黄連解毒湯。

※肝胆熱盛の場合：龍胆瀉肝湯を合用する。

金銀花・菊花・蒲公英・地丁・天葵子	甘寒清解薬。解毒薬のなかでも平和な薬である。
黄連・黄芩・黄柏・山梔子	苦寒の重剤で、解毒作用がある。重症の熱毒の場合に用いる。
柴胡・龍胆草	いずれも肝胆熱毒を清解する力がある。肝胆熱盛の場合に配合する。

（2）外治法：

①いまにも腐爛がピークへ達する勢いの場合：五五丹または七三丹を創口に均等に散布し、さらに上から黄連膏を塗ったガーゼを貼り、１日に１～２回交換する。周囲に如意金黄散を敷薬するのもよい。

②後期となり腐爛がすでに治っていれば、九一丹または生肌散へと改め、上から黄連膏を塗ったガーゼを貼り、１日または隔日1回交換する。

【看護と予防】

耳介上へ鍼灸または手術を行なう場合にはしっかりと消毒し、本病を引き起こさないよう感染に注意する。

耳殻流痰で切開を行なうと、感染により本病を引き起こす恐れがあるため、一般に切開術は行なわない。

2.4 耳脹・耳閉

耳脹・耳閉とは、内耳の腫れぼったさや閉塞感を主症状とする耳竅の疾患である。初期に耳内に腫れぼったい痛みがあるものを「耳脹」「耳脹痛」と呼ぶ。慢性化して耳内が何かで隔てられるような感じがあり、清竅が閉塞するものを「耳閉」と呼ぶ。それぞれ急性および慢性の非化膿性中耳炎に類似する。

耳脹・耳閉とも、耳鳴を併発して聴覚に影響することから「卒聾」「風聾」「気閉耳聾」にも属する。「耳鳴・耳聾」節も参考にすること。

【病因病理】

1．風邪侵襲、経気痞塞：肝胆の経気が舒暢できないと内に鬱熱を生じ、これに風邪の侵襲が加わると、経熱を動かして上り循行する。耳竅で鬱結すると、耳竅の経気が塞がって宣発できなくなり耳脹を生じる。『諸病源候論』巻29には「風が耳の脈に入り、経気が否塞して宣通できなくなると風聾となる」とあり、『外科大成』巻3では「耳は心腎の竅（きょう）であり、肝胆の経や、宗脈が聚（あつ）まっている……肝胆は外を主り、風熱が有余であると脹痛や膿痒を生じる。これは邪気の停滞によるものである」と説明している。臨床では風熱邪毒を感受して発症する場合が多いが、風寒を感受して発症する場合もあり、『景岳全書』巻27では「邪閉とは、風寒を外感して営衛の機能が混乱したものである。その邪を解いてやれば、閉じたものは自然に開く」と解説している。

2．邪毒滞留、気血瘀阻：耳脹が治癒しなかったり、発作を繰り返したりしていると、邪毒が滞留して気血瘀滞となり、脈絡が阻害されて耳竅が閉塞し発症する。また脾腎虚損のため精気が不足して上部まで注げなくなると、耳竅は栄養されなくなり、閉塞して機能を果たさなくなる。

【診断要点】

本病は耳内の脹悶感、閉塞感を主要症状とするが、耳道を検査しても異物による閉塞はみられない。急性と慢性のものがあり、耳鳴や聴力低下を伴う。診断時には、他の耳疾患によって引き起こされる耳内の腫れぼったさや閉塞感に注意し、それらの可能性を排除しなければならない。

耳内の耵聹や異物が原因の場合	耳垢や異物を取り除いてやれば症状はすぐに消失または減少する。
膿耳：鼓膜がまだ潰れて穿孔していない場合は、腫れぼったさや閉塞感を生じることがある。	耳内の疼痛が激しく、鼓膜の発赤腫脹も比較的明らかであり、激烈な耳痛があった後に鼓膜が穿孔し、潰れて膿が出る。

【辨証施治】

1．風邪侵襲、経気痞塞

［主　　証］耳内が脹って不快感があり、また微かに痛む。風の音のような耳鳴があって聴力が突然低下するが、自分の話し声は通常より大きく聞こえる。患者は常に手指で耳門を軽く按えて、耳部の不快感を軽減しようとしている。

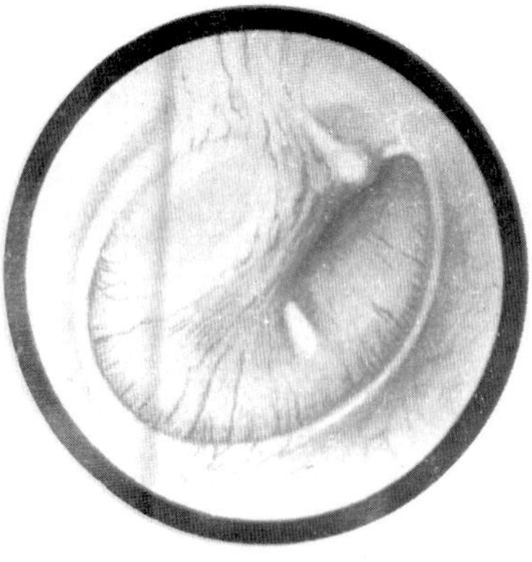

絵１　耳脹

急性カタル性中耳炎
（鼓膜の軽度陥凹）

所見：耳道はきれいで、鼓膜は微かに紅く、軽度の陥没がみられる。または鼓膜の後に水平な暗影があり、頭部を動かすにつれて移動する（絵１）。聴力検査では伝音性難聴を呈する。

※初期には発熱悪寒、頭痛、鼻塞、流涕、咽痛、脈浮数などの風熱表証の症状が常にあり、また口が苦い、咽が乾く、舌紅、苔黄、脈弦数などといった肝胆の熱症状がある。

［証候分析］本病は風熱邪毒の侵襲により引き起こされたもので、耳部の経気が塞がって宣発できなくなったために、耳内が腫れぼったく、微かな痛みを生じる。風邪が清竅を擾乱すると風の音のような耳鳴がし、聴力が突然低下して外の音がはっきりと聞こえなくなるが、反対に自分の話し声は大きくなる。そのため手指で耳門を按圧して経気を疏通してやると、耳内の不快感を軽減することができる。風熱外邪に侵襲された初期には、正邪抗争のために発熱悪寒、鼻閉鼻汁、咽痛、脈浮数などの風熱表証がみられる。肝胆の経気が偏盛となると、風邪が動いて上り耳竅に鬱結するため、耳内が腫れぼったくなって閉塞感を生じ、同時に口が苦い、咽が乾く、舌紅、苔黄、脈弦数などの症状が現れる。熱邪が鼓膜を損傷すると、鼓膜が微かに発赤して陥凹する。湿邪を兼ねる場合には、耳竅内に液が溜り、鼓膜の後に水平な暗影がみられ、頭部を動かすにつれて移動する。

［治　　療］

（1）内治法：疏風清熱、散邪通竅。

銀翹散	風熱の邪を疏散する。
菊花・夏枯草・青蒿	清疏肝胆。
石菖蒲	散邪通竅。
竅内に液体の蓄積がある場合	車前子・沢瀉・桑白皮を加えて清利湿熱する。
肝胆の湿邪が盛んで、口苦咽乾、苔黄、脈弦	龍胆瀉肝湯加減を使用する。

数の場合	

※耳内に腫れぼったい痛みがあり、全身症状として悪寒が強くて発熱が軽く、味覚が減退し、口渇や発汗はなく、脈浮緊などがみられる場合：風寒邪毒の侵襲によるものである。

治法：疏風・散寒・通竅。

方剤：荊防敗毒散加減。

（2）外治法：

①清熱袪風止痛薬を点耳する。黄連滴耳薬の点耳、または新鮮な虎耳草・一枝黄花を搗いて汁にして点耳する。また田螺水に氷片少量を加え〔『外科十法』〕、点耳してもよい。

②滴鼻霊または１％エフェドリン液を点鼻すると、耳内の腫れぼったさや閉塞感解除の補助となる。鼻閉、鼻汁がある患者には特に必要である。

（3）鍼灸療法：

①刺鍼：聴宮・聴会・耳門・翳風・合谷・内関などから毎回２～３穴を選び、中程度の刺激を加えて10～20分置鍼し、疏通経絡・止痛する。

②耳鍼：内耳・神門、または耳介上の圧痛点から毎回１～２穴を選び、刺鍼または埋鍼する。埋鍼中は、埋鍼部位を毎日３～４回按圧して刺激を加える。

（4）その他の治療法：補助治療として導引法を行なう。手指の尖端で耳珠を按圧する、または手指の尖端を耳道に挿入し、押しては放すことを何回も繰り返し、経気を疏通させてやると症状が軽減する。

2．邪毒滞留、気血瘀阻

［主　　証］耳内に脹悶感や閉塞感があり、治癒せず長期化して悪化すると異物が詰まっている感じがして、聴力が次第に悪化していく。セミの鳴き声のような耳鳴がしたり、がやがやといった音が聞こえる。

所見：耳道はきれいであるが鼓膜の陥没が明らかであり、ひどい場合には癒着して可動性が低下し、鼓膜に灰白色の斑塊の堆積（絵2）をみる。聴力検査では伝音性難聴を呈する。

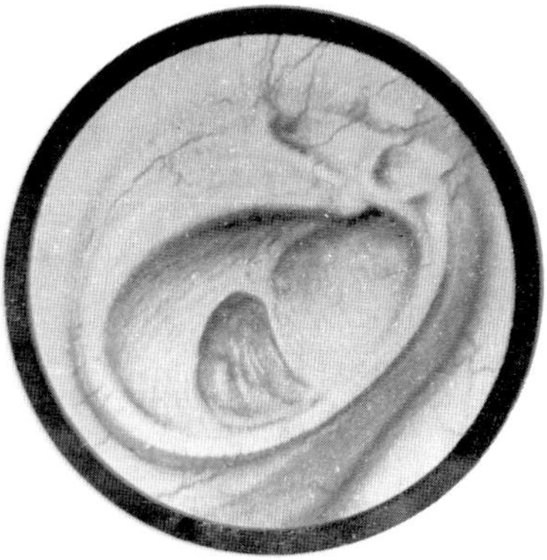

絵2　耳閉
慢性カタル性中耳炎
（鼓膜の極度陥凹）

全身症状：鮮明ではなく、脾虚・腎虚の症状が現れる場合もある。

※脾虚の場合：飲食が減少し、腹脹、便溏、疲労倦怠感がある。唇は淡白色でつやがない。舌質淡白、脈緩細。

※腎虚の場合：腰や膝がだるくて力が入らず、耳鳴、耳聾が比較的明らかである。頭暈、かすみ眼、不眠で夢が多い、遺泄など。

※腎陰虚が主の場合：五心煩熱を兼ね、咽や舌が乾燥する。舌紅で苔は少なく乾いている、脈細数。

※腎陽虚が主の場合：顔面は晄白（こうはく）で、身体は寒（ここ）え四肢が冷える。舌淡・苔白、脈沈細無力。

［証候分析］耳脹が治癒しない、または発作を繰り返していると、邪毒が耳竅に滞留して気滞血瘀となり、耳内の閉塞感や腫れぼったさが顕著となる。長引いて治癒しないと、耳が異物で塞がれた

ような感覚があり、聴力が次第に低下して重症化する。脾腎の精気が虧虚すると、上って耳竅を栄養できなくなるため、鼓膜は陥没して正常な光沢を失い、また灰白色の斑塊が堆積する。鼓膜が正常な機能を失調するために音の伝導が障害され、日増しに聴力が減退していく。脾気虚弱が主の場合と、腎陰虚または腎陽虚が主の場合とでは、臨床症状も異なってくる。

［治　　療］

（1）内治法：行気活血、通竅開閉。

方剤：通気散加赤芍・菖蒲など。

香附・川芎・赤芍	行気活血。
柴胡	少陽経に入る主薬であり、軽清行気する。
石菖蒲	配合することにより行気通竅でき、耳竅の気を行らせて活血し、通竅開閉する。
症状が重い場合	通竅活血湯を配合する。
麝香	優れた芳香走竄の力により通竅する。
赤芍・川芎・桃仁・紅花・老葱	配合して行気活血する。
生姜・紅棗	佐として、営衛を調和し、散邪する。

『医林改錯』巻上では「耳孔内の小管は脳に通じており、管外に瘀血があると、管を圧迫して閉じるために耳聾を生じる。夜に本方を、朝に通気散を服用する。1日2剤を服用すれば、20～30年来の耳聾も治癒する」と解説している。

※『医学準縄六要』気閉耳聾治療における通気散：

茴香・木香・延胡索・石菖蒲・川芎	行気・活血・通竅。
人参・甘草・陳皮・僵蚕	健脾益気、除痰通絡。

両処方の薬物は異なっているが、いずれも行気・活血・通竅を主旨としたものであり、臨床では症状によって選択する。

脾虚症状がある場合	健脾益気に通竅法を併用	補中益気湯合通気散加減。
肝腎陰虚の場合	滋補肝腎に通竅法を併用	耳聾左慈丸合通気散加減。
腎陽虚の場合	温補腎陽に通竅法を併用	附桂八味丸合通気散加減。

（2）鍼灸療法：

①鍼灸：耳周囲の局部取穴（「風邪侵襲、経気痞塞」型を参照）以外に、次のようにケースに応じて選択する。

脾虚	足三里・中脘・脾兪などを加える。
肝腎陰虚	三陰交・関元・肝兪・腎兪など強壮作用のある穴を加える。
虚寒	艾灸法を１日１回行なう。

②穴位注射：聴宮・翳風・耳門などに、丹参注射液、当帰注射液などを各穴0.3 ～ 0.5ml注入する。

（3）その他の治療法：ワルサルバ通気法を常に行なう。鼻を摘んで唇を閉じ、鼓室内の空気を耳竅内に入れて、鼓膜を外側に膨張させる感覚を生じさせる。通気法が上手くできていないとこのような感覚は起こらない。鼻閉・鼻汁の多いものには不適である。

また耳管カテーテル通気法（操作方法は７．附篇（P381）を参照）を行なうのもよい。

【看護と予防】

本病の初期には鼻閉・鼻汁などの症状が多いため、鼻腔を清潔に保ち、適切な点鼻薬を使用し、正しい方法で鼻をかむようにするなどして、鼻汁が耳竅に入らないよう注意する。耳脹の痛みが悪化したり感染を引き起こしたりすると、膿耳へと進行する恐れがある。

本病の予防としては、身体を鍛錬して体質を強化し、傷風感冒や鼻部の疾病を積極的に予防・治療することが大切である。「鳴天鼓」

導引法は本病に対して予防効果がある（1.4「耳疾患の治療概要（P38）」を参照）。

2.5　膿耳

膿耳とは、鼓膜が穿孔して耳内に膿が流出することを主症状とする疾患であり、現代医学の化膿性中耳炎に該当する。

本病の名称に関して、歴代の文献には膿耳と呼ぶもの、聤耳（ていじ）・耳疳（じかん）・耳底子・耳癰・耳湿・耳中生毒などと称するもの、さらに膿の色によって命名しているものなどがある。『外科大成』巻３には「耳疳とは、耳内から膿液が流出して穢臭があるものをいう。書物では黄色い膿が出るものを聤耳（ていじ）、紅色の膿のものを風耳、白色の膿のものを纏耳（てんじ）、青色の膿のものを震耳としている」とあり、『錦囊秘録』巻６には「聤耳の名称は、さらに５種類に分かれており、常に黄色い膿が出るものを停耳、常に紅色の膿が出るものを膿耳、耳内に疳臭がするものは沍耳（こじ）、白い膿が出るものは纏耳、耳内に虚鳴があり時に青い膿が出るものは囊耳（のうじ）という」と記載されている。これらの命名の意味するものは同じではないが、いずれも耳内に膿が出るという特徴により病名を付けていることから、現在では鼓膜が穿孔して耳内への膿の流出を主要症状とする疾病を膿耳と総称しており、急性・慢性、虚・実に分類される。

膿耳は耳科で頻繁にみられる疾患であり、特に小児に多発する。本病は聴力の低下を招くため、学業、仕事、日常生活に影響を及ぼし、さらに併発症を生じると生命に危険を及ぼす場合があるので、積極的に予防・治療を行なう必要がある。

【病因病理】

本病発症の外因は風熱湿邪の侵襲によるものが多く、内因の多くは肝・胆・腎・脾などの臓腑機能失調によるものであり、以下のようにまとめることができる。

1．肝胆火盛・邪熱外侵：風熱湿邪の侵襲によって肝胆の火が動じ、内・外の邪熱が耳竅に結聚して鼓膜を蒸灼すると、血肉が腐敗して膿を生じ膿耳となる。これは『直指方』に「耳が風邪に触れ、気と攻撃しあう……熱気が虚に乗じ、脈に随って耳に入り散じなくなると、膿が出て膿耳となる」とあり、『辨証録』巻3には「少陽の胆気が舒（の）びやかでなくなり、風邪がこれに乗じると、火を散じることができなくなって病を生じる」と記載されている。またシャワーなどで汚水が耳に入り、水湿の気が内に侵入して湿が中に蘊（つ）もり、鬱して熱へと変化して湿熱が耳竅を鬱蒸すると、膿を生じて膿耳となる。これは『諸病源候論』巻48に「入浴して水が耳内に入った時には、耳を傾けて水を完全に出し尽くさないと水湿が停積する。気血と結びつくと、蘊結（うんけつ）して熱となり、膿汁が出る。これらはみな聤耳という」と述べられている。

2．脾虚湿困、上犯耳竅：もとより正気が弱い、または長患いのため体が虚していると、正気が邪毒に勝てず邪毒が滞留する。兼ねて脾虚により運化機能が失調していると、水湿が内生し、耳竅に溢れて膿耳となる。

3．腎元虧損、邪毒停聚：先天の不足や腎精の労傷〔七情や房事による内傷〕により腎元が虧損すると、耳竅が健全でなくなり、邪毒が滞留しやすくなる。そのため急性の実証膿耳は、変化しながら慢性の虚証膿耳へと進行する。これは『瘍科心得集』において「腎経の真陰が虧損することによって、相火が亢じて発症する」と述べられている。腎が虚すと耳部の骨質が脆くなって、膿耳の湿熱邪毒による腐蝕に耐えられなくなり、長期化すると骨が腐って黒く臭いのある膿を生じ、さらには邪毒が内陥して膿耳の変証を形成する。

小児は臓腑が嬌嫩で肉体が充実していないため、邪気疫毒を感受しやすく、麻疹、猩紅熱、創傷などを患いやすい。そのため正気を耗損して正気不足となると邪毒が滞留し、その上さらに邪気を感受すると、邪毒が耳竅を困窮させて膿汁を形成する。これらの理由から小児は成人より膿耳の発症率が高く、また慢性虚証に変化したり、変証を引き起こしやすい。

【診断要点】

本病は耳内への膿の流出を主要症状とする。検査すると鼓膜穿孔があり、膿液が穿孔部位から流出しており、また穿孔部では鼓膜の後に膿液がみられることから、一般に診断は難しくない。しかし場合によっては膿量が多くなく、鼓膜の穿孔も小さく、また辺縁部にあると発見し難いため、詳細に検査して誤診のないよう注意しなければならない。また耳癤・耳瘡とも鑑別する必要がある。耳癤・耳瘡でも耳道に膿液がみられるが、鼓膜の穿孔はないので鑑別材料となる。

【辨証施治】

耳内における膿の流出が本病の主たる特徴であるが、症状の緩急、病程の長短に違いがみられる。

進行が速い	流膿の初期であり、実証に属する。
進行が緩慢である	流膿が続いており、虚証に属する。 または虚中挟実。
膿が黄色	湿熱。
膿が紅色	肝経火熱。熱により血分が損傷している。
膿が白色または青色	脾虚。
膿に穢臭があり、黒く腐敗している	腎虚、または湿濁困結を受けた虚実兼雑証候であり、症状は重篤である。
膿は清んで稀薄で、量が多い	脾虚により、耳に水湿が停聚したもの。
膿が粘稠である	火熱編盛により、熱が集まって膿汁を生じたもの。

臨床では四診を合診し、局部と全身症状を総合して辨証施治を進めていかなければならない。

1．肝胆火盛、邪熱外侵

［主　　証］本証は比較的急に発症し、耳内が痛み、さらに耳鳴、聴力障害、耳内脹悶感を伴う。耳痛は次第にひどくなり、拍動痛、キリで刺されるような痛みがあり、頭部まで響く。激痛の後には鼓膜が穿孔して膿液が流出し、それに伴って耳痛や他の症状は軽減する。

局部所見：初期には鼓膜は鮮紅色または暗紅色で、血絡が露わになり、鼓膜は外方へと突出する。鼓膜が穿孔すると膿液が流出するが、穿孔部が小さい場合には閃光性の拍動があり、耳道には濃黄色または紅色を帯びた多量の膿液をみる（絵3・4）。聴力検査は伝導性難聴を呈する。

全身症状：発熱悪寒、頭痛、鼻塞・流涕などが現れ、また口が苦

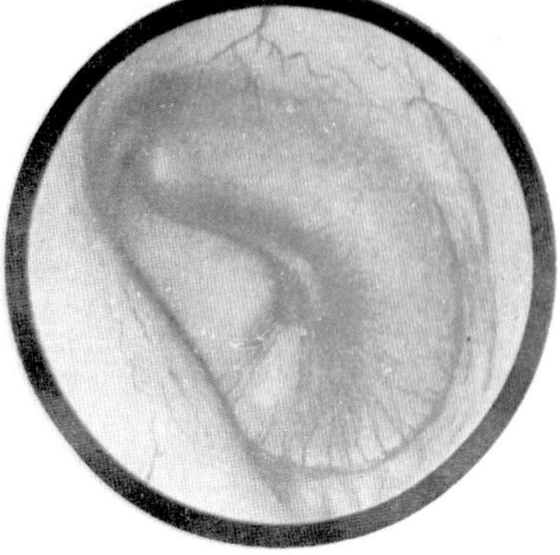

絵3　膿耳

急性化膿性中耳炎
（鼓膜充血）

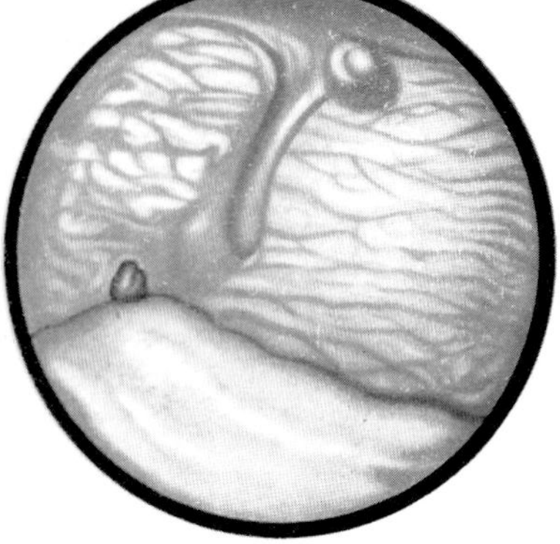

絵4　膿耳

急性化膿性中耳炎
（鼓膜穿孔による膿の流出）

く咽が乾く。小便黄赤、大便秘結。舌紅苔黄、脈弦数。

小児患者の症状は一般成人に比べると重く、高熱を出して啼哭することが多く、煩躁不安となり、ひどくなると意識障害、抽搐（ちゅうちく）〔ひきつけ〕、項部の強ばりなどの症状が現れる。

［証候分析］内・外の邪熱が耳竅に結び付き、粘膜を蒸灼するために耳内が痛む。気機不利〔気の機能が働かない〕となると、耳鳴がして聴力が障害され、耳内は腫れぼったくなり閉塞感を生じる。熱勢が壅盛となって粘膜を灼くと耳内の疼痛が激烈になり、拍動痛やキリで刺されたような刺痛感が起こり、鼓膜は発赤して毛細血管が浮き上がる。熱毒が熾盛になると粘膜が損傷し、腐乱して膿ができる。熱が盛んであると膿は濃く黄色くなり、熱が血分を損傷すると膿に血が混じって赤くなる。湿濁を兼ねる場合には膿液の量が多くなる。膿汁は邪熱が鼓膜を損傷して腐敗したものであり、膿が形成されている時には邪熱が亢盛となっているた

め、諸症状は激烈なものとなる。膿汁の流出によって邪熱が外に排泄されれば、耳痛、頭痛、悪寒発熱などの症状は全て軽減する。

風熱邪毒の侵襲が原因の場合は、正邪が抗争するために発熱悪寒、頭痛、鼻閉鼻汁などの症状が現れる。口苦咽乾、小便黄赤、大便秘結、舌紅苔黄、脈弦数などの証は、肝胆火熱の現れである。

小児は臓腑が柔弱で、機能および肉体が未熟なため、邪毒は内を犯して肝風を動かしやすく、症状は重くなる。

［治　　療］

(1) 内治法：初期の証は比較的軽い。風熱が表にあるので疏散風熱、解毒消腫する。

方剤：蔓荊子散加減。

<table>
<tr><td>蔓荊子・甘菊花・升麻</td><td>薬は軽く、気味は清んで上へ浮くので、疏散風熱、清利頭目できる。</td><td rowspan="4">疏風清熱を主とし、利水・去湿することで排膿を兼ねており、涼血清熱して火邪を去る。</td></tr>
<tr><td>生地・赤芍・麦冬</td><td>養陰涼血。</td></tr>
<tr><td>木通・赤苓・桑白皮</td><td>清熱利水去湿。</td></tr>
<tr><td>前胡</td><td>蔓荊子の宣散を助け、桑白皮の化痰を助ける。</td></tr>
<tr><td>肝胆の火熱が盛んな場合</td><td colspan="2">夏枯草・柴胡を加えて清瀉肝火の力を増強する。または龍胆瀉肝湯を使用して清瀉肝火、解毒消腫する。</td></tr>
<tr><td>大便秘結の場合</td><td colspan="2">大黄・芒硝を加える。</td></tr>
</table>

※鼓膜が穿孔して膿液が流出すると、熱の勢いは緩かになる。

治療：滲湿解毒に重点を置き、活血排膿する。

方剤：仙方活命飲に車前子・地膚子・苦参などの滲湿解毒薬を加える。

※小児膿耳患者の場合：邪毒が内陥したり、肝風を動じたりしや

すいので、特に注意が必要である。

治療：一般に上記の方剤に鈎藤・蝉衣などを加えて平肝熄風する。煩躁・意識障害・項の強ばり・嘔吐などの症状がある場合には清営涼血、解毒開竅する。「2.6 膿耳変証」を参照のこと。

（2）外治法：

①耳道の膿液を排除する：消毒した綿棒できれいに拭き取る。膿液が粘稠な場合には、まず稀釈した白酢または３％オキシドールで洗浄する。耳道内に溜った膿を除去することは膿液を流出させる上で、また薬物を使用する場合において役立つ。

②点耳法：清熱解毒・消腫止痛・斂湿去膿の作用がある薬液を点耳する。黄連滴耳液、新鮮な虎耳草を搗いた汁、入地金牛根磨酢〔ミカン科照葉山椒（テリハサンショウ）の根に酢を加えて研磨し、液体状としたもの〕を、毎日５～６回点耳する。

③吹薬法：爛耳散・紅棉散など、清熱解毒・斂湿去膿作用のある薬物を吹耳する。吹薬前には耳道内の膿液や残留薬物を取り除いて清潔にしておく。１回の吹薬量が多すぎると、耳道に堆積して膿液の流出を妨げ、副作用を起こす場合があるので注意すること。

④塗敷法：耳介や耳後が発赤腫脹して痛む場合には紫金錠磨水を塗敷する。または如意金黄散を調合して敷貼する。

（3）鍼灸療法：聴宮・聴会・耳門・外関・曲池・合谷・陽陵泉・侠渓などから２～３穴選び、捻転瀉法を行ない、置鍼はしない。

（4）その他の治療法：鼻閉、鼻汁がある場合には滴鼻霊を点鼻する。膿耳の治療の補助にもなる。

2. 脾虚湿困、上犯耳竅

[主　　証] 耳内に膿を生じて年月が経過している。症状は重くなったり軽くなったりで、慢性化しており、清く稀薄で無臭の膿が多量に出る。

局部所見：鼓膜中央に大きな穿孔があることが多く、耳道への膿の堆積も多く、質は稀薄で水のようである。聴力検査では伝音性難聴を呈する。

全身症状：頭暈、頭重感、倦怠脱力感がある。食は少なくて腹脹し、大便は時に溏となる。顔色は萎黄でつやがなく、唇舌は淡白、苔は白で湿潤、脈緩細弱など。

[証候分析] 脾は後天の本であり、水湿の運化を主り、気血を化生し、清陽を上竅まで輸(おく)る。『医学綱目』には「脾胃が虚すと、耳目九竅のすべてが病む」とあり、脾胃が虚弱であると清陽が昇らないために、耳竅は温煦・滋養されなくなる。さらに脾虚により水湿を変化できなくなって水湿が耳竅に結び付くと、耳内の膿が何年経っても乾燥しなくなり、虚に偏る場合には膿は稀薄となり、熱を兼ねていると濃くなる。清陽が昇らないと、頭がくらくらし、耳鳴を生じて耳の機能が低下し、顔色はつやがなくなってくすんだ黄色となり、唇舌は淡白となる。これは脾虚による気血不足の現れである。食が少なく腹部に膨満感があり、大便が時に軟便となるのは、脾虚有湿の証である。脾虚による気血不足のために、脈象は細または緩弱無力となる。

[治　　療]

(1) 内治法：健脾滲湿、補托排膿。

方剤：托裏消毒散加減。

党参・黄耆・茯苓	健脾・益気・滲湿	気血が旺盛となり、正気

川芎・当帰・白芍	養血活血	が邪に抵抗できるようになれば、邪毒は解除されて膿液は止まる。
金銀花・白芷・桔梗・皂角刺	解毒排膿	
湿熱が盛んな場合	車前子・地膚子・野菊花・蒲公英・魚腥草などの清熱・利湿・解毒薬を加える。	

生薬：大葉蛇泡勒・鶏血藤・金桜子根・野菊花・山芝麻・狗脚跡（各45g）を水煎して服用する。補養気血、解毒排膿作用がある。

（2）外治法：

①清除膿液：「肝胆火盛、邪熱外侵」型を参照。

②点耳法：黄連滴耳液を点耳する。または胡桃肉を搗いて油をとり、氷片少々を加えて点耳する。

③吹耳法：爛耳散・紅棉散を吹耳する。または頭髪を新しい瓦の上で焼いて灰にし、少量の氷片を加えて研ぎ、粉末にして吹耳する。

④肉芽やポリープがある場合：鴉胆子油を塗布する。または手術で摘出して膿液を流出させる。

3．腎元虧損、邪毒停聚

［主　　証］耳内に膿が流出し、長期化して治らず、膿が出たり止まったりする。膿の量は多くないが、汚穢であったり、塊状であったり、豆腐の糟のようであったりして、臭味がある。聴力の減退が顕著な場合が多い。

局部検査：鼓膜の辺縁部や弛緩部に穿孔がみられることが多く、膿は粘稠で塊状となっている。乳様突起部のX線像では骨質破壊、または真珠腫の形成が示される（絵5）。聴力検査では混合難聴を呈する。

全身症状：頭暈、精神疲労、腰膝痠軟、遺精・早泄、脈細弱などといった腎虚症状がみられる。

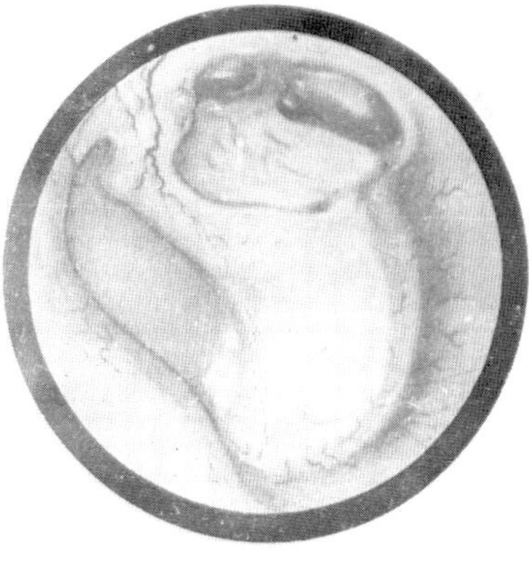

絵5　膿耳

慢性化膿性中耳炎（弛緩部穿孔により、真珠腫が形成されて肉芽組織がみられる）

［証候分析］腎虚により耳竅の機能が失調すると邪毒が滞留しやすくなり、湿熱邪毒による困窮が長期間続くと、耳内の膿が尽きず、発作を繰り返すようになる。腎元虧虚のために骨質が脆くなり、邪毒の侵蝕によって腐敗して膿ができると、膿液は汚濁して豆腐の糟のような塊状となり、臭いを発する。骨質破壊がひどくなると、乳様突起部のX線像に病変が認められるようになる。耳は腎の竅であり、腎が虧損して耳が濡養されなくなると耳鳴・耳聾が顕著となる。腎虚により髄海が不足すると、頭がくらくらして眩暈を生じ、精神的にも疲労する。腰は腎の府であり、腎虚により髄が少なくなって骨を充実できなくなると、腰や膝がだるくて力が入らなくなり、作強（さっきょう）の官として機能しなくなる。腎は蔵精を主っており、精関不固となることにより遺精・早漏となる。脈沈細弱もまた腎虚の徴候である。本証は腎元虧虚を本とし、湿濁久困〔湿濁により長期間困窮させられる〕を標とするため、比較的複雑な症状を呈するが、治療が不適切であるとさらに黄耳傷寒へと変じる恐れがある。

［治　　療］

（1）内治法：補腎培元、去湿化濁。

陰虚が主である場合	知柏八味丸加木通・夏枯草・桔梗・魚腥草。
腎陽虚が主である場合	附桂八味丸加減。
湿熱久困のため骨質が腐蝕され、膿液が汚濁して臭味がある場合	活血祛腐法を併用する。 桃仁・紅花・乳香・没薬・沢蘭・穿山甲・皂角刺・馬勃・魚腥草などを用いる。

（2）外治法：「脾虚湿困、上犯耳竅」型を参照。

【看護と予防】

看護面では耳内の膿液を取り除いて清潔にし、点耳・吹耳薬を正確に使用することが大切である。点耳・吹耳の処置前には、膿液や溜っている薬粉をきれいに取り除く。点耳時には患側の耳が上になるように側臥位をとらせ、薬液の点耳後には耳珠を手指で軽く数回按圧し、薬液を患部に到達させると同時に停留時間が長くなるようにする。吹耳薬は極めて細かい粉末になるまで研ぎ、耳道を塞いだり膿の流出を妨げたりしないよう吹入量に注意する。さらに症状を詳細に観察し、特に膿の流れ、頭痛、発熱、精神状態などの変化に注意し、膿耳変証の予防および早期発見に努める。食事に関しては卵類、豆類、および他の邪毒を誘発するような食物は少なめにする。膿耳や鼓膜穿孔が治癒しないものに対しては、耳に水が入ると悪化するので水泳は禁止する。

本病予防の鍵は、病に対する抵抗力を強化することにある。麻疹・猩紅熱などの病後には抵抗力が低下していて本病に罹患しやすいため、耳部の症状を発見したらすぐに治療を行ない、膿などを生じさせないようにする。また乳児の場合には、臥位で哺乳する習慣を改めさせ、耳竅に乳汁が入って本病を誘発することを防ぐ。その他汚水が耳に入らないようにし、耳に水が入った場合には素早くきれいに拭き取り、耳道を清潔に保つことが本病予防において重要である。膿耳は遷延して時間が経過すると、慢性化したり他証へと変じたりする恐れがあるので、初期における迅速かつ徹底した治療が必要である。

【参考資料】

1.『医宗金鑑』外科心法要訣・耳疳：この証は耳内が腫れ、不快感があって膿が出るものだが、膿の色の違いによって名称が付いている。黒色で臭気性の膿が出るものを耳疳、青い膿が出るものを震耳、白い膿が出るものを纏耳、黄色いものを聤耳といい、いずれも胃湿と肝火を兼ねて形成されたものである。柴胡清肝湯がこれを主る。気実火盛の場合は龍胆瀉肝湯を服用する。風耳の場合には紅色の膿が出るが、肝経の血熱に偏っている場合には四物湯加丹皮・石菖蒲を服用するのがよい。外用として、味噌漬けにした茄子から自然に出た油を点耳し、膿がきれいになったら滴耳油に換えて点耳する。頻繁に点耳を行ない、腫れが消えて肌が生じれば自然に治癒する。滴耳油：桃核仁を研いでドロドロにし、絞って油を取り滓を去る。油1銭と氷片2分を混ぜ、毎回少量を点耳する。

2.『続名医類案』巻17：趙養葵は膿耳を患った小児を治療した。前医は薬でこれを治療しようとしたが、数年経っても効果は出なかった。この病が腎疳であることを知らなかったのだ。六味地黄丸加桑螵蛸を服用させたところ治癒した。

3.『続名医類案』巻17：ある婦人は怒ったことから発熱し、月経のたびに両耳から膿が出て、両側の太陽穴が痛み、胸脇部や乳房が脹痛するようになり、寒熱往来、小便頻数、下腹部脹悶などの症状があった。これはみな肝火血虚に属する。まず梔子清肝散2剤、また加味逍遙散を数剤使用すると諸症状はすべて退いた。そこで補中益気湯を使用したところ治癒した。

2.6　膿耳変証

膿耳変証とは、膿耳から変生（へんじょう）した病証をいう。膿耳の邪毒が熾盛（しせい）となったり、治療が不適切であったりしたために、邪毒が長く蘊（つ）もって骨質を腐蝕し、膿液が流れ邪毒が拡散して他証に変化する場合が多い。そのため症状はさらに複雑で重篤なものとなり、生命に危険が及ぶ場合もある。

2.6.1　耳根毒

耳根毒は耳後附骨癰とも呼び、耳介後部の乳様突起部に疼痛、圧痛があり、ひどくなると腫れて潰れ、膿が流出する。耳後骨膜下膿瘍に類似する。

【病因病理】

本病の多くは、膿耳を引き起こした火熱の邪毒が熾盛となって肝胆湿熱が壅盛となったもの、または不適切な治療などに起因する。膿液の流れが障害され、邪毒が膿液と共に流れ出ず、外に泄れて反対に内で結び付くと、完骨部を焼灼して腐蝕し、血肉が腐敗し、集まって癰腫が形成される。

【診断要点】

膿耳に併発して乳様突起部の発赤、腫脹、疼痛があり、圧痛や潰れて膿が出ている場合には本病と診断できる。

【辨証施治】

［主　　証］膿耳を生じており、耳内の膿の流れが滞る。耳内の痛みが耳後まで連なり、耳後が発赤腫脹して痛みや圧痛があり、ひどくなると半球状に腫れて耳介が外側下方に変移する。数日後には腫れは軟らかくなり、潰れて膿が出る。

全身証候：発熱、頭痛、口乾、小便黄、大便秘結、舌紅苔黄燥、脈数などがみられる。

体虚または不適切な治療のために、潰れた箇所が治らず、常に膿液が滲出している状態が続くと、虚証の瘻孔を形成して難治となる。

［証候分析］膿耳の火熱邪毒が熾盛となり、乳様突起部を侵犯して疼痛や圧痛を生じたものである。邪毒が内に結びついて乳様突起部を焼灼・腐蝕すると、血肉が腐敗して集まって癰腫となり、半球状に腫れて耳介を外側下方へと圧迫する。膿ができると腫れは軟らかくなって波動感を生じるようになり、潰れて膿が出る。口の乾き、舌紅・苔黄燥、小便黄色、大便秘結はいずれも熱盛傷津によるものである。発熱が退かない、脈数有力は邪盛正実によるものである。

体が虚しているために正気が邪毒に勝てず、邪毒により長期間困窮させられると、腐敗物が去らず、新しい肌を生じることができない。そのため創口がなかなか癒合せず、常に清んだ膿が滲出して瘻孔を形成する。

［治　　療］

（1）内治法：瀉火解毒、祛瘀排膿。

膿耳治療の方剤を基礎として、金銀花・連翹・蒲公英・黄連などを多量に使用して清熱解毒する。

耳後が発赤腫脹して波動感がある場合	仙方活命飲を使用して清熱解毒する。 乳香・没薬：行気・活血・止痛。 皂角刺・穿山甲：活血解毒排膿して、膿の排出を促し、邪熱を外泄する。
大便秘結の場合	大黄・芒硝を加えて瀉熱通便する。
熱盛で、口が乾いて苦い場合	龍胆草・梔子などを加える。
癰腫がすでに潰れて、多量の膿が出ている場合	皂角刺・穿山甲を去り、桔梗・薏苡仁を加える。
潰れた創口がなかなか治らない場合	托裏消毒散加減を使用して補益気血、托裏排膿、去腐生肌する。

（2）外治法：

①耳内の処置は膿耳と同様である。膿がスムースに排出されるよう膿痂をきれいに取り除き、黄連滴耳液などの清熱解毒・消腫止痛薬を点耳する。

②耳介後部の腫脹には、如意金黄散または紫金錠を調合して患部に敷法を行なう。また新鮮な羊蹄草・芙蓉花葉を搗きつぶして外敷する。

③腫脹部位を按えて波動感があれば膿瘍が形成されているので、切開して排膿する。

【看護と予防】

「膿耳」の「看護と予防」を参照。

【参考資料】

『外科大成』耳根毒：耳根に痰核〔皮下にできる種子のような結節、譽核〕のようなものが生じ、動揺性はなく微かに痛む。これは胆・三焦の２経の風熱によるものなので衛生散、またはこれに升麻・柴胡を加える、または貴金丸でこれを下す。体力がないものには神效瓜蔞散で托法を行なう。怒りが原因で耳下が腫れた場合、また季肋部が痛み脈弦緊の場合には、小柴胡湯加青皮・紅花・桃仁・牛蒡子。再び悪寒発熱する場合には荊芥・防風を加える。肝は内において蔵血を主り、外においては筋を栄養し、怒ると気逆を生じる。そのため筋に結びついて腫を生じるが、自分で調摂（ちょうせつ）〔健康に注意し体を大切にする〕できないでいると肝を損傷し、遷延すると核ができる。その場合に追蝕薬〔＝腐蝕薬。瘡瘍で異常となった組織を腐蝕・枯落させる作用のあるもの〕を使用してしまうと、収斂できず治癒しなくなる場合が多い。

2.6.2 膿耳口眼喎斜

口眼喎斜（こうがんかしゃ）の症状は「中風」に属するもので、中医文献にも早くから記載されている。風邪の経絡への侵入、または肝風内動が原因で発症する場合が多い。膿耳が治癒しないと口眼喎斜を引き起こす場合があり、これを膿耳口眼喎斜と呼ぶ。

【病因病理】

膿耳が治癒せずに日数が経過すると病が深くなり、邪毒が裏に潜伏して耳の脈絡に入る。邪毒と気血が結び付いて脈絡を閉塞すると、気血が阻滞されるため、肌膚は滋養されなくなり、筋肉は萎えて運動できなくなって曲がり、口眼喎斜となる。

【診断要点】

聤耳に口眼喎斜の症状を併発したものである。口眼喎斜の症状がみられるだけで、聤耳が原因でないものは本病の範疇ではない。

【辨証施治】

［主　　証］耳内に膿が流出してなかなか治らず、突然口眼喎斜の症状が現れる。患側の口角が健側に引っ張られて曲がり、唾液が口外に流れるが自分ではどうにもできない。人中溝が歪み、鼻唇溝は浅くなり、患側の皮膚は弛緩して動きが悪くなる。額に皺を寄せようとしても眉が持ち上がらず、皺をつくることができず平らなままである。目を閉じようとしても眼瞼を閉じることができず、白眼が露出する。

※火熱の邪毒が壅盛の場合：発熱、頭痛、口苦、咽乾、耳痛、耳膿は粘稠で黄色、大便秘結、小便黄赤、舌質紅、苔黄、脈弦滑数などの症状がある。

※気血虚に偏る場合：肌膚に麻木感があり、痛みはない。飲食の減少、味覚の減退、唇舌につやがない、また瘀斑がある。脈細弱または渋。

［証候分析］手・足少陽の脈はいずれも耳中に入り、耳の前後を循行して眼・頬・口を経由している。聤耳の邪毒が耳の脈絡を侵犯し、経脈が閉塞して気血が阻滞すると、相応する部位の肌膚が萎縮して曲がり、運動が制限される。そのため額に皺を寄せることができなくなり、閉眼障害を生じ、額は皺がなくなって平旦となり、眼は白眼を露出する。患側が萎縮して力がなくなると健側方向に牽引されるため、口角や人中溝が健側に偏り、鼻唇溝が浅くなる。患側の口角を閉じることができなくなるため涎が流れる

が、自分では止めることができない。

これは膿耳から生じた変証であり、膿耳が治癒していないので耳内に膿が流出する。邪毒壅盛となって耳竅を灼くため耳が痛み、膿は粘稠で黄色くなる。口の苦さ、咽の乾きは火熱が上炎して津液を灼傷したためである。大便秘結、小便黄赤は、熱が下焦を損傷したことによる。舌紅・苔黄、脈弦滑数も火熱によるものである。

気血虧虚のために肌膚が滋養されなくなると、患部にしびれや感覚異常を生じるが、痛みは感じない。唇舌が淡白色でつやがなくなり、脈細弱となるのは気血不足の現れである。脈絡が瘀によって阻害されると、舌に瘀斑ができ、脈は細渋となる。

［治　　療］

（1）内治法：

※火熱邪毒壅盛の場合：清熱解毒、活血通絡。

方剤：龍胆瀉肝湯加桃仁・全蝎・僵蚕。

龍胆草・黄芩・梔子・柴胡	苦寒薬により清熱瀉火する。
当帰・生地・桃仁	涼血・活血・祛瘀。
全蝎・僵蚕	祛風通絡。
車前子・沢瀉・木通	滲湿解毒、引熱下行。

※気血虧虚、瘀阻脈絡の場合：益気養血、祛瘀通絡。

方剤：補陽還五湯加減。

<table>
<tr><td>黄耆</td><td>多量に用いて補益元気する。気は血の帥であり、気が行れば血は自然と行る。</td><td rowspan="2">気血を同時に治療し、益気・活血・祛瘀することによって気血が旺盛になれば、脈絡が通じ、痿躄症状も治癒する。</td></tr>
<tr><td>当帰尾・川芎・赤芍・桃仁・紅花・地龍</td><td>活血・祛瘀・通絡薬。</td></tr>
</table>

牽正散	併用することで祛風通絡の作用を増強する。

（2）外治法：

①積極的な膿耳の根治を主とする。耳内の処置は膿耳に同じ。

②新鮮な田ウナギの血を患側の皮膚に毎日数回塗布する。

（3）鍼灸療法：

①鍼灸：翳風・地倉・合谷を主穴とし、陽白・太陽・人中・承漿・頬車・下関・四白・迎香・大椎・足三里などを配穴とする。毎日主穴・配穴から１～２穴を選び、中程度の刺激を与える。またはパルス治療をする。気血虚のものには灸法を行なう。

②電磁療法：上記の穴を選び、毎日１回、電磁療法を行なう。

③梅花鍼：梅花鍼により、患部を毎日１回叩打する。

④穴位敷貼：蓖麻仁を搗きつぶして大豆大にし、下関・頬車・地倉・太陽・陽白・聴宮などから毎回１～２穴を順次選んで敷貼する。24時間ごとに交替で使用する。

⑤穴位注射：頬車・地倉・下関・大迎・曲池・翳風・外関などから、毎回１～２穴選ぶ。刺鍼して、だるさ・しびれる感じがあれば、当帰注射液・丹参注射液を注入する。各穴とも毎回１mlを隔日１回注入する。

（4）手術療法：必要時には手術治療を行なう。

【看護と予防】

「膿耳」の「看護と予防」を参照。

眼瞼の閉合ができず白眼が露出する場合には、防塵グラスをかけさせる。またはガーゼで眼帯をつくり、埃が眼に入らないようにして感染を防ぐ。

膿耳の予防および早期治療が本病を予防する上での鍵となる。

2.6.3　黄耳傷寒

黄耳傷寒は黄耳類傷寒とも呼び、膿耳が治癒せずに生じた変証のなかでも重篤の疾患である。膿耳の邪毒が壅盛となり、営血に入って心神を擾乱したり、肝風を動かしたりすることによって引き起こされる。本病は化膿性中耳炎の併発症で、頭蓋内に生じた重篤なものに該当する。治療が遅れると生命に危険が及ぶため、症状の進行具合には細心の注意を払い、積極的に救急処置を行なわねばならない。

黄耳傷寒の名称は明・孫一奎（そんいっけい）『赤水玄珠（せきすいげんしゅ）』を出典とする。しかし原因および症状についての記述は、古くは隋・巣元方『諸病源候論』巻29にみられ、「耳中に刺痛があるものは、すべて風が腎の経に入ったものである。治療できず腎に入ると、突然脊背が硬直して、痙を発症する。もし痛みがあり、腫れて癰瘍を生じ、膿が潰れて邪気が歇（つ）きる場合には痙は起こらない。足少陰腎経は、宗脈が聚（あつ）まって、耳に通じている。上焦が風邪を感受して頭脳に入り、耳内にまで流れて気と攻撃しあうと耳中が痛む。耳は腎竅であり、耳の気は腎と相互に通じており、また腎は腰脊の候（きざし）でもあり、骨髄を主っている。そのため邪が腎に流入すると脊背が硬直する」と解説されている。

【病因病理】

膿耳の急性発作時に風火邪毒が熾盛となり、その熱が心包に入って神明を擾乱し、肝風を動かすことにより発症する。または膿耳が長期化して病が深くなり、邪気が耳竅に潜伏して長期間蘊（つ）もることによって熱が蓄積され、膿液がうまく流れず耳竅内を浸漬すると骨質を腐蝕する。そして風火邪毒が営血深く侵入してしまうと、営血の熱が盛んとなり、内では腎を犯し、上部では脳髄を犯して心神を擾乱する。その結果、高熱、意識障害、躁動不安を生じ、さらに熱盛動風となると頸項部の硬直、手足の痙攣などの症状が現れる。まとめると、本病の邪熱が内では営血を犯し、上って脳髄までも侵犯すると心神が擾乱される。また肝風を動かし、邪が盛んになって深部まで侵入すると病は重篤で危険な状態となる。

【診断要点】

膿耳の膿の流出がスムースに行なわれないために耳痛、激烈な頭痛、嘔吐、発熱、意識混濁、痙攣、項の強ばりなどといった主要症状が現れる。膿耳疾患においてこれらの主要症状がみられる場合には本病と診断できる。

【辨証施治】

病邪の深さにより症状も異なってくる。辨証では熱在営血、熱入心包、熱盛動風の３タイプに分類できる。

１．熱在営血

［主　　証］耳内の膿がなかなか治癒しない。膿は穢臭がして黒く腐ったようであり、突然膿が減少したかと思うと、憎寒と壮熱を発する。ナタで割られるかのような頭痛があり、頸項部は硬く強ばり、嘔吐、心煩、躁擾などを生じるが、意識は清明である。舌質紅絳・無苔、脈細数。

［証候分析］熱毒内侵により膿汁が内に流出するため、耳の膿が突

然減少する。熱毒熾盛となって邪正が争うと憎寒・壮熱を発する。邪熱によって内が困窮させられ、さらに上逆すると割れるような頭痛を生じ、頸項部が強ばる。熱が営血にあると胸が塞がって苦しくなり、手足を動かし続けて悶え、嘔吐する。舌質紅絳、脈細数、無苔は、熱が営陰を損傷したものである。

［治　　療］

（1）内治法：清営涼血・泄熱解毒。

方剤：清営湯加減。

犀角・黄連	心営の熱邪を清める。
生地・玄参・麦冬・丹参	涼血解毒、滋営養陰。
金銀花・連翹・竹葉	清熱解毒。

または清瘟敗毒飲加減を使用して、気血の熱を大いに清め、解毒祛邪する。

（2）外治法：耳内の処置は「膿耳」に同じ。

2．熱入心包

［主　　証］上記の症状以外に、意識が混濁し、嗜睡または失神して譫語を発する。

［証候分析］熱が心包に入って神明が擾乱されると、意識障害、嗜睡、譫語を生じる。

［治　　療］

（1）内治法：清心開竅。

方剤：清宮湯に安宮牛黄丸・至宝丹・紫雪丹を併用する。

清宮湯	心熱を清める。
安宮牛黄丸・至宝丹・紫雪丹	清心開竅の力を強める。

（2）外治法：耳内の処置は「膿耳」に同じ。

3．熱盛動風

［主　　証］熱在営血の症状以外に、抽搐や頸項部の強直を兼ね、後弓反張を起こす場合もある。

［証候分析］邪熱内盛のために熱が極まって風を生じ、風が経脈を擾乱したものである。そのため痙攣や頸項部の硬直を起こし、さらには後弓反張を生じる。

［治　　療］

（1）内治法：清営涼血・平肝熄風。

方剤：清宮湯加鈎藤・羚羊角・丹皮。

※意識が混濁する場合：紫雪丹・安宮牛黄丸・至宝丹などを併用する。

※熱邪による拘束が長期間となって腎陰を煉(ね)ると、まさに真陰が竭きんばかりとなる。そのため顔は赤く身体は熱くなり、手足心熱を生じると、さらに手や足の甲まで熱くなり、口や舌が乾燥し、疲労感があり、脈虚大の証が現れ、ひどい場合には今にも脱証を起こさんばかりとなる。

治法：滋陰養液法により真陰を固摂する。

方剤：加減復脈湯・三甲復脈湯などを使用する。

※珠のような大汗をポタポタと流し、異常に寒がり丸まって横になる、四肢厥冷、精神萎靡、顔面蒼白、微弱呼吸、脈微にして欲絶など、陽気が衰竭した亡陽の重篤証候がみられる場合：

治法：急いで独参湯や参附湯などを服用させて回陽固脱法を行なう。

（2）外治法：耳内処置は「膿耳」に同じ。耳内の膿液がスムースに流れるようにし、必要時には手術により耳部の病巣を除去する。

【看護と予防】

本病の症状は変化が急激で危険であるため、看護する上でも症状の変化に注意して観察し、詳細に記録しなければならない。必要時には専属の看護人をつけ、手遅れにならないよう処置を行なう必要がある。意識障害を起こした場合には、すぐに人中・十宣・湧泉などに刺鍼する。嘔吐や痰涎などがみられる場合には、嘔吐物や痰涎をきれいに取り除いて気道を確保する。

膿耳を予防・治療することが本病を予防する上での鍵となる。膿耳の患者に頭痛、嘔吐、精神状態の変化がみられたら、すぐに対処して症状が悪化するのを防がなければならない。

2.7 耳鳴・耳聾

耳鳴とは耳中に音が鳴り響くものをいい、『外科証治全書』巻２に「耳鳴とは、耳中に音がしており、セミの鳴き声のようであり、鐘の音のようであり、火が熇熇（こくこく）と燃えるようであり、流水の音のようであり、米をふるうような音であり、眠っていて合戦の太鼓を聴くかのようであり、まるで風が耳に入ったかのようである」と記載されている。耳鳴は各種耳科疾患における症候群のひとつであるが、単独でも出現する。

耳聾（じろう）は聴覚の低下（程度は異なる）を指し、ひどくなると聴覚が喪失する。『春秋左氏傳』では「耳で五声の和を聴くことができないものは、聾である」としており、また『釋名（しゃくみょう）』では「聾とは、籠のことである。朦朧としていて、聴こうとしても解らない」と解釈している。これは耳疾患において最もよくみられる病であり、耳鳴と同じく様々な疾病に合併して現れるが、単独でも出現する。現代医学の難聴に該当する。

耳聾は中医文献において、病因病理の違いにより労聾・風聾・虚聾・毒聾・火聾・厥聾・暴聾・卒聾・久聾・気聾・湿聾・陰聾・陽聾・猝聾・聵聾など多くの名称が付けられているが、耳鳴と同様に虚・実に分類してまとめることができる。

一般文献では常に耳鳴と耳聾を併記しており、『医学入門』巻5には「耳鳴とは、聾が次第に起こるものである」とあり、『雑病源流犀燭』巻23では「耳鳴とは、聾が次第に起こるものである。音は鳴らず、気閉のみが生じるものが聾である。そのほかの諸般の耳聾では、まず音が鳴るのである」とさらに明確に指摘している。本節では両者をまとめて解説する。

【病因病理】

1．風熱の邪の侵襲：風熱外襲または風寒が熱へと変化して耳竅へ侵襲し、清空の竅が蒙蔽される。その結果「清であれば感応することができ、空であれば音を納れることができる」機能が失調し、ついに聾や鳴を生じる。

2．肝火が清竅を上擾する：肝は将軍の官であり、力強い性質で、昇発・疏泄を主り、条達を喜ぶ。突然のひどい怒によって肝を損傷すると、肝気が鬱結し、上逆して清竅を閉塞する。また情志が抑鬱されて肝の疏泄条達機能が失調し、鬱して火に変化して肝胆の火が清竅を擾乱するなど、いずれの場合も鳴や聾を引き起こす。これは『中蔵経』論肝臓虚実寒熱生死逆順脈証之法において「その（肝）気が逆すると頭痛、耳聾となる」と述べられている。

3．痰火が耳竅に壅結する：酒や濃厚な味の食品を過食すると脾胃を損傷し、湿が集まって痰となる。痰が鬱して火に変化し、痰火が上って気道を閉塞すると耳鳴・耳聾を生じる。『明医雑著』巻3には「痰火が上昇して耳中に鬱すると鳴となり、鬱が甚だしいと壅閉となる」とあり、また『古今医統』耳証門には「耳聾証とは気道が通じなくなったものであり、痰火が鬱結して壅塞(ようそく)すると聾となる」と述べられている。

4．腎精が虧損したために栄養されなくなる：腎は精を蔵(おさ)め、骨を主り、髄を生じ、上って脳に通じ、耳に開竅する。腎気が満ち溢れていると髄海が濡養されるので、聴覚は鋭敏になる。もとより体に不足がある、病後のため精気が充実していない、欲望のままに生活している、などの原因により腎精を耗損すると、髄海が空虚となって本病を発症する。『霊樞』決気には「精が脱(ぬ)けると耳聾……液が脱けると……耳が数(たびた)び鳴る」とある。『景岳全書』巻27では「耳は腎の竅であり、宗脈の聚(あつ)まる所である。精気が調和して、腎気が充足していれば、耳や目は聡明となる。もし血気を労傷〔主に七情や房事による内傷〕すると、精が脱けて腎が疲憊し、必ず聾聵(がい)〔＝耳聾〕となる。そのため人は中年以降になると耳鳴を生じることが多くなり、風雨の音のようであったり、セミの鳴き声のようであったり、潮の音のようであったりするが、これはすべて陰が衰えて腎が虧損しているのである。経に『人年四十而陰気自半』というが、半とは衰えることをいう」と解説している。

また腎水と心火は互いに制約関係にあり、腎水が不足すると必ず心火が亢盛となって耳鳴・耳聾の症状が起こる。『辨証録』巻3には「心と腎が互いに交わることによって、上下とも清く寧(やす)らかになるので、視聴覚を司ることができる。心腎不交となると耳が乱れてしまう」と述べられている。

5．脾胃虚弱による運化機能の失調：飲食の不節制や労倦〔＝労傷〕、寒涼の食品の過食などが原因で脾胃を損傷し、脾胃が虚弱になって脾気が健やかでなくなると、気血の生化の源が不足して経脈が空虚となり、上って耳を濡養できなくなる。また脾陽不振となると清気が上昇しなくなるため、必ず耳鳴・耳聾を引き起こす。そのため『素問』玉機真蔵論篇には「脾は孤臓である……それが不及であれば人の九竅は通じなくなる」とあり、『霊枢』口問には「耳は宗脈の聚まる所である。胃中が空であると宗脈は虚となり、虚となれば下に溜る。脈が竭きると耳鳴となる」と述べられている。『医貫』巻5には「陽が虚しても、耳聾を生じる。経曰く『清陽は上竅より出る』。胃気とは、清気・元気・春昇の気である。いずれも胃から出るものだが名称が異なっている。飲食の不節制や労倦によって脾胃の気が虚すと、上昇できずに下って腎肝に流れる。そのため陽気が閉塞してしまうと、地気は明るさを冒（おか）され、邪が空竅を害するため、人の耳目は働かなくなる。これは陽虚による耳聾であるので、李東垣の補中益気湯を使用する必要がある」と記載されている。

このほか突然大きい音を聞く、ひどく興奮する、飛行、潜水および薬物の副作用などにより、程度は異なるが耳鳴・耳聾が引き起こされる場合がある。

【診断要点】

耳鳴は患者の自覚症状であり、他の耳疾患においてもよく併発する症状である。耳内または頭蓋内において音が鳴ることを主症状とする場合には、耳鳴と診断できる。また聴覚障害、聴覚低下、聴覚消失を主症状とし、客観的検査により聴覚障害が認められる場合には耳聾と診断できる。本節では耵聹（ていねい）、異物、膿耳などによる耳鳴・耳聾は対象外とする。

【辨証施治】

1．風熱侵襲

［主　　証］感冒などの前駆症状から始まり、急速に発症する。耳中の気が塞がって腫れぼったく、閉塞感があり、耳鳴がし、聴力が低下して自分の声が大きくなる。

局部所見：鼓膜に軽度の紅潮と陥凹がみられる。大半の場合、頭痛、悪寒、発熱、口の乾燥などといった全身症状を伴う。脈は浮大が多く、舌苔薄白または薄黄。

［証候分析］風熱の邪の大多数は、口や鼻から入ってまず肺を侵犯するが、七竅は内で通じて相互に影響しているため、耳竅にも症状が現れる。耳部の経気が痞塞して宣発できないと、耳内に閉塞感、耳鳴、聴力低下などの症状を生じる。劉河間が『素問病機気宜保命集』で「耳聾は肺を治す」と提起しているのは、このことについて指摘したものである。耳の機能については『温熱経緯』外感温熱篇[1]に、「耳は腎水の外候である。肺経の結穴[2]は耳中にあり、籠葱（ろうそう）という。専ら聴覚を主る。金が火によって煉られると、耳聾を生じる」と解説されている。

［治　　療］

---

[1]『温熱経緯』余師愚・疫病篇の王孟英按にある。

[2] 12経脈は四肢を「根」とし、頭・胸・腹の３部を「結」とする（『霊樞』根結による）。

（1）内治法：疏風・散熱・散邪。

常用方剤：銀翹散・蔓荊子散など。

薄荷・荊芥・淡豆豉・牛蒡子	祛散風邪して、邪を汗から排泄する。
金銀花・連翹・竹葉・芦根・甘菊花・桑白皮・甘草	軽清解熱。
桔梗・蔓荊子・升麻	清気を上昇させ、邪を清解する。
石菖蒲・路路通	加えることにより、行気通竅する。

（2）外治法：

①滴鼻霊を点鼻し、宣利鼻竅することにより耳竅を開通する。

②新鮮な菖蒲を搗いて汁にして点耳する。

③ワルサルバ通気法と鼓膜按摩術（1.4「耳疾患の治療概要（P37）」を参照）を行なう。

（3）鍼灸療法：上星・迎香・合谷に刺鍼し、捻転後10～15分置鍼する。毎日1回。

2．肝火上擾

［主　　証］風雷や潮音のような耳鳴がして、耳聾は重くなったり軽くなったりする。鬱怒した後に突然耳鳴・耳聾が悪化し、同時に耳脹感や耳痛を生じる。頭痛がして眩暈し、目や顔が赤くなり、口が苦く咽が乾く。安眠できず、煩躁して落ち着かない。脇が痛む。大便秘結、小便黄、舌紅苔黄、脈弦数で有力。

［証候分析］怒は肝を損傷し、肝胆の気が経に随って上逆して清竅を犯すと、突然耳内がごうごうと鳴り響き、聴覚が働かなくなる。火が盛んになって炎上すると、頭痛がして顔が赤くなる。胆気が上逆して胆汁がこれに随って上に溢れると、口が苦くなって咽が乾く。火が心神を擾乱して神不守舎となると、安眠できず、煩躁

して怒りやすくなる。脇部は肝胆の経脈が通過しており、肝気が鬱結すると脇部が痛む。舌紅苔黄、脈弦数は肝胆火盛の証である。

［治　　療］清肝泄熱、開鬱通竅。

方剤：龍胆瀉肝湯加石菖蒲。

龍胆草・梔子・黄芩・柴胡	清瀉肝胆。主として苦寒薬により火勢を直接折（くじ）く。
木通・車前子・沢瀉	利水・導熱下行することにより、柴胡・石菖蒲を助けて開鬱通竅する。

『医学準縄六要』には「左の脈が弦急で数のものは肝火に属する。怒ることが多いために耳鳴または耳聾を生じた場合には、平肝伐木するのがよい。龍胆瀉肝湯、治らなければ龍薈丸」とある。肝火が盛んな場合には、龍薈丸または龍胆瀉肝湯を基本処方として、大黄・芦薈・青黛などを加えて清肝瀉火の力を増強する。

肝気鬱結ではあるが火熱がまだ軽度の場合には、逍遥散加蔓荊子・石菖蒲・香附で疏肝解鬱通竅する。

3．痰火鬱結

［主　　証］両耳のセミの鳴き声が止まず、また「ふっ、ふっ」と音がする。時に閉塞して気がつまる感じがし、音がはっきりと聞こえなくなり、頭昏して沈重感がある。胸悶・脘満、咳嗽して痰が多い、口が苦いまたは味がわからない、二便不暢。舌紅苔黄膩、脈弦滑。

［証候分析］痰火上壅によって清竅が蒙蔽（もうへい）され、気道が通じなくなると、両耳にセミの鳴き声のような音が聞こえ、時に閉塞して難聴となる。痰火が上って頭を冒（おか）すと、頭は重くてはっきりしなくなる。痰火鬱結により気機不利となると、胸部や脘部が詰まって

いっぱいになり、苦しくなる。痰火が涌き上がると痰涎を嘔吐する。二便が不暢となるのは痰湿が脾胃を阻滞し、熱が胃の津を損傷した証である。口が苦い、舌紅、苔黄膩、脈弦滑はいずれも痰火の証である。火が痰より強いと口が苦くなり、痰が火より強いと味がわからなくなる。

［治　　療］清火化痰、和胃降濁。

方剤：加味二陳湯、または清気化痰丸。

二陳湯	湿痰治療の主方である。
黄芩・黄連・枳実	清熱の効果を利用する。
杏仁・瓜蔞仁・胆南星	加えることで除痰力を強める。

4．腎精虧損

［主　　証］昼夜問わず常に耳内にセミの声が聞こえており、夜間にひどくなるため虚煩して不眠となり、聴力が次第に低下する。同時に頭暈があり、視力が落ち、腰膝痠軟となる。男性は遺精、女性は白淫（はくいん）〔白帯過多〕となり、食欲がなくなる。舌質紅で少苔、脈細弱または細数。

［証候分析］『明医雑著』巻３には「腎虚のために耳鳴がする場合、鳴り方はひどくない。患者には欲が多いために、労怯証〔虚労証。慢性衰弱性病証の総称〕などがみられる」と述べられている。腎精が虧損すると、上って清竅を充実できなくなるため、耳鳴・耳聾が日増しに悪化する。『医貫』巻５には「養生することによって気血が和平となれば、耳聾は次第に軽減する。自ら摂生（せっせい）せずに月日が過ぎて行くと、久聾証となって慢性化する」とある。腎は骨を主り、髄を生じ、また脳は髄海である。腎が虧損すると髄海が空虚となるため、頭がくらくらして視力が落ち、耳鳴・耳聾を生

じる。腰は腎の府であり、腎が虧損して髄が骨を充実できなくなると、腰膝はだるく力が入らなくなる。腎は封蔵を主り、五臓六腑の精を受けてこれを蔵める。腎が虧損して相火が妄動し、精室を擾乱すると、陰虚内熱により心煩して不眠となり、夢精・遺精したり白帯が多くなったりする。腎虚が脾に波及して運化機能が失調すると、食欲不振となる。舌質紅で少苔は、虚火上炎、陰液衰少の現れである。精血が不足すると脈は細弱で無力となるが、細で数のものは陰虚により相火亢盛となったものである。

［治　　療］補腎益精、滋陰潜陽。

方剤：耳聾左慈丸加減。

六味地黄丸	滋養腎陰。
五味子	補腎納気。
磁石	重墜潜陽降火する。

※腎陽虚気味で耳鳴・耳聾があり、陽萎〔インポテンツ〕を生じて下肢の冷えを自覚し、舌質淡、脈虚弱の場合：温壮腎陽する。

方剤：補骨脂丸。

補骨脂・胡芦巴・杜仲・菟絲子	填精益腎。
肉桂・川椒	温陽散寒。
熟地黄・当帰・川芎	補血。
菖蒲・白芷・蒺藜	通竅行気。
磁石	鎮納浮陽。

また附桂八味丸なども適宜選択する。

5．脾胃虚弱

［主　　証］疲れると耳鳴・耳聾が悪化し、また起立時にひどく、突然耳内に空虚感や冷たい感覚を生じる。倦怠乏力感があり、食

が少なく、食後に腹脹を生じ、大便は時に溏となる。顔色は萎黄、唇舌は淡紅、苔薄白、脈虚弱。

［証候分析］脾胃は気血生化の源である。脾胃が虚弱であると清気を上昇することができず、耳部の経脈が空虚となるため、時に耳鳴・難聴を生じる。起立時には気血が下にあるため、頭部の気血が不足する。また労働などによって気が脱(ぬ)けると、耳鳴・難聴が悪化し、突然虚鳴がしたり冷えた感じがしたりする。脾の運化が弱まると食が少なくなり、水穀を化生できなくなって腹部膨満感、疲労感、倦怠感、脱力感を生じる。脾が湿を変化できなくなると軟便になり、気血が不足すると顔色がくすんだ黄色となり、唇舌は淡白となる。気は血の帥(すい)であり、気弱血少となると脈象は虚弱となる。

［治　　療］

（1）内治法：健脾・益気・昇陽。

方剤：補中益気湯または益気聡明湯加石菖蒲。

党参・黄耆	主薬であり、健脾益気する。
升麻・柴胡・葛根・蔓荊子・石菖蒲	軽清の薬品により、清陽の気を清竅まで昇提する。

耳鳴・耳聾の治療法として塞耳法を紹介している文献がある。これは石菖蒲・磁石などで耳を塞ぐという外治法で、各種の方法があるが今日ではほとんど行なわれていない。

（2）鍼灸療法：上記した各タイプの耳鳴・耳聾に適用する。

①鍼灸：耳区および少陽経の穴位を主とする。耳門・聴宮・聴会・翳風・中渚・外関・陽陵泉・足三里・三陰交などから、毎回２～３穴を使用する。症状によって補瀉の手法を選択し、虚寒のものに対しては艾灸法を行なう。

②耳鍼：内耳・腎・肝・神門などに中刺激を与え、15～20分置鍼する。10～15回を1クールとする。埋鍼してもよい。
③穴位注射：聴宮・翳風・完骨・瘈脈などの穴位に薬液を注入する。薬液は当帰注射液・丹参注射液などを使用し、毎回2ml、毎日または隔日1回行なう。

【看護と予防】

特別な予防法や看護法というものはないが、中医では伝統的に飲食、情志、日常生活面に重点を置いて養生させている。肝気鬱結により耳鳴・耳聾を起こしている場合には、特に精神面の保養に留意し、感情をのびやかにさせる。痰火鬱結の場合には、脂肪分や甘いものの摂取を減らし、積滞から痰が形成されて症状が悪化するのを予防する。腎虚による耳鳴・耳聾の場合には、特に房事面での養生に注意し、また温燥性の食物を減らす。脾虚患者の場合は、特に食事面での保養に気をつける。耳鳴が夜間に激しく、心煩して睡眠に影響する場合には、睡眠前に熱いお湯で脚を洗うと引火帰元の作用があるので、耳鳴を軽減することができる。また同時に濃いお茶、コーヒー、ココア、酒などの刺激性飲料を禁忌とする。重度の難聴患者は交通安全にも注意すること。

【参考資料】

1.『古今医鑑』巻9：左耳が聾となるものは、過度の憤怒が原因で少陽胆火が動じたものである。ゆえに左側から起こるものは龍薈丸により治療する。

2.『柳宝詒医案』巻5：病後に次第に難聴となり、舌が強ばり、ひどくなると両竅がともに窒がる。補薬を服用すると次第に症状が重くなっていくのは、痰気が清竅を閉塞しているからであり、病が長引くと難治となる。ひとまず泄痰宣竅法を行なう。蒼耳子・白芥子・遠志炭・橘紅・乾菖蒲・陳胆星・黒山梔・帰身片・川貝・広鬱金・茯苓・刺蒺藜・姜竹茹。

3.『壽世保元』巻6：耳は腎に属し、少陽の部位に開竅して、三陽の間に通会している。坎と離〔水と火〕が交わることによって気が聚まれば、耳は聡明となってよく聴こえるようになる。耳は腎に関係しており、脳を貫く。『内経』には「五臓が和せざれば、九竅は通じず」とある。耳鳴・耳痒・耳聾はいずれも腎虚に属し、水が上に流れず、清気が昇らないために生じたものである。補益門の内容に基づいて治療する。

4.『続名医類案』巻17：柴嶼青は汪謹堂夫人を治療した。朝から晩まで休むことなく両耳にセミの鳴き声が聞こえている。人参・熟地4両を服用したが効果はなかった。柴氏が言うには、腎は耳に開竅し、心もまた耳に竅を寄託している。耳を治療する場合、必ず腎の固摂に問題がある。しかし両方の尺脈にはまだ神があるので、これは決して腎虚ではない。左寸脈は平緩なので病はない。ただ右寸関の脈が洪大であり、これは肺と胃の両方の風熱が壅がったものである。そこで病ではなく脈を治すことを目標にして清解剤を使用したところ、数剤も飲まないうちに右耳が治り、さらに数剤を服用すると両耳とも完治した。耳・目・口・鼻は五臓に属し、各々帰属するところがあるが、実際には内で通じているので、切脈だけを根拠に治療を行なった。このような治療でかような効果があるのは、自分のなかで確固たる理論を持ち、精神を集中させて、辨証に基づき臨機応変に治療を行なったからである。

2.8　耳眩暈

眩暈とは、眩と暈の２症状を総称したものである。「眩」は目がくらみ、眼前がぼやけて乱れることをいい、「暈」は頭がくらくらして、不安定な感覚があることをいう。両者は単独でも、また同時にも出現するが、両者を兼ねる場合を眩暈という。『証治匯補（しょうちかいほ）』巻４では「眩とは視界のすべてが黒くなるものをいい、暈とは視界のすべてが回転するものをいい、両者を兼ねるものを眩暈という」と説明している。眩暈は眩運、眩冒、旋暈、頭旋などとも呼ばれる。

耳眩暈とは、耳竅に疾患があるために機能が失調して引き起こされた眩暈をいい、眩暈の範疇に属する。突然眩暈発作を生じて天井や地面が回旋したり、身体が一側に傾倒したりする感覚があり、しっかりと立っていることができず、同時に耳鳴・耳聾、悪心・嘔吐などの症状を伴うことを特徴とする。中医文献には早くからこの証に関する記載があり、『霊樞』海論には「髄海が不足すると、めまいがして耳鳴を生じ、脛がだるく、眩冒し、目は見えなくなり、怠惰になって横になる」とあり、また『丹溪心法』では「眩とは視界が黒くなって回旋するものをいう。その症状は、目を閉じたかのように視界が暗くなり、身体が回転して、耳が聞こえなくなり、まるで船や車に乗っているようであり、立っていると倒れそうになる」と本病の症状を十分なまでに描写している。

眩暈の病因は複雑であり、しかも耳部病変に限らず各種疾病においてみられるため、臨床では鑑別する必要がある。本節では専ら耳眩暈について解説する。

【病因病理】

眩暈の主たる病因は内傷によるものである。歴代医家の学説は様々であり、『素問』至真要大論篇では、「諸風掉眩（とうげん）、みな肝に属す」として肝風が眩暈を引き起こすとしており、『霊樞』海論、『霊樞』口問ではそれぞれ「髄海不足」と「上気不足」が眩暈の病因病理であるとしている。張仲景は痰飲から論治している場合が多い。朱丹溪は「痰がなければ眩を起こさない」とし、張景岳は「虚がなければ眩を起こさない」と強調し、「眩暈の証は虚によるものが８～９割であり、火を兼ね、痰を兼ねるものは１～２割に過ぎない」と考えている。陳修園は『医学従衆録』眩暈において各家の学説を総合し、上記した要因の相互関係について「本病の根本は虚であり、症状は標実にみえる」と一貫した理論により解明している。臨床では腎・脾の虚によるものが多く、風火・痰濁などといった異なる要因が複雑に関連する。ここでは以下のように分類する。

１．髄海不足：腎は蔵精を主り、髄を生じ、髄は骨を充実して脳に集まる。ゆえに脳は髄海であり、髄海は精気を滲（にじ）み出すようにして耳竅を栄養する。先天の稟賦（ひんぷ）が弱く、また過度に腎を耗損（こうそん）していると、精髄が不足して髄海が空虚となり、耳竅が濡養されなくなるため、頭暈がして耳鳴を生じる。これは『霊樞』海論に「髄海が不足すると、めまいがして耳鳴を生じ、脛がだるくなり眩冒し、目は見えなくなり、怠惰になって横になる」と述べられている。さらに陰精が虧損したために、陰が陽を維（つな）ぐことができなくなって水不涵（かん）木〔腎水が肝木を涵養（かんよう）できなくなる〕となると、肝陽が上行して清竅を上擾し、陰虚陽亢による眩暈が出現する。

2．上気不足：耳は頭部にあって清竅に属しており、清気によって灌漑されている。思慮が過ぎたために心脾を損傷すると気血が虧して減少し、さらに昇清降濁の機能が失調すると、清気は上って頭部を滋養できなくなる。すなわち上部の気血が不足する結果、眩暈・耳鳴を発症する。このことを『霊樞』口問では「上部の気が不足すると、脳を満たすことができなくなるため、耳が鳴り、頭は傾き、目は眩（くら）む」と説明している。

3．寒水上泛：腎は一身の陽気を主ることから元陽と呼ばれる。腎陽が虚衰し、気弱となって水液を温化できなくなると寒水が停聚し、上って清竅に氾濫すると眩暈を生じる。

4．肝陽上擾：肝は足厥陰風木の臓であり、力強い性質で、昇発を主り、条達を喜ぶ。普段より感情が抑鬱されていると肝気が鬱結し、火に変化して風を生じると風火が上擾する。またひどい怒りは肝を損傷するが、怒ると気は上り、昇発が過度になると清竅を上擾して眩暈の証となる。そのため『素問』至真要大論篇には「厥陰が勝ると、耳鳴・頭眩が起こり、胃中がひっくり返ったように乱れて吐きたくなる」、また『素問』六元正紀大論篇には「木鬱が発すると……ひどければ耳鳴がして回旋する」と述べられている。

5．痰濁中阻：飲食の不節制、労倦、過度の思慮は、いずれも脾を損傷する。脾土が損傷すると水湿を運化できず、津液を正常に輸布できなくなる。このため水湿が停留すると、湿が集まって痰を生じて陽気を阻むため、清陽は上昇できず濁陰は下降できなくなり、清竅が蒙蔽(もうへい)されて眩暈を生じる。『金匱要略』痰飲咳嗽病脈証併治には「心下に支飲あり、その人冒眩を苦しむ」「心下に痰飲あり、胸脇支満して目眩する」とあり、また『丹溪心法』頭眩には「この証は痰に属するものが多い、痰がなければ眩を起こすことはない」と述べられている。

まとめると、眩暈証は腎・脾・肝と緊密な関係にあり、腎・脾の虚と肝鬱が病の根本にある。腎陰虚では必ず肝陽上亢を兼ねており、腎陽虚では寒水が上に氾濫する。脾虚の場合には痰飲を兼ねることが多く、肝鬱の場合には肝陽が上擾し、しかも陰を損傷していることが多い。臨床では標本・緩急を区別し、「急なればその標を治し、緩やかなればその本を治す」の原則に従って辨証施治を進めて行くのがよい。

【診断要点】

本証は突然眩暈発作を生じ、天井と地面が回旋して身体が一側に傾く感覚があり、同時に耳鳴・耳聾、悪心・嘔吐を生じ、また自発性の眼振現象が起こり、体位を変換しようとすると眩暈が悪化することを特徴とする。『医学正傳』巻4には「忽然として眼前が黒くなってかすみ、まるで船や車に乗っているかのように揺れる」と述べられている。このほか発作時には、動悸が止まらず不安になり、顔面蒼白となって汗が出て四肢が冷える、などの症状が現れる。症状の特徴から診断することができる。

【辨証施治】

本病の特徴に基づき、全身症状とその他の証候とを融合させると、以下のように辨証できる。

1．髄海不足

［主　　証］もとより耳鳴があり、常に眩暈を生じる。眩暈の発作時には耳鳴がひどくなり、聴力が低下し、さらに精神萎靡となる。腰膝痠軟、遺泄、心煩して不眠となり夢が多い、記憶力が悪くなる、手足心熱。舌質紅、苔少、脈弦細数。

［証候分析］腎虧により精髄が不足すると、上部を栄養できなくなるために眩暈を生じ、精神萎靡となり、記憶力が低下する。耳が滋養されないために、セミの鳴き声のような耳鳴がして難聴となる。相火妄動により精関不固となると、夢が多くなり、夢精・遺精を生じる。腰は腎の府であり、腎虚によって精髄が不足すると髄は骨を充実できなくなるため、腰膝はだるく力が入らなくなる。陰虚により内熱を生じると、胸中がつかえて苦しくなり、手足の中心部が熱くなる。陰液が不足すると舌は紅く、苔は少なくなって乾燥し、脈弦細数となる。

［治　　療］滋陰補腎、填精益髄。

方剤：杞菊地黄丸に石決明・牡蛎・白芍・首烏などを加える。

六味地黄丸	滋腎。水の主を壮んにして、水涵木〔腎水により肝木を養う〕を行なう。
枸杞子・菊花・白芍・首烏	養肝益血。
石決明・牡蛎	滋陰潜陽。
精髄の空虚がひどい場合	鹿角膠・亀板膠を加えて填補精髄する。

2．上気不足

［主　　証］眩暈を生じて顔面が蒼白となり、唇や爪にはつやがなくなる。また食が少なく、便溏、懶言。呼吸が弱く、呼吸困難となり、動くとさらにひどくなる。心悸、疲労感があって眠りたがる。舌質淡白、脈細弱。

［証候分析］気血が虧損して減少すると、頭部まで上って栄養できなくなるため眩暈を生じ、顔面㿠白となり、唇や舌は淡白色となって艶がなくなる。呼吸が弱くなるため喋るのが億劫となり、呼吸困難を生じて、動くと喘ぐようになる。血虚により心を濡養できなくなると、動悸が起こり不安感を生じる。気は神を生じるため、気が少ないと疲労感が現れる。脾虚により運化の力が弱まると、食が少なくなって腹部には膨満感を生じる。脾虚により内湿が生じると、倦怠感があって嗜睡となる。気弱血虚のため脈は細で弱となる。

［治　　療］補益気血、健脾安神。

方剤：帰脾湯加減。

党参・黄耆・炙甘草	甘温・健脾・益気。
当帰・龍眼肉・酸棗仁	養血安神。
白朮・茯苓	健脾去湿。
臨床ではさらに何首烏・熟地・白芍などの養血薬を加える。	
白蒺藜	平肝熄風。
八珍湯	〔補気補血〕
脾虚で清気不昇の場合	補中益気湯により益気昇陽する。

3．寒水上泛

［主　　証］眩暈時に心下に動悸がある。咳嗽して薄く白い痰を喀

出し、腰が痛み、背部が冷えて肢体が温まらず、精神萎靡となる。夜間頻尿となり、尿清長。舌質淡白、苔白潤、脈沈細弱。

［証候分析］腎陽が虚すと、気弱となり水液を温化できなくなる。そのために寒水が上部で氾濫すると眩暈を生じ、水液凌心となると心下に動悸を感じる。咳嗽して薄く白い痰を喀出するのは、寒水が上焦に氾濫したためである。陽虚のために外寒を生じると、悪寒がして、背部が冷え、四肢が温まらなくなる。腎虚により精気が不足すると精神萎靡となる。気が水を変化できなくなると小便は透明で多量になる。舌淡・苔白潤は陽虚有水の証であり、腎陽が虚衰しているため脈は沈細弱となる。

［治　　療］温壮腎陽、散寒利水。

方剤：真武湯加減。

附子	性は辛熱であり、温壮腎陽する。
生姜	散寒。
白朮・茯苓	健脾利水。
寒がひどいため、背部が冷え、四肢が温まらず、小便清長となる場合	川椒・細辛・桂枝・巴戟天などを加え、温肌表、散寒湿する。

4．肝陽上擾

［主　　証］七情の変化が原因で眩暈が起こり、感情は舒暢できず、心配事があると悪化する。頭痛、さらに口が苦くて咽が乾く、目の充血、急躁・心煩、胸脇苦満、睡眠不足で夢が多い。舌質紅・苔黄、脈弦数。

［証候分析］肝気鬱結から火に変化して風を生じ、風火が上って擾乱したために眩暈・頭痛を生じたものである。火が心神を擾乱するとイライラや焦りを生じる。風火が津を損傷すると口が苦く

なって咽が乾く。気機が働かなくなると胸脇苦満となる。肝は魂を蔵めるが、魂不守舎となると眠れなくなって夢が多くなる。舌紅苔黄、脈弦数は肝陽上擾の現れである。

［治　　療］平肝熄風、滋陰潜陽。

方剤：天麻鈎藤飲加減。

天麻・鈎藤・石決明	平肝・潜陽・熄風を主とする。
牛膝・杜仲・桑寄生	益腎滋陰することで根本を治療する。
黄芩・山梔子	肝火を清め、風・火の合併による害を防ぐ。
風盛に偏る場合	龍骨・牡蛎を加えて鎮肝熄風する。
火盛に偏る場合	龍胆草・丹皮を加えて清肝泄熱する。
火が更に盛んな場合	龍胆瀉肝湯により肝胆の火を清瀉する。

本証は肝陽が上擾したものであり、その標は実証であるが、本は陰虚に属する。しかも陽が亢じて盛んになった火は陰を損傷するため、症状が軽減した後には杞菊地黄丸で滋陰潜陽法を行なって保養する。同時に感情面でも心情を暢びやかにして、再発を防止するよう努める。

5．痰濁中阻

［主　　証］眩暈があり、頭部や前額部に脹重感があり、胸中は悶々として舒暢せず、ひどい悪心がある。痰涎が多く、心悸がして、食欲がなく倦怠感がある。舌苔白膩、脈濡滑または弦を兼ねる。

［証候分析］痰濁は陰邪であり陽気を阻止しやすいため、清陽が昇らなくなると、濁陰は下降できなくなる。その結果、清竅（せいきょう）が蒙蔽（もうへい）されると眩暈を生じ、前額部が腫れぼったく重くなる。陽気が阻まれ中宮に停滞して気機不利となると、胸中が悶々としてすっきりしなくなり、激しい動悸が起こり不安感を生じる。痰が多いた

めに嘔逆を生じ、痰濁が中焦に停滞すると食欲がなくなって倦怠感を生じる。苔白膩、脈濡滑は痰濁の徴候である。

［治　　療］

（1）内治法：健脾燥湿、滌痰熄風。

方剤：半夏白朮天麻湯加減。

二陳湯	化湿除痰。
白朮	健脾。
天麻	熄風。
湿が強い場合	半夏の量を倍にして沢瀉を加える。
火がある場合	黄芩・玄参・竹茹・枳実を加える。
気虚の場合	人参・黄耆を加え、同時に少量の炮附子を加えて陽気を温養する。

本証は痰が原因で生じた眩であるが、痰形成の責任は脾にある。そのため眩暈の症状が軽減した後には、健脾・益気・除痰作用のある方剤で保養する必要があり、陳夏六君子湯加減を使用する。

（2）鍼灸療法：上記した各タイプの眩暈に適用する。取穴原則は大体同じであるが、手技の補・瀉、鍼・灸によって違いがある。

①鍼灸：百会・神庭・神門・耳門・内関・申脈・合谷・足三里・豊隆などから毎回３～４穴を選択し、中程度の刺激を与える。虚寒に属する場合は艾灸法を多用する。

②耳鍼：額・心・神門・胃・枕などから毎回２～３穴選び、強刺激を与えて20分置鍼、または埋鍼する。

③穴位注射：上記の耳穴から１～２穴選び、各穴にビタミンB_1を0.2ml、毎日１回注入する。

【看護と予防】

(1) 普段から過度の疲労は避け、感情を朗らかに保ち、規則正しい生活を送ることによって再発する機会を減らす。

(2) 発作期間中は臥床して休息し、起立時には突然の眩暈により転倒しないよう気をつける。

(3) 寝室は極度の安静を保ち、騒音を減らし、明かりはできるだけ暗くする。風通しをよくし、温かくなり過ぎないように注意する。

(4) お茶の飲み過ぎ、塩からいものの過食に注意する。

【参考資料】

1.『奇症匯』巻1：ある少年が頭暈を患って床に伏せっていた。医者が虚であると誤診して治療したため、頭を動かすと気絶するようになり、頭を動かせなくなった。数年来このようであるが、飲食は以前のままであった。唐氏が、「これは肝胆に火があり、火によって痰が生じたものである。頭を動かすと痰火が内で動くために気絶するのである」として六黄湯を服用させたところ、4剤で治癒した。

2.『メニエル症の中医療法』：五味子3銭、酸棗仁3銭、山薬3銭、当帰2銭、桂圓肉5銭、……筆者は連続して10数剤服用させたところ、確実な効果があった。本来なら発作が起こると、どんな治療をして休養しようとも数カ月では回復しなかったものが、現在では2週間以内に治るようになった。(『新中医薬』1955年3月より抜粋)

2.9 異物入耳

物体が外耳道に誤って入ったものを異物入耳という。歴代の文献ではその異物によって、諸物入耳・百虫入耳・飛蛾入耳・蚰蜒(ゆうえん)〔げじげじ〕入耳など様々な名称を使用している。外耳道の異物を指す。

【病因病理】

よくみられる異物には次のようなものがある

(1) 有生異物：蚊、ハエ、アリ、ヒルなどの動物類。偶然耳内に飛び込んだり、外耳道へ跛って入ったりして症状を引き起こす。

(2) 植物類・非生物：豆類、果実の種、米、および砂、ガラスの破片、折れた綿棒など。小児が遊んでいる時に異物を耳内に入れたり、事故によって異物が入ったりする場合が多い。

吸水性の異物（豆類、ティッシュなど）の場合、吸水により体積が膨張したり、異物によって耳道の皮膚が損傷したりすると、邪毒が虚に乗じて外から侵入して、皮膚が発赤腫脹し、灼熱痛を生じて糜爛する。

【診断要点】

病歴および局部検査により耳道の異物を発見できれば確定診断できる。耵聹(ていねい)と鑑別〔2.10「耵耳」を参照〕する必要がある。

【辨証施治】

［主　　証］異物の形態、性質、大きさ、所在部位により症状は異なる。小さくて膨張性や刺激性のない異物が入った場合には、明らかな症状はみられない。比較的大きい異物が耳道内を閉塞すると耳鳴を生じ、聴力障害や反射性の咳嗽を引き起こす。吸水性異物の場合、水分を吸収して膨張すると耳道を圧迫して刺激し、耳道の発赤腫脹、糜爛を引き起こす。有生異物の場合には耳内で動

き回るため、患者は焦って不安となり、耐え難い痛み、痒み、耳鳴を生じ、ひどくなると出血したり鼓膜を損傷して鼓膜穿孔を引き起こす場合もある。異物が耳道の狭窄部に嵌頓すると激しい痛みを生じ、異物が鼓膜を圧迫すると耳鳴や眩暈を生じる。

［治　　療］原則として各種方法により異物を取り出す。

（1）外治法：植物性および非生物性の異物の場合は、耳用小鈎またはルーテェ型耳用ピンセットで取り出す。耳用小鈎は耳道沿いに、異物との隙間または耳道の前下方から進入させ、異物をひっかけて取り出す。耳道や鼓膜の損傷を防ぐために、深度を確認しながらやさしく行なう必要がある。ガラス玉や小さいビーズなど、球形の異物をピンセットや鉗子で挟んで取り出そうとすると、異物が耳道の深部へと滑り落ちて鼓膜を損傷する恐れがあるため、その場合にはキュレットを使用すること。異物が軽くて小さい場合には、綿棒の先にワセリンや粘着物をつけ、それに付着させて取り出す。小さくて移動しやすい場合には洗浄法により洗い流すが、異物に直接当ると奥に入ってしまう恐れがあるため注意が必要である。水分により膨張しやすいものや科学変化を生じやすいものの場合、また鼓膜に穿孔歴がある場合には、洗浄法は禁忌とする。有生異物の場合には植物油、酒、ショウガ汁またはエーテルやテトラカインを耳内に滴入し、虫が死んでからピンセットで取り出すか、あるいは洗浄法を行なう。すでに膨張してしまっている場合には小さい塊に分けて取り出すか、または95％アルコールを滴入し、脱水させて縮小した後に取り出す。焦って落ち着きがなく、非協力的な児童の場合には、全身麻酔をした上での異物摘出も考慮する。

（2）内治法：異物を取り出す過程において、あるいは異物に吸水性があって膨張しているために、耳道の皮膚を損傷して発赤、腫脹、灼熱痛、糜爛などの症状がみられる場合には、五味消毒飲を内服させて清熱・解毒・消腫し、局部の発赤、腫脹が退いてから異物を取り除く。

【看護と予防】

異物が耳に混入した場合には、すぐ病院で適切な処置を受けなければならない。自分で取り出そうとすると異物がさらに深く入ったり、損傷を引き起こしたりする恐れがある。異物を取り出した後には、耳道を乾燥させて清潔に保つ。耳をほじる習慣を改めさせ、児童には小さい物を耳に入れないよう教育する。野外で野宿する場合には、保護を強化する。

2.10 耵耳

耵耳(ていじ)とは耵聹(ていねい)〔耳垢〕が耳道を閉塞することにより引き起こされた疾病をいう。耵聹は俗称を耳垢・耳糞といい、耳道の正常な分泌物であり、多くは自然に脱落するため閉塞して症状を引き起こすことはない。耵聹が凝結して中核を形成し、耳道を閉塞して管竅不通となって耵耳を生じたものを耵聹塞栓と呼ぶ。

【病因病理】

耳中の津液が結聚したものが耵聹であり、通常では顎関節の運動によって外へ排除されて脱落する。風熱邪毒が耳竅を侵犯して耵聹と結び付き、集結して塊となって耳道内を閉塞すると、耳竅が通じなくなって発症する。『諸病源候論』巻29には「耳耵聹とは、耳に津液が結聚してできたものである。どんな人の耳にもある。軽いものは病とならないが、もしこれに風熱が乗じると、結び付いて硬く丸い核状となり、耳を塞いで突然耳が聞こえなくなる」とあり、これも耳道狭搾の原因となる。また腫れ物などの影響で耵聹が排出されず、堆積することによっても形成される。

【診断要点】

局部検査により耵聹による閉塞を発見することで診断根拠となる。

【辨証施治】

［主　　証］耵核による耳道閉塞が不完全な場合には、明らかな症状はみられない。耵核が大きかったり、耵核が水で膨張したりして耳道を完全に閉塞すると、耳竅に閉塞感を生じて聴覚が低下する。鼓膜を圧迫すると耳鳴や眩暈を引き起こす場合がある。耵聹が耳道の皮膚を圧迫して損傷すると、耳道の膿瘍、疼痛、糜爛を引き起こすことがある。耳道を検査すると黒褐色の聹核が耳道を塞いでおり、ロウのように軟らかい場合や、石のように堅い場合がある。

［証候分析］風熱邪毒が外部から侵入し、耵聹と結び付いて核を形成する。耳竅を塞ぐと清竅が塞がれるため、耳閉、耳聾、耳鳴、眩暈などの症状が現れる。

耳道の皮膚を圧迫すると血脈の流通が妨げられ、邪毒がその隙に乗じて侵入すると、腫脹、疼痛、糜爛を引き起こす。

［治　　療］

(1) 外治法：耵聹を取り出すことが主となる。耵聹を取り出した後には、諸症状もそれに随って治癒する。耵核が小さくて動きやすい場合には、耳用摂子や耳垢鉗子で取り出す。耵核が大きくて堅く取り出しづらい場合には、まず無刺激性のゴマ油、焼酎、その他の植物油、３％皂角液、飽和炭酸水素ナトリウム溶液などを毎日４～５回、耳内に点耳して浸潤させ、１～２日後に軟らかくなってから取り出す。または洗浄法により洗い流す。取り出した後には黄連膏を１度薄く塗布し、清潔に保つよう注意する。
(2) 内治法：耳道の皮膚が損傷し、発赤腫脹、糜爛、灼熱痛がある場合には、梔子清肝湯または龍胆瀉肝湯を服用させて清熱消腫止痛する。

【看護と予防】

耳をほじる習慣をやめさせる。耵聹ができていれば病院で医師に取ってもらう。損傷および耵聹が深部に入ることを防ぐためにも、自分で耳をほじらないようにする。

3. 鼻科

1. 鼻科概論

鼻は気体が出入りする門であり、嗅覚を司り、発声の補助を行なっており、肺系に所属する。頭部・顔面部は諸陽が集まるところであるが、鼻は顔面の中でも陽中の陽に位置し、清陽が交会する場所である。鼻には「明堂」の名称があり、清陽の気が鼻竅から出入りしていることから「清竅」に属する。鼻疾患の病因病理を考え、辨証施治を進めていく上において、これらの特徴を充分に理解しておく必要がある。

1.1 鼻と臓腑経絡の関係

鼻は経絡によって五臓六腑と密接に連携しており、特に肺・脾・胆・腎と生理上、病理上における関係性が強い。

肺：鼻は肺の外竅である。『素問』陰陽応象大論篇では「肺は鼻を主る……竅は鼻である」として、肺と鼻の関係について指摘している。鼻は上にあり、下は喉に連なり、真っ直ぐ肺を貫き、肺の呼吸を助ける。鼻で香りを嗅ぐためには肺気が通調していることが必要であり、『霊枢』脉度には「肺気は鼻に通じており、肺が和んでいれば、鼻は香りを知ることができる」と述べられている。このことから肺と鼻とは生理機能上結びついており、両者が協調することによって肺気が宣発通暢し、呼吸が正常に行なわれ、鼻竅が通じて、臭いを嗅ぐことが可能となる。それに対し、肺気が虚したり外邪が肺を犯したりすると、鼻竅に病変を生じることになる。このことについて『霊枢』本神には「肺気が虚すと、鼻が塞がって働かなくなくなる」、『外台秘要』巻22では「肺蔵が風冷に乗じられると、鼻の気が異常となり、津液が壅塞して鼻齆〔鼻腔が閉塞して、臭いが解らず、声がはっきりとしなくなる病証〕となる」として、肺と鼻の病理関係について指摘している。

脾：脾は統血を主る。鼻には血脈が多く集まっており、鼻が健康で旺盛でいられるのは脾気の滋養によるものであり、両者には密接な関係がある。脾に病変があると常に鼻竅に影響が現れ、『素問』刺熱篇には「脾熱を病むと、まず鼻が赤くなる」と述べられている。また臨床では鼻によって脾の病を候い、「脾風では鼻が黄色くなり、脾熱では鼻が赤くなる」といわれることからも、脾の生理・病理状態は鼻と緊密な関係にあることが理解できる。

胆：胆は中清の腑であり、その清気は上って脳に通じる。胆の経脈は屈曲しながら後頭部に分布している。また脳の下部は頞〔鼻背。望神では両内眼角の間＝鼻根〕に通じており、頞の下に鼻がある。胆の経気が正常であれば脳・頞・鼻はいずれも健康となるが、胆経に熱があると熱気は循経して上行し、脳に転移して頞や鼻を侵犯するため、鼻背が辛くなって鼻淵を生じる。これは『素問』気厥論篇で「胆熱が脳に移ると、辛頞鼻淵となる。鼻淵とは濁涕〔濁った鼻汁〕が止まらないものをいう」と解説されている。臨床上、実証・

熱証の鼻疾患は胆経火熱と関係している場合が多い。

腎：腎は精を蔵（おさ）め、納気を主る。鼻の生理機能が健全で旺盛であるためには、腎の精気により栄養されている必要がある。鼻は肺竅であり、気体が出入りする門であるが、肺が呼吸機能を全うするには腎の納気作用の協力が必要である。腎気が満ち溢れていると腎の摂納機能が正常に行なわれ、肺と鼻がスムースに通じることから、両者の間には密接な生理的関係がある。腎虚となって陽気の根本が堅固でなくなると、鼻疾患を発生しやすくなる。『素問』宣明五気論篇には「五気による病……腎気が不足すると、あくびや嚔（てい）〔クシャミ〕がでる」として、腎臓虚損によって引き起こされる嚔証について述べられている。

心：心と鼻赤には関連性がある。また『難経』40難には「心は臭を主っており、ゆえに鼻は香臭を知る」とあり、『素問』五臓別論篇には「心肺に病があると、鼻が利かなくなる」とあることから、心と鼻との生理・病理上の関係を理解することができる。

鼻を循行する経脈には、次のようなものがある。

足陽明胃経：鼻の外側から起こり、上行して鼻根部に至り、鼻外側に沿って下り、上歯齦に入る。

手陽明大腸経：その分支は人中で左右に交差し、鼻孔の両側に分布する。

足太陽膀胱経：内眼角に起こり、額を上り、巓頂で交わる。

手太陽小腸経：その分支は頬から鼻の傍らに抵（あ）たり、内眼角に到る。

督脈：額の正中線沿いに下行して鼻柱に到達し、鼻尖端に至り、上唇に至る。

任脈・陽蹻脈：どちらも直接鼻の傍らを循行する。

1.2　鼻疾患の病因病理概論

鼻疾患も耳疾患の場合と同様に、外邪の侵入によって正気と邪気が争い、邪盛正虚となって陰陽失調を招き発症する。発症原因となる外邪の多くは風・熱・寒・湿であり、臓腑病変は肺・脾・胆・腎に生じる場合が多い。外邪の種類や損傷を受けた臓腑によって異なる病理変化を生じるが、一般に実証・熱証などの急性疾患は肺・胆・脾の3経に、虚証・寒証の慢性疾患は肺・脾・腎の３経に生じる場合が多く、次のように分類することができる。

1．邪毒侵襲：邪毒が外より侵入してくると、まず肺が犯される。外から侵入する邪毒には風熱と風寒がある。

※風熱邪毒が鼻竅を侵犯して肺に伝わると、肺経が熱を受ける。肺の清粛機能が失調すると、内外の邪熱が鼻竅で結び付き、気血が滞留して脈絡が阻滞する。そのため鼻閉、くしゃみ、鼻汁、鼻内粘膜の発赤腫脹、頭痛、発熱悪寒などの風熱表証が出現する。

※風寒邪毒が侵襲すると、肺が風寒を感受する。肺が鬱閉して宣発機能が働かなくなると、寒邪が凝聚（ぎょうしゅう）して清竅不利となるため、鼻閉、薄い鼻汁、鼻内粘膜が淡く発赤して微かに腫れ、さらに悪寒発熱などの風寒表証が現れる。

※内外の邪毒が鬱し、火に変化して迫血外溢すると、血は経を循行できなくなって鼻衄を生じる。

2．胆経熱盛：胆は中清の腑で、性質は剛強であり、病理変化としては火熱上亢を起こす場合が多い。邪熱が壅盛となって胆腑を犯すと、胆腑の火熱が経を循行して上部を熏蒸し、その結果鼻竅粘膜を蒸灼し、津液を煎熬（せんごう）〔水分がなくなるまで煮つめる〕して鼻疾患を引き起こす。そのため鼻閉、嗅覚の低下、黄色く粘稠な鼻汁、鼻粘膜の発赤腫脹の悪化、激しい頭痛、頭脹、めまい、胸苦しさ、難聴などの証が現れる。

3．脾胃湿熱：もとより脾胃に熱が蘊（つ）もっており、その上さらに邪毒による損傷を受けると、昇清降濁の機能が失調する。湿熱が内に蘊もって経脈に随って上ると、鼻竅を壅ぎ粘膜を蒸灼して発症に至る。病理的には熱に偏る場合と、湿に偏る場合がある。

※熱に偏る場合：邪熱が血脈に壅滞し、粘膜を蒸灼して気血が凝聚する。鼻内粘膜が紅赤色となり、鼻汁は黄色く粘稠になる。また鼻頭の皮膚が紅赤色となり、腫れて膿を生じる。

※湿に偏る場合：湿熱が鬱結・熏蒸し、湿毒が停滞するため、鼻内粘膜の腫脹がひどく、色は淡く光沢がある。鼻汁は白色で多量、また鼻竅が湿って爛れ、紅潮する。

4．肺臓虚弱：肺気不足により衛気を宣発できないと、精気を肌表に輸布できなくなるため邪毒に侵襲されやすくなり、またそれらを散じることができない。病が長期化すると肺気を耗損（こうそん）し、宣発と粛降機能が失調する。そのため病後に余邪を取り除ききれず、邪が鼻竅に滞留したままだと各種虚証の慢性鼻疾患を生じることとなる。

※肺気虚の場合：寒邪が凝聚して津液が内停するため、鼻粘膜が淡（うす）く腫れ、発作性にくしゃみを生じ、薄い鼻汁が出る。

※肺陰虚の場合：津液が乾涸（かんこ）して鼻が濡養されなくなる。さらに邪

毒が結び付いて粘膜を侵蝕すると、鼻内の粘膜が乾燥して萎縮し、痂皮ができる。

5．脾虚湿聚：脾が虚すと運化機能が失調し、湿濁が滞留して鼻竅に停聚する。そのため鼻内の粘膜がひどく腫脹し、鼻閉し、鼻汁が多くなり、倦怠脱力感を生じる。湿濁が鬱して長引くと火に変化し、湿熱邪毒が上って鼻竅を壅ぐと、粘っこい鼻汁が多くなり、鼻内の粘膜は紅色に腫れる。

※脾気虚弱の場合：脾の統血作用が失調すると、血が経を循行しなくなるため鼻衄を引き起こす。量は多く、色は淡、または滲み出るように流出する。

6．腎元虧損：腎元が虧損すると気の根本が堅固でなくなり、摂納機能が働かなくなる。そのため精気が輸布されなくなると、鼻の機能が失調して邪毒に犯されやすくなる。そこで風寒に侵犯されると、気道が阻滞され、気が宣暢されなくなって津液が停聚する。そのため鼻内の粘膜が淡く腫れ、くしゃみをして稀薄な鼻汁が出る。

※陰精が虧損し、水不済火（すいふせいか）となって虚火を生じる場合：鼻の脈絡を損傷すると、淡い色の鼻血が出たり止まったりする。

1.3　鼻疾患の辨証要点

鼻疾患を辨証する場合も、耳科と同様に望・聞・問・切の四診によって局部と全身の証候とを結び付け、寒・熱・虚・実・表・裏・陰・陽を辨（わか）ち、どの臓腑経絡の病変であるか、いかなる邪の侵犯によるものかを明らかにした上で施治を行なう。ここでは鼻塞、鼻涕、鼻衄、嗅覚異常、頭痛などの主要症状について分類する。

1．辨鼻塞

鼻閉の初期。鼻内粘膜が発赤腫脹し、黄色の鼻汁が出て、同時に全身に軽い悪寒、重い発熱があり、頭痛、脈浮数	風熱外邪の侵襲。
鼻閉の初期。鼻内粘膜に淡白色の水腫を生じ、薄い鼻汁が流れ、同時に悪寒が強く、発熱が軽く、頭痛、脈浮緊	風寒外邪の侵襲。
鼻閉が長期化して、重くなったり軽減したりし、鼻内粘膜が腫脹して色は淡	肺気虚寒または脾気虚弱の証。
鼻閉が続いて軽減せず、鼻内粘膜は暗紅色に腫れ、鼻甲介は凹凸となり平らでなくなる	気血凝滞。
発作性に鼻閉を生じ、鼻がムズムズして、くしゃみを頻発し、薄い鼻汁が出て、粘膜が蒼白	肺気虚または腎陽虚により寒邪が凝聚したもの。
間歇的に鼻閉を生じ、粘膜の発赤腫脹がひどく、鼻汁は黄色く粘稠で、量が多く、口が苦く咽が乾く	胆経の火熱。
鼻に閉塞感があり、また乾いて痛む。粘膜は乾燥して萎縮し、鼻糞が留まる	肺虚または脾虚のために津液が乾燥枯渇し、邪が粘膜を蝕んだため、粘膜が栄養されなくなった。

2．辨鼻涕

量が多く稀薄	急性期	風寒の邪の侵犯による。
	慢性期	肺脾気虚、または腎陽虚。
黄色く粘稠		胆経の火熱上蒸による。

黄色くて多い	胆脾２経の湿熱熏蒸による。
白く粘稠で多量	脾虚不運により痰濁上漬となったもの。
慢性化して鼻汁が黄緑色で、ニカワのように結びついて塊状となっており、また臭気がある	肺脾虚損によって生じた虚火に燔かれ、邪毒が滞留したもの。

3．辨鼻衄

鮮紅色で少量の鼻衄が滴り落ちる	風熱の邪が鼻竅に壅滞したもの。
鮮紅色で多量	胃腑熱盛または肝陽亢盛により、血脈が灼かれて損傷した実熱証。
淡紅色で量は少なく、出たり止まったりする	肝腎陰虚による虚火上炎、または脾気虚による脾不摂血。
夜間に鼻衄が出る	虚証。

4．辨嗅覚異常

鼻疾患の初期に、鼻閉して臭いが解らなくなり、鼻内粘膜が発赤腫脹する	風熱邪毒壅盛の証。
鼻内粘膜が淡白色に腫脹し、嗅覚が鈍麻する	脾肺気虚の証。
臭いが解らず、しかも鼻内に臭気がある	肺脾虚損により、邪が粘膜を犯して粘膜が萎縮した証。
鼻閉して臭いが解らず、鼻内の粘膜が暗紅色に腫脹する	邪が脈絡に停滞し、気血が凝滞したもの。
嗅覚が利かなくなり、鼻内に腫物ができて閉塞する	湿濁上結により、脈絡が阻まれ、気血が凝滞して生じたもの。

5. 辨頭痛

頭痛の初期に、鼻閉、鼻汁がある	外感風邪。
激烈な頭痛があり、鼻閉し、鼻汁が黄色く粘稠、鼻内の粘膜がひどく発赤腫脹している	胆経熱盛。
頭痛・頭昏・頭脹があり、鼻汁が黄色く多量で、鼻閉が続く	脾経の熱により湿熱が上蒸したもの。
鼻疾患が長期化して頭痛が綿々と続き、過労により悪化したり健忘症があったりする、不眠、多夢	気血虧虚。

1.4 鼻疾患の治療概要

鼻疾患に対する治療法は非常に多く、臓腑の病理変化と症状に応じて各種治療法を選択する。

1. 内治法

(1) 芳香通竅：軽清芳香通散薬を使用して、鼻竅を壅阻〔塞ぎ止める〕している邪を祛散し、通利清竅する。

常用方剤：蒼耳子散。

薬物：蒼耳子・辛夷花・石菖蒲・藿香・杭菊花・白芷・薄荷など。

鼻疾患の多くは邪毒が清竅へ滞留して生じたものであるため、本法は各種の治療法と併用される。

(2) 疏風解表：鼻疾患の初期で、衛表に邪がある場合に適用する。辛散解表薬により、邪を表から解除する。

風熱の邪の場合：辛涼解表。

方剤：銀翹散。

薬物：杭菊花・連翹・桑葉・牛蒡子・蔓荊子など。

※風寒の邪の場合：辛温解表。

方剤：荊防敗毒散。

薬物：荊芥・防風・生姜・蘇葉・葱白・香薷など。

(3) 清熱解毒：火熱の邪毒が壅盛となり、鼻竅粘膜がひどく発赤腫脹する、または腫れがひどくなって膿ができ、激しい痛みがある。寒涼薬により清裏熱、解邪毒する。

常用方剤：黄連解毒湯。

薬物：金銀花・連翹・地丁・蒲公英・梔子・龍胆草。

※病の初期で邪が表にある場合には、常に疏風解表薬と同時に使用する。

(4) 清熱利湿：湿熱の邪が鼻竅を上蒸すると、鼻閉を生じ、粘膜が腫れ、黄色で粘稠な鼻汁が多くなる。甘淡滲湿薬と清熱薬により、湿熱の邪毒を清利する。

常用方剤：加味四苓散。

薬物：車前子・沢瀉・木通・冬瓜仁など。

(5) 行気活血：気血滞留・経絡壅塞による鼻疾患に適用する。鼻内粘膜が腫脹して硬く、赤紫色で凹凸を生じて平らでなくなり、鼻閉が続く。行気通絡・活血祛瘀薬により消腫散結の目的を達する。

常用方剤：当帰芍薬湯。

薬物：桃仁・紅花・沢蘭・路路通・香附など。

(6) 温肺補脾：肺脾気虚による鼻疾患に適用する。鼻内の粘膜が蒼白で、くしゃみ、薄い鼻汁が出る。

※肺気虚が主の場合：声が小さくて低く、息切れがして自汗が出る。

方剤：温肺止流丹により温補肺気・駆散寒邪する。

※脾虚が主の場合：顔面は皖白で寒がり、疲労倦怠感があり、小便が透明、大便溏泄など。

方剤：四君子湯加附子・川芎・黄耆で健脾補気・温中散寒する。

(7) 滋補腎陰：腎陰不足による慢性鼻疾患に適用する。鼻内粘膜が微紅色または乾燥して萎縮する、鼻糞が塊状となる、または薄い鼻汁が出る、嗅覚低下、頭暈、腰のだるさ、耳鳴、耳聾や鼻衄などの証がみられる。滋養腎陰する。

常用方剤：六味地黄湯。

薬物：熟地黄・淮山薬・丹皮・山萸肉・女貞子・菟絲子・枸杞子・五味子・桑椹子など。

(8) 補益托毒：膿のような鼻汁が長期間止まらないなど、虚性の鼻疾患に適用する。鼻淵で、膿のような鼻汁が多量に出て、鼻閉して頭が腫れぼったい場合には、補益気血薬と排膿解毒薬により、正気を扶助して毒を外へ排出する。

方剤：托裏消毒散

以上の８法は臨床での実際状況に基づき、臨機応変に組み合わせて使用する。

2．外治法

(1) 吹薬法：薬粉を鼻腔内に吹き入れることにより治療の目的を達する。

疏風清熱通竅を主とする場合	氷連散	風熱邪毒に侵犯されて生じた鼻疾患。
祛風散寒通竅を主とする場合	碧雲散	風寒によって生じた虚性の鼻疾患。

治療時には噴粉器または紙筒を使用して、軽く鼻腔内に吹き付ける。毎日３～４回。吹薬法を行なう場合には暫く呼吸を止めさせ、薬粉が噴出したり、咽喉に入ったりして咳嗽を起こさないように注意する。

(2) 滴鼻法：薬液を鼻内に点鼻する。

外邪により鼻内粘膜が発赤腫脹し、鼻閉、鼻汁がみられる	辛散風邪通竅を主とする	滴鼻霊、葱白滴鼻液。
慢性虚性鼻疾患の治療	扶正祛邪、滋潤粘膜を主とする	葰蓉滴鼻液、生蜂蜜。

(3) 外敷法：薬物を患部に塗敷して、直接治療効果を得る。

鼻尖の赤みや鼻孔の糜爛	清熱・解毒・消腫薬を塗敷	四黄散・紫金錠など。
鼻ポリープ	乾枯収斂・除湿消腫薬を塗敷	明礬散・硇砂散。

(4) 蒸気吸入法：症状に応じて適切な薬物を選び、水を加えて煎じ、鼻から薬液の蒸気を吸入させる。鼻閉により臭いがわからない場合には、蒼耳子散などの芳香通竅薬を用いる。

3．鍼灸療法

表邪を解除し、経絡を疏通する作用があり、急性・慢性の鼻疾患に対して治療効果がある。他の治療法に併用される場合が多い。

(1) 刺鍼：常用穴には迎香・禾髎・合谷・印堂・上星・列缺などがある。毎回２～３穴を選び、捻転して中程度の刺激を与える。疏風・清熱・通竅の効果がある。頭痛には太陽・風池・攅竹・解谿などを配合する。

(2) 懸灸法：虚寒性の鼻疾患治療に使用する。迎香・印堂・百会などに懸灸法を行なう。

(3) 耳鍼：常用される耳穴は内鼻・額・肺など。捻転して20～30分置鍼、または１週間埋鍼する。

(4) 穴位注射：上記の刺鍼穴位から１～２穴選び、症状に応じた薬液を注入する。

熱性疾患	魚腥草液・紅花液などの注射液	毎回各穴に0.2～0.5ml を注入する。
虚性疾患	当帰・川芎・ビタミン B_1 などの注射液	

(5) 埋線：虚性鼻疾患に行なう。鼻内粘膜萎縮性病変（操作方法は「2.5 鼻槁（P150）」を参照）など。

4．按摩

たびたび鼻閉を生じて鼻汁が出るもの、またくしゃみが多いものに行なう。まず両手の魚際部を擦って熱くしてから鼻の両側を按（おさ）

え、局部が熱くなるまで鼻根沿いに迎香穴まで往復するように摩擦する。その後再び攅竹穴から太陽穴に推法を行なって局部に熱を生じさせる。毎日２～３回。また両手の中指で鼻柱の両側に20～30回擦法を行ない、表裏とも熱する。鼻部按摩には顔面部の経絡を疏通し、気血を通暢させて邪気を宣泄させる効果がある。

2. 鼻科疾患

2.1　鼻疔

鼻疔とは鼻尖、鼻翼、鼻前庭部に発生する疔瘡癤腫をいう。形は小さな釘を打ちつけたかのように根が硬く、頂上部が椒目（しょうもく）のように化膿することから、『外科証治全書』巻４には「疔瘡とは、釘を打ちつけたかのような状態の瘡をいう」と述べられている。本病は一般に数日で自然に破潰すると、膿が排出されて治癒するが、邪毒壅盛となったり処置が不適切であったりすると、疔瘡走黄の重証となる。

中医文献には鼻疔の病因や症状に関する記載は非常に多い。『医宗金鑑』外科心法要訣には「鼻疔が鼻孔内に生じると、鼻竅が腫れて塞がり、前額部から大泉門まで脹痛し、ひどくなると唇や頬部に浮腫を生じる。これは肺経の火毒がこじれて鬱結したものである」と記載されている。

【病因病理】

本病の多くは、鼻をほじったり、鼻毛を抜いたりして肌膚を損傷し、それに乗じて風熱の邪毒が外襲し、内では肺臓を侵犯し、内外の邪毒が鼻竅に壅聚して、肌膚を熏蒸したために生じたものである。

また肉類、油濃い物、濃い味付けの物、辛い物、炒め物、焼き物などを恣（ほしいまま）に食べていると、火毒が結聚して経を循行して上り、鼻竅を侵犯して引き起こされる。『素問』生気通天論篇には「肉食や濃い味の食事が過ぎると、ひどい疔瘡を生じる」と述べられている。

頭は諸陽の首〔全ての陽気が集まる場所〕であり、鼻には多くの血脈が集まっており、その脈絡は内では脳に通じている。火毒の勢いがどう猛なため正気が虚衰する、また初期に治療できなかったり、誤治をしたり、押し潰したりするなどといった原因により、邪毒が走散して営血に侵入すると、心包にまで内陥して走黄の証となる。

【診断要点】

本病は、鼻部が限局的に発赤腫脹し、痛みがあり、形は小さくて根が締まって釘のように硬く、頂上に黄白色の小さい膿ができる、などといった特徴から確定診断できるが、鼻疳と鑑別しておく必要がある。鼻疳の病変は比較的広範囲に生じ、鼻孔の皮膚が紅潮し、糜爛して滲出液や痂皮をみるので鑑別は容易である。

【辨証施治】

［主　　証］初期には外鼻部が限局性に真っ赤になり、しびれや痒みを生じる。続いて次第に隆起して粟粒大、そして椒目大へと大きくなり、灼熱感があって微に痛み、根は釘を打ち付けたかのように堅くなる。３～５日後には瘡の頂点が黄色くなって化膿し、

高く隆起して根は軟らかくなる。自然に潰れて膿が出ると、腫れが消えて治癒する場合が多い。一般にこれといった全身症状はないが、頭痛、憎寒、壮熱、全身不快感、舌質紅、苔白または黄、脈数などを伴う場合もある。

熱毒が壅盛となって内陥すると、瘡頭が暗紫色になる、頂上は陥凹して膿まない、根が散漫である、鼻が瓶のように腫れる、両目がふさがる、裂かれるような頭痛などといった症状が起こり、さらに高熱、煩躁、悪心嘔吐、神昏譫語、痙攣や厥症を発症し、口渇便秘、舌紅絳、苔厚黄燥、脈洪数などを呈するようになる。この場合はすでに走黄逆証を生じており、『瘡瘍経験全書』巻2には「疔瘡の初期には紅色で軟らかく温和であるが、忽然と頂上が陥凹して黒くなる。これは走癀(そうこう)といい、危険な症状である」と記載されている。

［証候分析］火熱の邪毒が鼻を襲撃し、停滞して肌膚を蒸灼すると、気血が凝滞して集まって散じなくなり、疔瘡が形成される。そのため局部が粟や椒(さんしょう)のように発赤腫脹し、灼熱痛を生じる。熱毒が長時間肌膚に集まっていると肌膚が蒸灼され、腐敗して膿ができる。『霊枢』癰疽には「大熱が止まらないと、熱が勝って肉が腐る。肉が腐ると膿となる」とある。膿が自然に潰れると、腫れは消えて自然に治癒する。これは鼻疔によくみられる順証〔疾病の経過と発展が正常であり、予後も良いもの〕である。熱毒壅盛となって正邪が争い合うと憎寒壮熱の証となる。邪毒の上擾により、内では清竅が困窮させられて泄(も)らすことができず、清陽が阻まれて暢達できなくなると、頭痛を生じる。

火毒の勢いが強くて正気が邪に勝てないと、邪毒が内陥してしまい、鼻は腫れて瓶のようになり、まぶたが塞がってしまう。さらに毒が営血へと入って心包を犯すと、意識は朦朧となり、煩躁して悪心・嘔吐を生じる。舌質紅絳、苔厚黄燥、脈洪数は熱盛の証である。正気が虚衰したために毒を外へ出すことができず、逆に裏へと陥入すると、瘡頭は暗紫色となり、頂上は陥凹して膿はみられない。これは鼻疔の逆証〔病情が悪化して予後不良〕である。

［治　　療］

（1）内治法：疏風清熱、解毒消腫。

方剤：五味消毒飲。

金銀花・野菊花・青天葵	清熱解毒。
蒲公英・紫花地丁	苦寒・泄熱消腫。
疼痛がひどい場合	帰尾・赤芍・丹皮を加えて活血止痛を助ける。
膿んで潰れない場合	穿山甲・皂角刺を加えて消腫潰膿を助ける。
悪寒・発熱がある場合	連翹・荊芥・防風を配合して疏風解表する。
症状が重い場合	黄連解毒湯加桑白皮・生石膏・天花粉を選択する。中成薬の牛黄解毒丸を服用してもよい。

※邪毒が熾盛となり、営血に内陥して走黄証が現れた場合：泄熱解毒、清営涼血。

方剤：黄連解毒湯加犀角地黄湯。

２処方を合用することで苦寒泄熱・涼血解毒の効果がある。さらに六神丸を毎回10粒、毎日3回服用する。

症状が悪化し、神昏譫語を生じる場合	さらに安宮牛黄丸または紫雪丹を服用し、清心開竅、鎮痙熄風する。
病が長期化して気陰が耗損し、脈虚弱の場合	生脈散により補益気陰する。

生薬：野菊花・羊蹄草・犁頭草（りとうそう）・涼粉草を各30～60g、水煎し

て服用する。また翻白草・鬼針草・地丁を各30g、水煎して服用し清熱解毒、消腫透膿する。

（2）外治法：

①内服した中薬の残滓を再び煎じ、薬液で患部に熱敷法を行なう。

②玉露膏・金黄膏を患部に塗敷する。または紫金錠・四黄散を水で調合して塗敷する。

③野菊花・芙蓉花葉・苦地胆・魚腥草などを搗きつぶして外敷法を行なう。

④膿んで頂上が軟らかくなっている場合には、局部消毒した後に尖刃刀で膿頭を（膿が出る程度に）切開する。切開が過ぎて膿毒走散を生じないよう注意する。

【看護と予防】

（1）押しつぶす、触れる、挑刺、灸法、早期の切開などは禁止する。さもないと諸経の火毒が結びついて膿毒が拡散し、営血に侵入して心包を内犯する恐れがある。

（2）辛い物、炒め物、焼き物、肉や魚、甲殻類など刺激性のある食物は禁忌とし、野菜を多く食べ、水分をよく補給する。

（3）鼻をほじる、鼻毛を抜くなどの悪習慣を止めさせる。鼻疾患を根治させ、鼻前庭部を清潔に保ち、病に対する抵抗力を高める。

【参考資料】

『趙炳南臨床経験集』：関○、男、34歳。

〈主　訴〉右鼻孔に瘡を生じ、発赤・腫脹して発熱を伴うこと8日余り。

〈現病歴〉8日前に右鼻孔に瘡を生じ、日増しに大きくなる。局部は発赤腫脹し、悪寒発熱、悪心があり、大便秘結、口渇してイライラする。西洋薬を服用したがいまだ抑制できず、局部の膿は破潰しそうである。

〈所　見〉右鼻前庭部が発赤腫脹し、中心に膿頭があり、周囲は約2×2cm程度にびまん性に腫れている。体温38.7℃。脈細数、舌苔薄黄、舌質やや紅。

〈診　断〉鼻前庭癤腫。

〈辨　証〉肺熱不宣、火毒凝結（白刃疔）。

〈治　法〉清肺経熱、解毒消腫。

〈処　方〉連翹5銭、蒲公英5銭、金銀花5銭、野菊花3銭、黄芩3銭、瓜蔞1両、生地5銭、甘草2銭。

6剤を服用後に疔瘡は基本的に治癒した。牛黄清心丸を朝・晩1丸、梅花点舌丹を夜2粒服用させて余毒を解く。10日後に再診したところ、諸病はすべて治癒した。

〈考　察〉白刃疔（はくじんちょう）は鼻孔前に生じ、肺経毒火に属することが多い。そのため方剤には常用される清熱解毒薬以外にも、肺・胃・大腸に入る瓜蔞を加え、また佐薬として黄芩を用いることにより、肺熱を清めて潤燥し、解毒散結する。これが本症例治療における特徴である。

2.2　鼻疳

鼻疳（びかん）は別名を鼻瘡、鼻䘌瘡（びじょくそう）といい、前鼻孔付近の皮膚が発赤腫脹、糜爛、結痂して、灼けるような痒さがあり、なかなか治らず発作を繰り返すことを特徴とする。『医宗金鑑』外科心法要訣では「鼻疳とは、疳熱が肺を攻めて形成されたものである。鼻は肺竅であるため、発症すると鼻が塞がって赤くなり、痒くて痛む。じわじわと進行していき、潰れると爛れ、唇の際にまで連なるように瘡を形成する。咳嗽して呼吸が促迫し、毛髪は焦げて枯れたようになる」「鼻䘌瘡は小児に生じることが多く、鼻の下の両側が斑状に爛れる。これは風熱が肺に侵入したもので、膿汁が浸淫して痒くなるが痛みはない」「鼻竅内に鼻瘡を生じると、初めは粟粒大で乾燥して疼痛するが、ひどくなると鼻外が発赤して微かに腫れ、火で炙られるかのような痛みがある。これは肺経の壅熱が上って鼻竅を攻め、聚まって散じなくなり瘡となったものである」と解説している。現代医学の鼻前庭炎に該当する。

『外科真詮』において、「鼻疳の初期には鼻梁が低くなって陥没する。長引くと臭気がして爛れ、穿孔して潰れ、孔から滲出液が出る。これは楊梅結毒によるものである」と記載されているものは、本病の範疇ではないため本節では論述しない。

【病因病理】

1．肺経蘊熱、邪毒外襲：肺経にもとより蘊熱があったところに、不節制な日常生活のために風熱邪毒に侵襲される、または前鼻孔付近の皮膚が損傷したり、鼻疾患のために常に膿涕に浸漬されていたりすると、邪毒が機に乗じて侵襲する。外邪によって肺熱が動かされると、風は熱の勢いを助け、熱は上って鼻竅を灼き、肌膚を熏蒸して病を発症する。

2．脾胃失調、湿熱鬱蒸：飲食の不節制から脾胃の調和が乱れると、運化機能が失調して湿濁が内停し、鬱して熱に変化する。さらに湿熱が循経して上部を侵犯し、鼻の肌膚を熏蒸することにより発症する。小児は脾胃が虚弱なため、肌膚が嬌嫩（きょうどん）〔柔弱〕であり、また積食が熱へと変化しやすく、疳熱が上を攻めて肌膚を熏灼すると鼻疳を発症することから、特に小児に多発する。『医宗金鑑』外科心法要訣には「鼻疳は、疳熱が肺を攻めることにより形成される」とあり、『病源辞典』には「乳食不調のために上焦が壅滞すると、疳虫が上を蝕み引き起こされる」と記載されている。

【診断要点】

前鼻孔の皮膚がび漫性に腫れて紅潮すると、潰爛し、滲出液がじわじわと流出して堆積し、痂皮が塊状となり、灼熱感、そう痒感、痛みを生じることを特徴とする。

【辨証施治】

1．肺経蘊熱、邪毒外襲

［主　　証］初期には、前鼻孔が乾燥して焼かれるような灼熱感があり、痒みや痛みは微かである。皮膚に粟粒状の小丘疹が現れ、続いて表面の浅部が糜爛すると、少量の黄色い滲出液があり、黄色の痂皮ができる。周囲の皮膚は紅潮し、ひどくなると皸裂し、時間が経つと鼻毛が脱落する。一般に明らかな全身症状はないが、頭痛・発熱・便秘・舌質紅・苔黄・脈数をみることもある。小児の場合、泣き叫んで暴れたり、鼻部を爪で引っかいて出血したりすることもある。

［証候分析］肺経に蘊（つ）もっていた熱が、風熱の外襲により鼻に瘀滞して鼻孔の肌膚を熏灼すると、粟粒のような微紅色の小丘疹ができる。熱が盛んになると腫れて痛み、灼熱感があり、乾燥して痂

皮ができる。熱毒が肌膚を腐灼して潰れると、糜爛して滲出液を生じ、風が盛んになると痒くなり、乾燥して裂ける。風熱湿邪が長期間鬱すると、肌膚が損傷して皸裂を生じ、ひどくなると鼻毛が脱落する。

［治　　療］

（1）内治法：清熱瀉肺・疏風解毒。

方剤：黄芩湯加減。

黄芩・梔子・桑白皮・甘草	肺熱を清め解毒する。
連翹・薄荷	風熱の外邪を疏散する。
桔梗	昇提して肺に入り、薬を病巣へ直接到達させる。
灼熱痛がひどい場合	黄連・丹皮を加えて清熱毒、涼血止痛の効果を助ける。また銀翹散合瀉白散加減を選択してもよい。

（2）外治法：

①内服薬の残滓を再び煎じ、局部に湿熱敷法を行なう。

②漆大姑・苦楝樹葉・按樹葉（各30g）の煎液で患部を洗浄する。

③黄連膏・玉露膏を塗布し、潤燥止痛、消腫解毒する。

④杏仁を搗きつぶし、母乳で調合して患部に敷貼する。または桃葉嫩心〔桃葉の嫩(わか)いもの。薬効は桃葉に勝るとされる〕を搗きつぶして敷貼する。

⑤灼熱痛がある場合には、辰砂定痛散を生地黄汁またはゴマ油で調合して患部に塗り、清熱止痛する。

2．脾胃失調、湿熱鬱蒸

［主　　証］前鼻孔の肌膚が糜爛して紅潮し、灼熱感があって腫れる。常に滲出液があり、黄色く濁った厚い痂皮ができ、痒痛感が

ある。皸裂して出血し、ひどくなると鼻翼や口唇にまで波及して鼻竅が通じなくなり、言葉数が少なく言語が不明瞭となる場合もある。鼻毛が脱落し、症状はなかなか治らず、発作を繰り返す。小児では腹脹を兼ね、大便は溏薄で、啼哭して怒りやすく、舌苔厚黄膩、脈滑数。

［証候分析］脾胃失調により内生した湿濁が蘊もって熱を生じ、湿熱が循経して上部を蒸し、鼻竅に壅がって鬱結する。肌膚を腐蝕すると鼻竅の肌膚は糜爛して紅潮し、湿濁不清となって脂っぽい滲出液が溢れ出し、堆積すると黄濁した厚い痂皮を形成する。湿熱により長期間蒸されると脈絡が灼傷されるため、肌膚は栄養されなくなって皸裂し、出血して鼻毛が脱落する。糜爛・発赤腫脹・滲出液により痂皮の塊ができ、そのために鼻竅の気が通暢できなくなると、言葉数は少なくなり、また言語がはっきりしなくなる。湿の性は粘滞なためすぐに取り去ることは難しく、湿熱が蘊伏して散じないと症状はいつまでも続いて発作を繰り返す。小児の臟腑は嬌嫩であり、脾虚湿滞が続くと食事の減少、腹部膨満感、稀薄な軟便など起こしやすくなる。苔黄膩・脈滑数は脾の湿滞証である。

［治　　療］

（1）内治法：清熱燥湿、解毒和中。

方剤：萆薢滲湿湯加減。

黄柏・萆薢・滑石・沢瀉・通草	清熱去湿して解毒する。
茯苓・薏苡仁	除湿和中。
丹皮	清熱涼血。
湿熱壅盛の場合	黄連・苦参・土茯苓を加えて清熱燥湿の力を助ける。

痒みがひどい場合	荊芥・防風・白鮮皮・地膚子を加えて、祛風・除湿・止痒する。
症状が続き、反復発作する場合	黄耆・白朮・金銀花を加えて扶正解毒する。
小児で脾が弱く、腹脹して軟便の場合	参苓白朮散を合用して健脾・消積・除湿する。
虫積の場合	使君子・檳榔・榧子を加えて祛虫解毒する。

(2) 外治法：

①「肺経蘊熱、邪毒外襲」型を参照。

②湿盛により黄色い滲出液が多い場合：明礬3g・生甘草10gの煎液で洗浄し、清潔・消毒・斂水を行なう。

③湿熱が盛んなため発赤腫脹・糜爛し、脂っぽい滲出液が多い場合：青蛤散を患部に塗布する。

青黛・石膏・黄柏	清熱解毒。
軽粉・蛤粉	収斂去湿。

④苦参・枯礬各15g。粉末にし、適量の生地黄汁で均等になるよう調合して患部に塗敷する。清熱燥湿・斂瘡止痒の効果がある。

⑤糜爛が長期化している場合：適量の瓦松（がしょう）を焼き、表面を炭化させて薬物の原性を保存し、患部に散布して燥湿斂瘡する。

【看護と予防】

(1) 痒かったり、痂皮ができたりしても指で鼻をほじらせず、結痂が自然に脱落するまで待つよう指導し、症状の悪化や病程が長期化することを予防する。

(2) 辛い物、炒め物、肉・魚・甲殻類など刺激性の食物は禁忌とする。小児に対しては飲食物に注意する。

【参考資料】

1.『外科啓玄』巻８・鼻疳：鼻は肺の竅であり、鼻孔に疳瘡を生じるのは、すべて肺中に湿熱があるためである。治療としては、肺中の湿熱を除き、外治法として薬を搽（ぬ）る。早く治療しないと鼻内の関竅を蝕むこととなり、言語が不鮮明になる。児茶５銭・雄黄１銭・軽粉１銭・氷片１分を一緒に研いで、鼻孔内に吹き入れる。臭気がある場合には鍋黒を５分加えると効果がある。

2.『外科証治全書』巻２・鼻瘡：鼻腔内にトウモロコシのようなものが生じる。初めは乾燥して疼痛があり、ひどくなると鼻の外部が紅色となって微かに腫れ、火で炙られるような痛みを生じる。これは肺経壅熱が上攻したものである。黄芩湯を内服して清め、外用薬として辰砂定痛散を鼻内に搽（ぬ）る。乾燥する場合にはゴマ油で頻繁に潤してやる。

鼻䘌瘡（びじょくそう）：小児の鼻翼両側に生じることが多く、紫色で斑状に爛れ、じわじわと膿汁が出て、痒いが痛みはない。これは肺経の風熱である。沢瀉散を内服し、外用薬として青蛤散を搽ればすぐ治癒する。

2.3　傷風鼻塞

傷風鼻塞（びそく）は風邪を外感することによって引き起こされる。主要症状としては、鼻竅が通じなくなり、くしゃみや鼻汁が出て、ひどくなると臭いがわからなくなる。年間を通じて発症するが、特に冬・春に多発し、一般に数日で治癒する。感受した邪毒および侵犯ルートによって風寒と風熱に分類される。傷風による鼻塞は古代文献に古くから記載されているが、単独の疾患として専門的に論述しているものは少なく、傷風・嚔（てい）・流涕・窒塞などの病証において散見される場合が多い。現代医学の急性鼻炎に該当する。

【病因病理】

本病は気候変化が激しい時に多発し、寒熱不調〔体が温度変化にうまく対処できない〕、また日常生活の不節制、過度の疲労などにより、正気が虚弱になって肺衛が堅固でなくなると、風邪が虚に乗じ侵襲して発症する。風邪は百病の長であり、常に寒や熱の邪を挟んで人体を侵襲する。本病を引き起こす邪は、風寒と風熱に分類できる。

1．外感風寒：肺は鼻に開竅し、外では皮毛に合する。腠理が柔らかく、衛気が堅固でないと、風寒の邪毒が機に乗じて外襲した際に皮毛が邪を受け、内では肺が侵犯される。肺が寒邪によって遏（さえぎ）られると清粛機能が失調し、邪毒が上って鼻竅に集まる。

2．外感風熱：肺は呼吸を司っており、肺衛が堅固でなくなると風熱の邪が口や鼻から入りやすくなる。風熱が上部から侵入するとまず肺を犯し、また風寒の邪が長期間鬱結すると熱に変化し、これらが肺を侵犯すると清粛機能が失調して、治節機能が異常となる。肺気の宣発がなされないと、邪毒が鼻竅で停滞して集まることになる。

【診断要点】

本病の主な症状は鼻閉、鼻汁、くしゃみ、悪風発熱、鼻内粘膜が淡紅色または鮮紅色に腫れる、急に発症して病程が短いことなどを特徴とし、診断は困難ではない。

【辨証施治】

1．外感風寒

［主　　証］鼻粘膜が淡紅色に腫れ、鼻閉がひどく、頻繁にクシャミをし、多量の清んだ薄い鼻汁が出る。鼻声、頭痛、悪寒、軽い発熱、味覚低下、不渇。舌質淡、苔薄白、脈浮緊。

［証候分析］風寒の邪毒に外襲されると肺気の宣発機能が失調し、寒により気道が鬱滞して鼻竅の機能が失われる。そのため鼻内粘膜が淡紅色に腫れ、鼻閉して鼻声となる。これらの徴候について『医学正傳』巻5には「寒邪が皮毛を損傷し、気機が働かなくなって壅塞（ようそく）する」と記載されている。寒邪が表を束縛すると、陽気が宣発されなくなるのでクシャミを頻発する。津が寒凝して停滞すると、津気が行（めぐ）らなくなるため清んだ薄い鼻汁が多くなる。寒は陰邪であり、そのため陽気が宣発されなくなると、悪寒が強くて発熱は軽く、頭痛を生じ、口渇はなく、脈浮緊、舌苔薄白となる。これらは風寒外束の証である。

［治　　療］

(1) 内治法：辛温通竅、疏散風寒。

方剤：通竅湯加減。

麻黄・防風・羌活・藁本・川芎・白芷・細辛	辛温解表、疏散風寒、通透鼻竅。
升麻・葛根	佐として辛甘発散、解表昇陽する。
蒼朮	発汗・行湿・助陽。
甘草	諸薬を調和する。
川椒	大熱薬であり、表散するには不適である

	ので去る。

葱豉湯加白芷・藿香を選択してもよい。

生薬：適量の葱白根を煎じて服用すると、発汗・解表・通竅の効果がある。また蒼耳草・路路通・山白芷など各30gを水煎して服用し、肺に侵入した寒邪を辛散する。

(2) 外治法：

①疏風通竅を主とする。滴鼻霊、葱白滴鼻液を点鼻する。または１％エフェドリンを毎回１～２滴、毎日３～４回点鼻し、疏風通竅する。

②適量の辛夷花を研いで粉末にし、少量を吹鼻することで通透鼻竅する。

(3) 鍼灸療法：

鼻閉	迎香・印堂を選択する。	強刺激を与え、10～15分間置鍼。
頭痛	合谷・太陽・風池などを選択する。	
鼻閉して薄い鼻汁が多い	迎香・上星を選び、局部が熱くなる程度に懸灸法を行ない、散寒・通竅・除涕する。	

2．外感風熱

[主　　証] 鼻内粘膜が発赤腫脹し、鼻閉は軽くなったり重くなったりする。鼻が痒く、息が熱く、クシャミが出て、鼻汁は黄色く濃い。発熱、悪風、頭痛、咽頭痛、咳嗽、痰がすっきり出ない、口渇して飲みたがる。舌質紅、苔白または微黄、脈浮数。

[証候分析] 風熱が上部を侵犯して鼻竅に壅滞すると、粘膜が発赤腫脹し、鼻閉して息が熱くなる。邪熱が津を損傷すると、鼻汁は黄色く濃くなり、口渇する。邪熱が肺を犯して肺の清粛機能が失

調すると、咳嗽し、痰がすっきり出ず、咽が痛み、クシャミが出る。熱が表を蒸すと、身体が熱くなって悪風や頭痛を生じる。舌質紅・苔微黄、脈浮数は風熱在表の証である。

［治　　療］

(1) 内治法：辛涼通竅、疏風清熱。

方剤：銀翹散・桑菊飲などの加減。

頭痛がひどい場合	蔓荊子・藁本を加える。
咳嗽して痰が多い場合	前胡・瓜蔞を加える。
咽喉痛の場合	牛蒡子・玄参・射干・山豆根などを加える。

生薬：適量の按樹葉・黄皮葉などを水煎して服用し、邪熱を表より解く。また浮萍・西河柳各15gを水煎して服用し、発汗解表する。

(2) 外治法：滴鼻霊を使用して鼻竅を通透させる。また柴胡注射液を１日２～３回、毎回１～２滴点鼻することによって退熱解表する。

(3) 鍼灸療法：「外感風寒」型を参照。刺鍼のみで灸法は行なわない。

【看護と予防】

(1) 適度な休息をとり、栄養をつけ、お湯を多めに飲み、消化によい食事をとる。

(2) 鼻閉時に鼻を強くかみすぎると、邪毒が耳竅に竄入(ざんにゅう)して耳部の疾患を引き起こす恐れがあるので注意する。

(3) 積極的に治療を行なって表邪が裏へ入るのを防止する。他の疾患を引き起こしたり、鼻窒へ転じたりすると遷延して難治となる。

(4) 屋外で適度な運動をして抵抗力を高める。

(5) 冬・春の好発時期には、予防法として姜糖大棗湯（生姜9g、大棗9g、黒砂糖72g）、または貫衆30gを水煎して服用する。

【参考資料】

『続名医類案』巻17：張子和は、炎暑時に風の強いところで肌膚を露出していたために、風によって賊（そこな）われた常仲明を治療した。3日間鼻塞となり、温かいところに坐っていると少しは鼻が通じるが、あまり治らなかった。通聖散を服用させ、生姜・葱根・豆豉を一緒に煎じて3両服用させたところ、大いに発汗して、鼻がたちどころに通じた。これは傷風により生じたものである。

2.4 鼻窒

鼻塞がひどくなったり軽くなったりし、また両側の鼻竅が交互につまることを繰り返し、いつまでも治らず、さらには嗅覚が失調するものを鼻窒（びちつ）という。これは比較的よくみられる慢性の鼻疾患である。

鼻窒の名称は『素問』五常政大論篇における記載が初めてのもので、「暑熱が流行すると、人々はくしゃみをして、鼻鼽・鼻衄、鼻窒を生じる」と述べられている。『劉河間医学六書』素問玄機原病式巻1には「鼻塞とは、窒塞〔窒・塞：どちらも、ふさぐという意味〕するものである」とあり、また「側臥位になって上竅が通利すると、下竅が閉塞する」として鼻窒の主要症状について説明している。

歴代の文献では鼻窒と傷風鼻塞を区別することなく論じているが、本節で対象とする鼻窒は慢性鼻閉を指すものであり、現代医学の慢性鼻炎に該当する。

【病因病理】

1．肺脾気虚、邪滞鼻竅：肺は鼻に開竅しており、肺が正常であれば、鼻竅は通じて嗅覚は鋭敏になる。肺気が不足して衛陽不固となると邪毒の侵襲を受けやすくなり、清粛機能が失調して邪が鼻竅に停滞する。また過度の空腹や満腹、労倦〔主に七情や房事による内傷病証〕により脾胃を損傷し、脾気が虚弱となって運化機能が失調すると、昇清降濁が行なわれなくなる。そのため湿濁が鼻竅に滞留すると、脈絡を壅阻して気血がスムースに運行されなくなり鼻塞・鼻窒を生じる。

2．邪毒久留、気滞血瘀：体質的に虚した人の場合、外邪が鼻竅を侵犯した際に正気が邪に勝てず邪毒が留まってしまうと、脈絡が阻害されて気血が遏(さえぎ)られ、気滞血瘀となって鼻窒が悪化する。

【診断要点】

鼻閉が長引くと、間欠性または交代性に症状が重くなり、継続するようになる。鼻内粘膜が腫脹し、ひどくなると鼻甲介が硬くなり、平旦でなくなって凹凸ができるが、鼻腔内には新生物による閉塞はみられない。病歴、症状、検査結果から診断する。

【辨証施治】

鼻閉が本病の主要症状である。

鼻閉が軽くなったり重くなったりし、粘膜が淡紅色に腫脹する	肺脾気虚により邪毒が滞留したものが多い
鼻閉が常に続き、粘膜が暗紅色に腫脹する	気血瘀阻によるものが多い。

1．肺脾気虚、邪滞鼻竅

［主　　証］左右交代で鼻閉を生じ、時に重く時に軽くなる。鼻汁は稀薄で、冷えると症状が重くなり、頭部は微かに脹れて不快感がある。

所見：鼻内粘膜が淡く腫脹しており、滴鼻霊やエフェドリン類の点鼻液に敏感である。

全身症状は肺気虚と脾気虚に辨証される。

※肺気虚：咳嗽、稀薄な痰、気短、顔面㿠白、舌淡紅、苔薄白、脈緩または浮で無力など。

※脾気虚：食欲低下、大便は時に溏となり、倦怠・脱力感がある。舌質淡、苔白またはやや厚、脈緩弱。また全身症状が鮮明でない場合もある。

［証候分析］肺脾気虚のために衛気が堅固でなくなると、邪が鼻竅に滞って鼻閉を生じる。陰陽の相対関係から、陽気が偏盛となると症状は軽くなり、陰気が盛んになると症状は重くなる。側臥位になると上側の鼻竅は通じるが下側が通じなくなる。虚寒証であるため、鼻内粘膜の腫脹の色は淡く、鼻汁も稀薄である。肺脾気虚のために衛陽が堅固でなくなると、外寒に抵抗できなくなり、冷えると症状が重くなる。

肺気が不足すると、呼吸が浅くなって促迫する。肺が津を輸布できなくなると、津が集まって痰を生じ、肺気が上逆すると咳嗽を生じる。気虚により顔面は㿠白となる。舌淡紅、苔薄白、脈緩または浮無力は気虚の証である。

脾虚により運化機能が失調すると、食欲が低下し、大便は時にゆるくなる。脾気が虚弱になると、だるくなって脱力感を生じ、舌質淡、苔白またはやや厚、脈緩弱となる。

［治　　療］

（1）内治法：補益肺脾、通散鼻竅。

※肺気虚証が主の場合：補肺益気、祛風散寒を主とする。

方剤：温肺止流丹加五味子・白朮・黄耆など。

細辛・荊芥	疏散風寒。
人参・甘草・訶子	補肺斂気。
桔梗・魚脳石	散結除涕。
五味子・白朮・黄耆	補気散寒。
また参蘇飲加減を使用する。	

※脾気虚が主の場合：健脾滲湿、祛風通竅。

方剤：参苓白朮散加石菖蒲・蒼耳子・藿香。

党参・茯苓・白朮	脾胃の気を補う。
淮山薬・炒扁豆・蓮子・薏苡仁	健脾滲湿。
石菖蒲・蒼耳子・陳皮	祛風・行気・通竅を助ける。

生薬：綿根20g、絲瓜藤・辛夷花各10gを水煎して服用する。または研いで粉末にしたものを毎回10g、毎日２回沖服（ちゅうふく）〔お湯で溶いて服用〕し、益気通絡透竅する。また五爪龍・千斤抜・岡稔根・山白芷・豆豉姜などを煎じて服用し、温補祛寒する。

（2）外治法：辛温通竅、祛風散寒の薬物を使用する。

①碧雲散または魚脳石散を、毎日３～４回吹鼻する。

②鵝不食草（95％）・樟脳（５％）を研ぎ、粉末にして均等にし、瓶に詰めて密封する。使用時には、少量の薬粉を薄い絹で包んで鼻を塞ぐ。毎日１回交換する。

③蓽茇・大白南星を研いで粉末にし、熱して包んで大泉門部にあて温熨法を行なう。

（3）鍼灸療法：

①刺鍼：迎香・合谷・上星。頭痛には風池・太陽・印堂を配合する。中刺激を与えて15分置鍼する。毎日または隔日１回。

②艾灸：人中・迎香・風府・百会。肺気虚の場合には肺兪・太淵、脾気虚の場合には脾兪・胃兪・足三里を配合する。灸は局部が熱くなる程度とする。隔日１回。

（4）その他の治療法：毛冬青液を下鼻甲介に注射する。通常の表面麻酔の後、毛冬青液２mlを下鼻甲介に注射する。２日に１回、３回を１クールとする（附篇「2.3 下鼻甲介注射法（P384）」を参照）。

２．邪毒久留、気滞血瘀

［主　　証］鼻甲介が暗紅色に腫れて硬く、桑椹（そうじん）のようになる。常に鼻閉しており、鼻汁が多く、黄色くて濃い、または白色で粘っこい。嗅覚が鈍くなり、言語がはっきりとせず、咳嗽して痰が多く、耳鳴がして聴力が低下する。舌質紅または瘀点がある。脈弦細（絵６）。

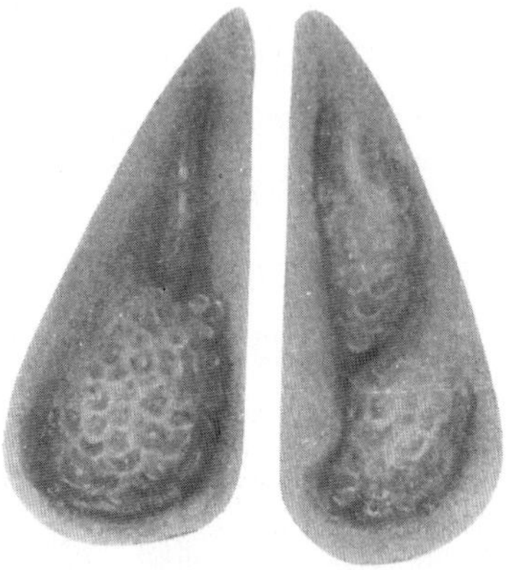

絵６　鼻窒
慢性肥大性鼻炎

［証候分析］邪毒が長期間停留して去らず、邪が鼻竅に停滞すると気血瘀滞となるため、鼻甲介が桑椹〔カラグワ〕のように暗紅色に腫れて硬くなる。湿濁が鼻竅に停留して内で肺を侵犯すると、鼻汁が多くなり、また咳嗽して痰が多くなる。邪濁が清竅を蒙蔽（もうへい）すると、耳鳴を生じて聴力が低下する。

［治　　療］

（1）内治法：調和気血、行滞化瘀。

方剤：当帰芍薬湯加減。

当帰・白朮・茯苓	調和気血。
赤芍・川芎・鬱金・姜黄	行気去瘀。
辛夷花・蒼耳子・沢瀉	祛風・通竅・利湿。

また通竅活血湯加細辛・木通・辛夷花を使用する。

頭痛がする場合	白芷・藁本を加える。
咳嗽して痰が多い場合	桔梗・杏仁などを加える。

（2）外治法：「肺脾気虚、邪滞鼻竅」型を参照。

（3）鍼灸療法：「肺脾気虚、邪滞鼻竅」型を参照。

（4）その他の治療法：「肺脾気虚、邪滞鼻竅」型を参照。

【看護と予防】

（1）身体を鍛えて体質を強化し、感冒にかかったり冷えたりしないようにして、積極的に傷風鼻塞を予防する。

（2）酒・タバコはやめ、食品や環境衛生に注意し、粉塵による長期間の刺激を避ける。

（3）局部血管収縮作用がある西洋点鼻薬の長期使用は控える。鼻閉が重い時には、鼻を強くかみ過ぎて邪毒が耳に入らないよう注意する。

【参考資料】

1．『続名医類案』巻17：孫氏の姑（おば）が、1年前から嗅覚がわからなくなった。その後友人の繆仲淳（ぼくちゅうじゅん）が、彼の病を診察した際に処方した。桑皮を毎回7～8銭まで使用して長期間服薬させたところ、鼻塞は忽然と通じた。

2.『鼻炎霊による360例の鼻炎治療の紹介』：蒼耳子・白芷・辛夷各60g、氷片粉6g、薄荷霜5g、ゴマ油500ml、液状パラフィン1000ml。

〈製　法〉蒼耳子・白芷・辛夷・ゴマ油を同じ鍋に入れ、24時間浸した後に加熱する。薬が黒黄色となったら取り出し、氷片・薄荷霜・液状パラフィンを加えて均等になるように撹拌し、冷却後に濾過して瓶内に詰めておく。

〈使用法〉毎日1～2回、毎回1～2滴を点鼻する。

〈作　用〉疏風祛湿、芳香透竅、清熱消腫、活血止痛、収縮息肉など。

〈適応症〉鼻粘膜の充血、乾燥・萎縮、鼻閉・鼻汁、嗅覚低下など。

計360例（男183、女177）のうち、内訳は慢性鼻炎87例、萎縮性鼻炎138例、アレルギー性鼻炎78例、副鼻腔炎57例だった。治療の結果、完治207例（57.5％）、好転114例（31.7％）、滴薬を中断したもの21例（5.8％）、無効18例（5％）だった。（『新中医』1981年11期より抜粋）

2.5　鼻槁

鼻槁（びこう）は鼻乾燥とも呼び、鼻内が乾燥して鼻粘膜が萎縮し、鼻竅が広がるものをいう。鼻息が悪臭のするものは臭鼻症ともいう。発症は緩慢で病程が長びく、臨床でよくみられる慢性疾患である。

鼻槁の病名は、古くは『霊枢』寒熱病に「邪が皮膚にあって悪寒病を生じると、横になることができず、毛髪が憔悴し、鼻槁腊（びこうせき）〔鼻内が乾枯する〕となる」と記載されている。『難経』『金匱要略』および後世の医学書にも「鼻槁」「鼻燥」などの記載があるが、その多くは病変中における症状について述べたものである。本節で論じる鼻槁は、鼻内の乾燥、萎縮を主症状とする鼻疾患であり、現代医学の萎縮性鼻炎に該当するものである。

【病因病理】

1．肺臓虧虚、鼻失滋養：肺は燥金の臓であり、辛い物や炒め物などといった助陽生熱の料理を過食したり、嘔吐下痢によって津液を失ったり、病後の栄養不良により気津が虧損したりすると、津液を上部へ輸送できなくなって鼻が濡養されなくなり、粘膜が乾燥・萎縮して発症する。また乾燥した気候や、風熱燥邪がたびたび鼻竅を熏蒸することが長期間続くと、陰津を耗損して粘膜を蝕み、鼻内が乾燥して粘膜が焦げつき萎縮する。

2．脾気虚弱、湿蘊生熱：脾土は肺金の母であり、水穀の精微の運化を主る。飲食の不節制、労倦などの内傷により、脾が弱まって運化機能が失調すると、気血精微の生化が不足する。水穀の精微を上部へ輸送できなくなると、肺を充実させて鼻竅を濡養することができなくなり、肌膚は濡養されなくなる。さらに脾が湿を変化させることができないと、湿が蘊もって熱を生じ、湿熱が熏灼することにより粘膜は次第に乾燥して萎縮する。

このほか、腎は一身の陰液の根本であり、腎陰が不足すると肺津も少なくなる。そのため腎陰虧虚により鼻が滋養されなくなっても発症する。

【診断要点】

本病は鼻内の乾燥、粘膜の萎縮、鼻腔の拡大、鼻息から腥臭（せいしゅう）がすることを主症状とする。自覚症状として鼻閉による嗅覚低下があり、鼻道内に黄緑色の痂皮などが堆積する。一般に症状、徴候から確定診断できる。

【辨証施治】

1．肺臓虧虚

［主　　証］鼻腔内の乾燥がひどく、鼻腔内粘膜が萎縮して穢濁な涕液が分泌し、鼻汁は黄緑色を帯び、少量の血が混じることもある。痂皮が多くなり、咽痒となると嗽を生じ、会話には力がない。舌紅苔少、脈細数（絵7）。

［証候分析］肺虚による気津不足のため、鼻竅の粘膜が滋養を失い、粘膜が乾燥して淡紅色となる。邪毒が粘膜まで蝕んで陰津を灼くと、粘膜は萎縮して痂皮が多くなる。傷が脈絡に及ぶと、少量の血が糸状となって混じる。咽がいがらっぽくなって嗽を生じる、舌紅・苔少、脈細数はいずれも陰虚肺燥の証である。

［治　　療］

（1）内治法：養陰潤燥、宣肺散邪。

方剤：清燥救肺湯加減。

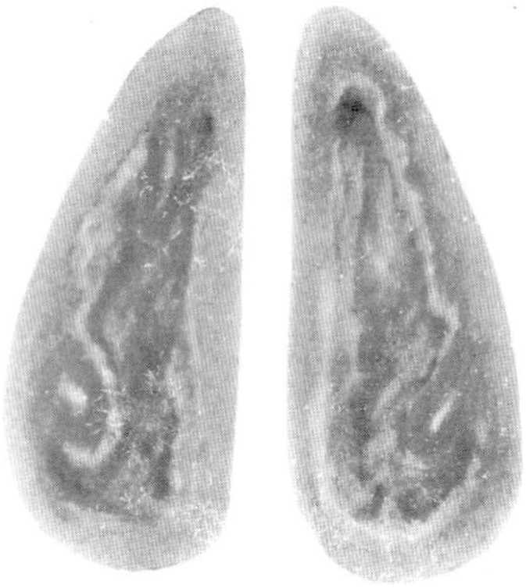

絵7　鼻槁

萎縮性鼻炎

阿膠・麻子仁・麦冬	潤燥して陰液を滋養する。
党参・甘草	益気生津。
桑葉・杏仁・枇杷葉	宣肺散邪。
石膏	肺熱を清め、生津を助ける。
鼻が燥き、粘膜萎縮がひどい場合	沙参・天冬・何首烏・当帰を加えて、滋陰潤燥・養血生肌する。

※腎虚が肺に波及すると、鼻孔の乾燥、咽喉が燥いて痛む、手足煩熱、舌紅苔少、脈細数などの肺腎陰虚証が現れる。その場合には、百合固金湯加減を選択する。

百合・生地黄・熟地黄	滋養肺腎の主薬。	陰液が充実し、肺腎が滋養されれば、虚火は自然と下降して諸症状は自ずと治癒する。
麦冬	百合を助けて潤肺生津する。	
玄参	佐薬として生地黄・熟地黄を助け、滋腎清熱する。	
当帰・芍薬	養血和陰。	
貝母・桔梗	使薬として清肺利咽喉する。	

(2) 外治法：

①滋養潤燥の薬物を使用する。葰蓉滴鼻液・蜂蜜・ゴマ油に、少量の氷片を加えて、毎日２～３回点鼻する。またはパラフィン・複方薄荷油を点鼻する。

②魚脳石散を毎日２～３回吹鼻する。

(3) 鍼灸療法：

①刺鍼：迎香・禾髎・素髎・足三里・肺兪・脾兪など。毎日1回２～３穴を選び、中～弱刺激を与えて10～15分置鍼する。

②艾灸：百会・足三里・迎香・肺兪など。懸灸法を局部が発赤して温かくなるまで、毎日または隔日１回行なう。

③迎香への埋線。

〈方法〉鼻部周囲に外科における通常消毒をして、手術用小ドレープを被せる。両側の迎香穴に１％プロカインを各１～２ml局部注射する。その後腸線を付けた三角縫合針で穴位内を貫通させ、皮膚の外に露出した腸線の先端を切り取る。出血した場合には軽く圧迫止血を行なうが、包帯を巻く必要はない。腸線の先端が露出していると感染しやすいので、切断して脱落させる。

２．脾気虚弱

［主　　証］鼻涕は味噌やチーズのようであり、微かに黄色のかかった浅緑色で、痂皮は淡く薄い。鼻内粘膜は淡紅色で、萎縮がややひどく、鼻息からは腥臭がする。食は少なくて腹脹し、疲乏少気、大便は時に溏となる。唇舌淡白、苔白、脈緩弱。

［証候分析］脾気虚弱のために気血の生化が不足し、水穀の精微が上部まで輸（おく）られないと、鼻は濡養されなくなり、粘膜は乾燥して色は薄くなる。脾虚により湿が停滞し、鬱して熱へと変化すると、湿熱によって蒸灼されるため鼻内粘膜は萎縮し、鼻の痂皮は黄緑色となる。食が少ない、腹部に膨満感がある、軟便、疲労して元気がない、唇舌淡白は脾虚の証である。

［治　　療］

（1）内治法：補中益気、養血潤燥。

方剤：補中益気湯合四物湯加減。

補中益気湯	健脾益気、昇清降濁、培土生金	２処方を合用することで、脾胃を健やかにして清陽を昇らせ、気血を生じさせて鼻燥を潤す効果がある。
四物湯	養血活血、潤燥生肌	

難治な症例や長期間治療しても効果がない場合には、「長患いには瘀が多い」「瘀血が去らなければ新血は生じない」を参考にして、桃仁・紅花・丹参・赤芍・丹皮・水蛭・虻虫などの活血化瘀薬を使用して治療する。

（2）外治法：「肺臓虧虚」型を参照。

（3）鍼灸療法：「肺臓虧虚」型を参照。

【看護と予防】

（1）鼻竅を清潔にして湿潤性を保ち、鼻腔内の鼻汁の堆積や痂皮をきれいに除く。血管収縮作用のある点鼻薬は使用しない。

（2）全身性の慢性疾患を予防、治療する。栄養に留意して野菜、果物、動物のレバー、豆類を多く摂取し、辛い物や炒め物といった燥熱性の食物は控えめにする。

（3）身体を鍛えて体質を強化し、感冒を予防する。各種の急性・慢性鼻部疾患は積極的に予防、治療する。

（4）仕事の環境を改善し、粉塵の吸入を避ける。室内には常に水を撒いて空気を湿潤させておく。乾燥または粉塵のある環境で仕事をする場合にはマスクを着用する。

【参考資料】

1.『続名医類案』巻17：王執中の母氏は長く鼻乾を病んでいた。冷気〔臓腑の気と寒冷が結び付いて生じた病証〕があり、いろいろな医者に尋ねたが誰も解るものはおらず、疾病が去れば自然に治るだろうとの返事だった。しかし疾病が去った後も鼻は治癒しなかった。その後、絶骨に施灸したところ次第に治癒していった。王執中も常にこの病を患っており、たまたま絶骨に微かな痛みがあったので施灸したところ、鼻乾もまた消失した。当初は絶骨への施灸の効果だとは思わなかったが、後に『千金方』にこの症が記載されているのを読み、鼻乾を治療する方法であることを知った。この病は絶骨への施灸によって治療する。

2.『ニンニクによる萎縮性鼻炎の試験治療の初歩的報告』

〈患　者〉康○○、男性、25歳、1955年7月20日入院。

〈主　訴〉頭痛、鼻閉、嗅覚消失となり3年余り。

〈現病歴〉1952年4月に黄色の水様性鼻汁が出て以来、次第に化膿して臭いがするようになった。1年後には鼻腔内が乾燥し、時に鼻出血があり、鼻腔内には多量の黄緑色の痂皮ができた。前額部に頭痛があり、夜間にひどくなる。嗅覚は初期から低下しており、その後消失した。これまで組織療法を受け、同時にリボフラビンの内服によって治療したが、鼻腔内の通気が少し改善された程度であまり効果はなかった。

〈所　見〉全身検査では異常はない。局部は軽度の鞍鼻（あんび）〔獅子鼻〕で、鼻粘膜は暗灰色を呈す。中・下鼻甲介はやや萎縮し、前庭および鼻腔内には黄緑色の大きな痂皮が付着している。後鼻腔は顕著に増大しており、咽頭鼻部を直視できる。中隔には顕著な病変はない。

〈治療経過〉7月25日からニンニク製剤により治療を開始する。毎日2回、ニンニク油を付けた糸状のガーゼ（ニンニクを搗いてペースト状とし、圧して汁を取り、消毒ガーゼで濾過し、生理食塩水で40％溶液、またはグリセリンで50％溶液としたもの）を毎回3～5時間詰める。3日後、頭痛は軽減し、痂皮は軟らかくなり取りやすくなった。5日後には嗅覚の回復の兆しがみられ、リンゴの臭いを嗅ぐことができるようになり、鼻出血が止まった。

〈他覚検査〉粘膜は紅潮して湿潤しており、痂皮はみられない。両下鼻甲介やや増大、通気良好、嗅覚は正常に近くなった。18日間入院した後に退院した。（『中華耳鼻咽喉科雑誌』1957年第2号より抜粋）

2.6 鼻鼽

鼻鼽（びきゅう）は鼽嚔（きゅうてい）とも呼び、突然鼻がムズムズして、クシャミ、薄い鼻汁が流れる、鼻閉などの発作を繰り返すことを特徴とする鼻疾患である。『劉河間医学六書』素問玄機原病式には「鼽とは、鼻から清涕（せいてい）〔清んだ鼻汁〕が出るものである」「嚔とは、鼻中が痒くなって、気が噴出して音がするものである」と記載されている。

『内経』では数回に渡って本病について論じており、『素問』脉解篇には「孫脈に侵入すると、頭痛・鼻鼽・腹脹を生じる。これは陽明経の邪気が上逆したもので、邪が本経の孫絡に入ると頭痛、鼻鼽を生じ、邪が手太陰の脈に入ると腹脹となる」、『素問』気交変大論篇には「金運不及の歳には……人々は肩背が重苦しくなり、鼽嚔する……」と述べられている。本病は後世の医家による論文も多く、臨床でも頻繁にみられる鼻疾患である。現代医学のアレルギー性鼻炎に類似する。

【病因病理】

本病は主に肺気虚のために、衛表不固となって腠理が柔らかくなり、風寒が虚に乗じ侵入して鼻竅を侵犯したものである。邪気と正気が争って肺気が通調できなくなると、津液が停聚して鼻竅が壅塞し、クシャミが出て清涕が流れる。『証治要訣』では「清涕は、脳冷肺寒によるものである」としている。

肺気が充実するためには脾気による輸布が必要であり、脾気が虚すと肺気が虚す。気の根本は腎にあるため、腎が虚すと摂納機能が働かなくなって気は元に帰ることができず、陽気は耗損しやすくなり、風邪が内に侵入して発症する。『素問』宣明五気論篇には「五臓の気による病……腎気が不足すると、あくびやクシャミがでる」とある。本病では肺の症状がみられるが、病理変化上では脾腎と関係がある。

【診断要点】

本病の典型的症状は、突発性に鼻がムズムズしてクシャミをし、稀薄な鼻汁が多量に出て鼻閉を生じるものである。急に発症するが消失するのも速く、常に発作を繰り返して長期化することが多い。鼻内粘膜は淡白色に腫脹する場合が多く、病歴、症状、徴候から診断は困難ではない。

本病は傷風鼻塞（風寒鼻塞）と鑑別する必要がある。

風寒鼻塞	風寒の邪を感受して発症する。鼻閉、くしゃみ、稀薄な鼻汁が流れ、常に発熱・悪寒といった全身症状を伴い、病程は短く数日後には治癒する。
鼻鼽	突然発作を生じては速やかに消失し、反復発作の病歴がある。

【辨証施治】

［主　　証］本病の症状は突然起こり、まず鼻腔内に痒感があり、だるい、腫れぼったいなどといった不快感を生じる。続いてクシャミを頻発し、鼻は塞がって通じなくなり、清んで薄い多量の鼻汁が出て嗅覚が一時的に低下する。

所見：鼻内粘膜は淡白色または灰白色に腫れて湿潤しており、鼻汁は清んで薄い。

全身症状：頭痛、耳鳴、聴覚障害などの症状が現れる。諸症状の去来は迅速であり、症状が消失した後は通常の状態となる。

※肺気虚証：全身の倦怠感、懶言、気短、声が低い、または自汗がある、顔面は㿠白、舌淡苔薄白、脈虚弱。

※脾虚を兼ねる場合：食欲がない、腹脹、四肢がだるい、便溏、舌質淡で歯痕がある、苔白、脈濡弱。

※腎虚を兼ねる場合：腰膝がだるくて力が入らない、遺精・早泄、体が冷えて寒がる、夜間尿が多い、舌質淡嫩、苔白潤、脈沈細。

［証候分析］鼻は肺の竅であり、肺気が虚すと風寒の邪が機に乗じて鼻を犯し、内では肺を損傷し、正邪が争って邪を外に出そうとするため、突然鼻がムズムズしてクシャミを頻発する。寒邪が肺を遏る（さえぎる）と肺の清粛機能が失調するため、気は津を固摂できなくなって津水が外に溢れ、清んだ鼻汁が自然と流出する。津水が停滞して集まると、鼻内粘膜は蒼白となって水腫のように腫れる。鼻閉して通じなくなると嗅覚は一時的に低下する。

※肺気虚のために精微が輸布されなくなると、倦怠感を生じて言葉数が少なくなり、呼吸は弱くなって促迫し、声が低くなる。気虚のために衛表が堅固でなくなると、腠理が緩んで自汗が出る。舌質淡、苔薄白、脈虚弱は気虚の証である。

※脾気虚のために、納運機能が失調して湿濁が内停すると、気血の精微の生化が減少するので生体は栄養されなくなる。そのため食が少なくなり、腹部膨満感を生じ、四肢のだるさ、軟便、舌淡で歯痕がある、苔白、脈濡緩などが現れる。

※腎陽虚のために温煦生化機能が失調すると、固摂納気作用が働

かなくなるため、腰膝が冷えて痛む、遺精・早漏、身体が冷えて寒がる、夜間尿が多くなる、舌質淡嫩、苔白湿潤、脈沈細となる。

［治　　療］

（1）内治法：

※肺気虚寒が主の場合：温補肺臓、祛散風寒。

方剤：温肺止流丹加減。

人参・甘草・訶子	補肺斂気。
細辛・荊芥	疏風散寒。
桔梗・魚脳石	散結除涕。

『辨証録』巻3には「今、清涕が流れているが腥臭がしないものは、まさしく虚寒の病である。熱証には清涼薬を使用するのがよく、寒証には温和剤を使用するのがよい。散じるだけで補法を行なわないと肺気を損傷することとなり、さらに肺金が寒えてしまうので清涕がますます出るようになる。方剤は温肺止流丹を使用する」と述べられている。また玉屏風散合蒼耳子散を使用してもよい。

玉屏風散	益気固表。
蒼耳子散	辛散風邪することで清竅を通じる。

※脾気虚弱が主の場合：健脾益気、昇清化湿。

方剤：補中益気湯加減。

黄耆・白朮・党参・甘草	健脾益気。
陳皮	行気化湿。
升麻・柴胡	昇挙清陽することにより濁邪を降ろす。
当帰	温養気血。

発症時には沢瀉・辛夷花・白芷・細辛を加え、散寒・除湿・通竅の効果を助ける。

また参苓白朮散加減を選択してもよい。

※腎陽虚弱が主の場合：温壮腎陽、固腎納気。

方剤：金匱腎気丸加減。

附子・肉桂	温腎壮陽。
六味地黄丸	補陰助陽により生化の源を資(たす)ける。
発症時には細辛・呉茱萸を加えて散寒通竅の効果を助ける。さらに胡桃肉・肉蓯蓉・覆盆子・金桜子・蛤蚧などの補腎納気薬を配合する。	

生薬：五指毛桃・千斤拔・岡稔根などを選択して補気し、路路通・鵝不食草・山白芷などで散風寒する。また適量の綿根皮・絲瓜藤・白芷・大棗を煎じて服用し、益気祛風、通絡透竅する。

（2）外治法：辛散風寒、行気活血。さらに解毒通竅薬を使用する。

①碧雲散を毎日３～４回吹鼻する。または適量の華茇を研いで粉末とし、毎回少量を鼻内に吹薬する。毎日２～３回。

②鵝不食草を乾燥して粉にし、ワセリンを入れて100％の薬膏を作り、毎日２～３回鼻腔に塗る。

④適量の乾姜を研いで粉末とし、蜜で調合して鼻内に塗る。

（3）鍼灸療法：

①刺鍼：風池・迎香・禾髎を主穴とし、肺兪・脾兪・腎兪を配穴とする。毎回主穴を交替し、配穴と組合せて１対として使用する。毎日１回、10回を１クールとする。

②穴位注射：上記の穴位を選び、次の薬物を注入する。維丁膠性鈣（ビタミンD_2と果糖酸カルシウム）、ビタミンB_1、胎盤組織

液、50％当帰注射液など。毎回0.5～1mlを、毎日1回注射し、10回を1クールとする。

③艾灸：百会・上星・身柱・膏肓・命門・神闕・気海・中脘・曲池・足三里・三陰交・湧泉。毎回3～4穴を選び、棒灸による懸灸法、または直接灸（神闕・湧泉には直接灸は不可）を行なう。懸灸法は20分。

（4）按摩：1.4「鼻疾患治療の概要（P123）」を参照。

【看護と予防】

（1）身体を鍛えて体質を強化し、感冒に罹らないようにする。

（2）生ものや冷たいもの、油濃いもの、魚やエビ類は避ける。

（3）労働環境や個人の保護を強化し、粉塵や花粉などによる刺激を極力減らす。

（4）注意深く誘因を観察して発病要因を発見する。またそれらを可能な限り排除し、避ける。

【参考資料】

『張氏医通』巻8：鼻鼽とは、鼻から清涕が出るものである。風寒が皮毛を損傷すると、腠理が鬱閉するので、疏風清肺するのがよい。香蘇散加川芎・蜀椒・細辛・辣桂・訶子。効果がなければ風でなく寒によるものであるから、辛夷散から木通・防風・升麻・藁本を去り、桂・附・蔓荊・訶子・白朮を加える。

2.7　鼻淵

鼻淵とは、鼻から濁涕（だくてい）〔濁った鼻汁〕が滲み出るように多量に流出して止まらないことを主要な特徴とする鼻疾患である。『素問』気厥論篇には「胆の熱が脳に移ると、辛頞鼻淵を生じる。鼻淵とは、常に濁涕が流れて止まらないものをいう」と記載されている。本病は常に頭痛、鼻閉、嗅覚低下を伴い、長期化すると虚証の眩暈が止まらなくなる。鼻科でよくみられ、多発する疾患のひとつである。

歴代の医家たちは『内経』を継承して数多くの論述を行なっており、同時に『内経』の病機、病位、症状および「脳から滲み出たものが涕である」という論述に基づき、「脳漏」「脳滲」「歴脳」「控脳痧」などの病名を付けている。これは現代医学の急性・慢性副鼻腔炎に類似する。

本病は実証と虚証に分けられ、実証は発症が急で、病程は短い。虚証は病程が長く、綿々と続いて難治である。本病の発症率は高く、仕事や学業に影響を及ぼし、ひどい場合には重篤な併発症を引き起こして望ましくない結果を招くことがあるため、積極的に予防・治療を行なう必要がある。

【病因病理】

実証

1．肺経風熱：肺は皮毛を主り、鼻に開竅する。風熱邪毒が表を襲って肺を侵犯したり、風寒が侵襲して鬱して熱に変化したりすると、風熱が肺経を壅遏（ようあつ）するために肺の清粛機能が失調する。その結果、邪毒が経を循（めぐ）って上部を犯し、鼻竅に結滞して副鼻腔の粘膜を焼灼し発症する。

2．胆腑鬱熱：胆は剛臓であり、内では相火に寄託しており、胆の気は脳に通じる。感情が抑鬱したり、恚（い）・怒（ど）が過ぎたりすると、胆は疏泄ができなくなり、気が鬱して火へと変化する。胆火が経を循って上部を侵犯すると熱が脳へ移り、損傷が副鼻腔に波及して気血を燔灼すると、粘膜を灼いて腐敗させ、熱が津液を煉ると鼻汁となる。また邪熱が胆を犯したために胆経の熱が盛んになり、上って脳を蒸して津に迫ると、鼻汁となって滲出する。『済生方』鼻門には「熱が胆府に留まり、邪が脳に移ると、遂に鼻淵となる。鼻淵とは濁涕が下って止まらないものをいい、時が経つと鼻から出血して目がかすむ。ゆえに鼻淵になると気厥を起こす」とある。

3．脾胃湿熱：脾と胃は表裏関係にあり、胃脈は鼻の傍を循行する。普段から酒醴（しゅれい）や油濃いもの、甘いものを好んで食べていると湿熱が内生し、それが鬱すると脾胃を困窮させる。運化機能が失調すると、清気が昇らず濁陰が下降できなくなる。そのために湿熱邪毒が経絡を循行して上部を蒸し、副鼻腔内に停滞して集まると、副鼻腔内の粘膜を焼灼して損傷する。『景岳全書』巻27では「この症は、酒醴や油濃いもの、甘いものをよく食べている、また熱い物を長期間食べていたり、火が寒により鬱結したりすることが原因である。そのため湿熱が上部を熏じ、津汁が溶けて下から溢れ、経から離れて腐敗したものである」と解説している。

虚証

1．肺気虚寒：長患いのために体が弱くなっていたり、病後の栄養失調などといった原因により、肺臓が虚損して肺気が不足していると、衛陽が虚弱となって邪毒に犯されやすくなる。さらに正気が虚しているために清粛作用が行なえないと、邪毒が滞留しやすくなる。邪毒が上り、鼻竅に鬱結して副鼻腔に凝聚すると、粘膜を蝕んで損傷し発症する。

2．脾気虚弱：飲食の不節制、過度の労倦、思慮による鬱結などのために脾胃を損傷し、脾胃が虚弱となると運化機能が失調する。そのために気血の精微の化生が不足すると、清陽が昇らなくなり、鼻竅は気血による栄養を失ってしまう。邪毒により長期間困窮させられると、粘膜が腐敗して濁った鼻汁が分泌されるようになり鼻淵となる。また脾虚により湿を生じて湿濁が上部に氾濫し、鼻竅に鬱結して副鼻腔に浸淫すると、粘膜を腐蝕して発症に至る。

【診断要点】

本病は多量の濁った鼻汁が、鼻腔上方から下方へと流出することを特徴とする。随伴症状として頭痛、鼻閉、嗅覚の低下があり、鼻内粘膜が紅赤色または淡紅色に腫れ、眉間または頬部に圧痛がある。必要時にはX線撮影により診断の補助とする。

【辨証施治】

実証

1．肺経風熱

［主　　証］涕は黄色または白色で、粘り気があって量が多い。鼻道上方から流れ出し（絵9）、間歇的または継続的に鼻閉となる。嗅覚が低下し、鼻内粘膜が発赤腫脹し、眉間や頬部に叩打痛や圧痛がある。

全身症状：発熱悪寒、頭痛、胸悶、咳嗽、痰が多い。舌質紅、苔微黄、脈浮数。

［証候分析］風熱邪毒が肺を侵襲して鼻を犯し、邪毒が副鼻腔内の

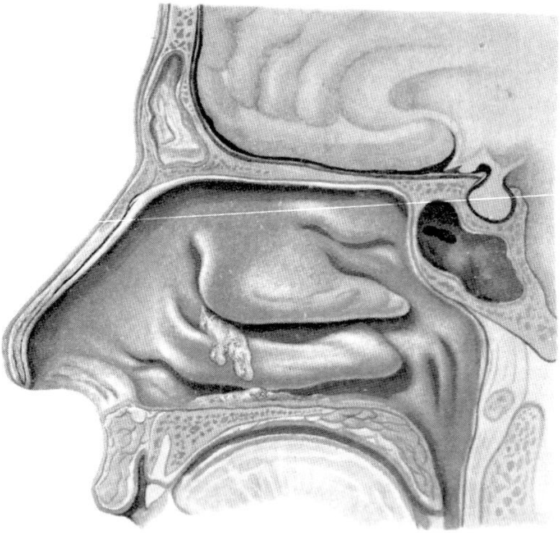

絵9　鼻淵
（中鼻道からの膿流出：正中断面）

粘膜を蒸灼すると肌が腐って鼻汁となるため、鼻から多量の黄色い鼻汁が出る。風熱により襲撃された初期には熱の勢いはひどくないため、白く粘り気のある鼻汁もみられる。風熱邪毒が鼻道に鬱滞して粘膜を燔きつけると、鼻腔内の粘膜が赤く腫れ、鼻汁によって鼻道が通じなくなり、嗅覚が低下する。眉間および頬部には副鼻腔があり、風熱内鬱となり気血が壅がれると、そこに疼痛や叩打痛・圧痛を生じる。風熱が肺を犯して肺の清粛機能が失調すると、衛気は宣暢できなくなって清竅不利となり、発熱・悪寒・頭痛・咳嗽して痰が多いなどの症状が現れる。舌質紅・苔薄黄・脈浮数は、風熱が表にありまだ裏に伝わっていない証である。

［治　　療］

（1）内治法：疏風清熱、芳香通竅。

方剤：蒼耳子散加黄芩・菊花・葛根・連翹。

蒼耳子散	辛散風邪、芳香通竅。
黄芩・菊花・連翹・葛根	清熱解毒することにより、風熱の邪を表より解く。

生薬：疏風清熱、解毒去湿するのが良い。魚腥草30g、入地金牛根６g、豆豉姜15g、野菊花24g、東風桔30g、金絲草15g。水煎して服用する。また絲瓜藤の根に近い部分30gを、焼いて表面を炭化させて原性を残し、毎日２回、毎回３gを沖服(ちゅうふく)する。

（2）外治法：

①滴鼻霊・葱白滴鼻液、または１％エフェドリン液などを選び点鼻する。また氷連散を毎日３～４回、鼻腔内に吹き入れる。疏風清熱・通竅の効果があり、鼻腔の通気を改善し、副鼻腔の分泌物を排出しやすくする。

②上顎洞炎の場合には、穿刺して洗浄した後に魚腥草液を注入して清熱解毒する。

（3）鍼灸療法：

①刺鍼：迎香・印堂・太陽・合谷・風池・曲池・足三里などから毎回２～３穴選び、強刺激を与える。

②穴位注射：肺兪を選択して３～５分刺入し、魚腥草注射液0.5mlを隔日１回注入する。

2．胆腑鬱熱

［主　　証］鼻涕は黄濁して膿のように粘稠で、量が多く、鼻腔上方から流れ出し、臭気があり、嗅覚が低下する。鼻粘膜が腫脹し、特に発赤が顕著である。激烈な頭痛があり、眉間および頬部に明らかな叩打痛・圧迫痛がある。

全身症状：発熱を併発し、口苦、咽乾、目眩、耳鳴・耳聾、睡眠不足で夢が多い、急躁して怒りやすい、舌質紅、苔黄、脈弦数。これらは胆腑鬱熱の証である。

［証候分析］胆腑の鬱熱が循経して上炎し、脳竅を攻撃して副鼻腔に蘊結する。気血を焼灼し、粘膜を熏じて腐敗させるため、鼻汁は黄色く膿のように粘稠となり、量が多く臭気がある。火熱が盛んになると、鼻内の粘膜を蒸灼し、脈絡を瘀阻するため、腫脹して発赤が顕著となり、鼻閉や嗅覚低下などの症状も悪化する。熱毒が副鼻腔壁を焼灼して損傷すると、眉間や頬部に叩打痛・圧迫痛を生じ、痛みが激しくなる。胆経の火熱が頭目を上攻すると、清竅が影響を受けて頭痛が激しくなり、発熱、眼の充血、耳鳴、耳聾を生じる。火熱が蒸し迫って胆汁が外に溢れると、口が苦くなり咽が乾く。胆熱が内鬱して神明を擾乱すると、不眠・多夢、イライラして怒りやすくなる。舌質紅、苔黄、脈弦数は胆経火熱の現れである。

［治　　療］

（1）内治法：清泄胆熱、利湿通竅。

方剤：龍胆瀉肝湯加減。

龍胆草・黄芩・柴胡・山梔子	清泄胆熱。
沢瀉・車前子・木通	利湿、引熱下行。
当帰・生地黄	活血涼血、益陰制火。
甘草	薬性を調和する。
鼻閉がひどい場合	蒼耳子・白芷・鵝不食草を加えて芳香通竅する。

※肝胆の火熱が壅盛となり、頭痛がひどく、イライラして怒りやすい、便秘・尿赤の場合：当帰龍薈丸加減により肝胆の火を清

瀉する。または奇授藿香丸を木通・茵蔯の煎液で服用する。

奇授藿香丸：藿香・猪胆汁。

藿香	芳香行気、辟濁化湿。
猪胆	苦寒であり、胆経に入り胆熱を除く。
木通・茵蔯	胆経の湿熱を清利する。

(2) 外治法：「肺経風熱」型を参照。

(3) 鍼灸療法：「肺経風熱」型を参照。

3．脾胃湿熱

［主　　証］涕は黄濁して量が多く、鼻腔上方から涓涓と流出する。ひどい鼻塞が続いて嗅覚が消失する。鼻腔内は発赤腫脹し、さらに脹痛があり、特に腫脹が顕著となる。

全身症状：頭暈、頭重、ひどい頭痛があり、身体がだるく、脘脇脹悶、食欲不振。小便黄、舌質紅、苔黄膩、脈濡または滑数。

［証候分析］脾胃の湿熱が経を循って上部を蒸し、鼻竅に蘊結して副鼻腔を熏灼すると、粘膜が腐敗して滲出液をみる。そのため鼻汁は黄濁し、量が多く、ちょろちょろと流れ続ける。湿熱が鼻に停滞すると脈絡を壅阻するが、湿が勝ると腫脹となり、熱が盛んになると発赤する。そのため鼻内粘膜は発赤・腫脹のどちらもひどくなり、重度の鼻閉が続いて嗅覚が消失する。湿熱阻滞のために、清陽が昇らず濁陰が下降しなくなると、頭重・頭痛を生じる。湿が脾胃を困しめて運化機能が失調すると、精微が輸布されなくなるので、胃脘部は膨満感を生じて苦しくなり、食欲は減退し、肢体には倦怠感を生じる。湿熱が入り混じって二便へと迫ると、尿は黄色くなり、大便は軟便となってすっきりしない。舌質紅、苔黄膩、脈濡または滑数は脾経湿熱の証である。

［治　　療］

（1）内治法：清脾瀉熱、利湿袪濁。

方剤：黄芩滑石湯加減。

黄芩・滑石・木通	清熱利湿。
茯苓・猪苓・大腹皮・白蔻仁	化湿袪濁、行気醒脾。
熱が強い場合	黄連・大黄・石膏を加えて脾胃の熱を清泄する。
鼻閉がひどい場合	白芷・辛夷花・薄荷を加えて芳香通竅する。

加味四苓散または甘露消毒丹加減を選択してもよい。

（2）外治法：「肺経風熱」型を参照。

（3）鍼灸療法：「肺経風熱」型を参照。

虚証

1．肺気虚寒

［主　　証］鼻涕は白く粘り、鼻塞は重い場合や軽い場合がある。嗅覚が低下し、鼻内粘膜は淡紅色に腫れ、鼻甲介は肥大する。風・冷などの刺激により鼻塞や流涕が悪化する。

全身症状：頭暈・脳脹、身体が寒く四肢が冷える、気短・乏力、咳嗽して痰が出る。舌質淡、苔薄白、脈緩弱。

［証候分析］肺気が虚弱となるために邪が鼻に停滞し、副鼻腔に結聚して粘膜を侵蝕する。この鼻汁は津を損傷したものなので、白く粘り気があって無臭である。鼻内粘膜が栄養されなくなるため淡紅色に腫れる。肺気不足により衛表が堅固でなくなると、防御する力が弱くなって外邪に侵襲されやすくなるため、風冷刺激により鼻閉、鼻汁が悪化する。肺虚により清陽の気が昇らなくなると、身体は充分な栄養を得られなくなって肌腠が緩くなるため、

頭はくらくらとして腫れぼったく、不快感を生じ、自汗が出て悪風し、呼吸が浅く促迫し、脱力感があり、言葉数が少なく声は低くなる。肺気虚弱により宣発・粛降の機能が失調すると、咳嗽して薄い痰が出る。舌淡、苔薄白、脈緩弱は肺気虚寒の現れである。

［治　　療］

（1）内治法：温補肺気、疏散風寒。

方剤：温肺止流丹加蒼耳子・辛夷花・白芷。

細辛・荊芥	疏散風寒。
人参・甘草・訶子	補肺斂気。
桔梗・魚脳石	散寒除涕。
辛夷花・蒼耳子・白芷	芳香通竅。
額部が冷えて痛む場合	川芎・藁本を加えて散寒止痛する。
外邪を感受しやすく、よく感冒に罹る場合	玉屏風散を加えて益気固衛する。また温肺湯により補気昇陽、散寒通竅してもよい。

（2）外治法：

①滴鼻霊を毎日３～４回点鼻して疏風・散寒・通竅してやると、膿涕の排出に効果がある。

②魚脳石散を毎日２～３回吹鼻して、散寒・通竅・除涕する。

③孩児茶60g、鵝不食草30g、氷片15gを一緒に研いで粉末にし、ゴマ油で調合して濃いペースト状とし、毎日２～３回鼻内に入れる。

④上顎洞炎の場合には、上顎洞を穿刺して洗浄する。上顎洞内に溜った膿を可能な限り洗浄したら、鼻竇灌注液〔8. 方剤索引(P399) 参照〕を２～３ml灌入する。辛温祛風、消炎解毒、調和気血、培補正気などの作用がある。

⑤鼻痔〔鼻ポリープ〕により膿涕の流出が妨げられる場合は、手

術により摘出する（附篇 2.6「鼻ポリープ摘出術（P388）」を参照）。

（3）鍼灸療法：

①刺鍼：迎香・百会・上星・合谷を主穴とし、攅竹・通天・風池を配穴とする。毎回、主穴と配穴をそれぞれ1穴選び、強刺激を与えて10～15分置鍼する。毎日1回。

②艾灸：顖息・前頂・迎香・上星。灼熱感があり、皮膚が紅潮する程度まで棒灸により懸灸法を行なう。

2．脾気虚弱

［主　　証］涕は白く濃く粘り気がある、または黄色く稠い、量は多く無臭。鼻塞の症状が重く、嗅覚が低下し、鼻内粘膜は淡紅色または紅色で腫脹がひどい。

全身症状：四肢がだるくて脱力感があり、食は少なく腹脹する、便溏。顔色は萎黄、舌質淡、苔白薄、脈緩弱。

［証候分析］脾気虚弱のために昇降機能が失調すると、湿濁が滞留して副鼻腔に鬱結する。粘膜にじわじわと浸淫すると、湿濁と腐物が混じって流出するために、鼻汁は白色で粘り気があって濃くなるが、臭いは目立たない。脾虚湿困のために清竅不利となったものであるから、鼻内粘膜は淡紅色で、腫脹がひどく、鼻閉が重く、嗅覚が低下する。過度の疲労は脾を損傷するが、脾虚のために労倦に耐えることができなくなると、疲れによって諸症状が悪化する。脾虚により運化作用が失調し、気血が不足して精微が輸布されないと、生体は栄養されなくなるため頭重や眩暈を生じ、倦怠感があり、顔色はくすんだ黄色となり、食は少なく便はゆるくなる。舌淡苔白、脈緩弱は脾気虚弱の現れである。

［治　　療］

（1）内治法：健脾益気、清利湿濁。

方剤：参苓白朮散加北黄耆・沢瀉。

北黄耆・党参・白朮・甘草・山薬・蓮子	補益脾気。
扁豆・茯苓・沢瀉・薏苡仁	健脾除湿。
砂仁・桔梗	補助として行気・化湿により涕を清める。

また補中益気湯加木通・沢瀉を使用してもよい。

※湿熱偏勝の場合：濃く黄色い鼻汁が出て、鼻内粘膜は発赤し、苔白膩となる。

方剤：托裏消毒散を使用して、扶正祛邪、補托排膿する。

湿濁が盛んな場合	薏苡仁・茯苓・沢瀉を加えて化湿祛濁する。
鼻閉がひどい場合	白芷・辛夷花を加えて芳香通竅する。
湿が熱に変化しようとしている場合	黄連・車前子・木通を加えて清熱利湿する。

（2）外治法：「肺気虚寒」型を参照。

（3）鍼灸療法：「肺気虚寒」型を参照。

【看護と予防】

（1）鼻腔を清潔にし、堆積している鼻汁を除去して鼻道が通暢するように保つ。頭を下げたり横にさせるなど、患者に副鼻腔内の鼻汁排出を促進する運動をさせる。鼻内にポリープがある場合にはその治療も行なう。

（2）鼻のかみ方にも注意する。鼻閉がひどい場合に鼻を強くかむと、邪毒が耳竅に逆入して耳竅の疾患を引き起こす場合がある。

（3）急性期には適度な休息をとり、栄養に注意する。辛い刺激性の食事は避け、酒やタバコは止める。

（4）本病は遷延して時間が経過すると難治となり、さらに他の疾患を引き起こす恐れがあるため、速やかに積極的な治療を行なって慢性化を防止する必要がある。
（5）身体を鍛えて体質を強化し、感冒を予防し、近隣器官の疾病は積極的に治療する。
（6）労働環境に注意し、粉塵の多い環境で働く場合にはマスクを着用する。

【参考資料】

1.『続名医類案』巻17：呉孚先は鼻淵を10年患っている人を治療した。脾肺の気虚による下陥に対しては補中益気湯を使用すべきであり、100剤投与すれば治癒するのに、これを信じず白芷・防風・辛夷・川芎などの薬を使用したためにかえって悪化した。治療を求められたため、補中益気湯を100帖与えたところ治癒した。

2.『続名医類案』巻17：魏玉横曰く、「沈晋培は、年齢は30歳位で鼻淵を患っており、鼻汁は膿のように黄濁していた。医者は風熱が脳に上浮したものと考え、古方で治療しようとして薄荷・辛夷・川芎・蒼耳・白芷・蔓荊を処方したが、効果がなかったばかりか左の頭痛が悪化し、鼻汁も左の鼻孔から多量に流れ出した。私が診察したところ、肝火上炎による疾患であると診断したので、生地黄・熟地黄・杞子・沙参・麦冬を与えた。すると10数剤で治癒した。傷風によって生じた症であれば、力ずくで鼻汁を治療しようとしても、当を得ていれば治りやすい。しかし火盛によって生じた症なら、必ず水虧が原因となっている。肝脈は上って巓頂（てんちょう）を絡い、督脈は脳に会して髄海となる。これらが龍火〔『本草綱目』火一・陽火陰火に、「天の陰火には2つある。龍火と雷火である」とある。ここでは強力な火の意味〕によって鬱蒸されるために、腥臭（せいしゅう）〔生臭い臭い〕のある穢濁な膿が絶え間なく下り、淵のようになるのである。長引くと、督脈の髄もこれと共に輸（おく）られて泄れるため、労損〔過労性の内傷〕を生じる」。

2.8　鼻息肉

鼻息肉とは、鼻腔内に出来たブドウやザクロのような腫瘤で、表面は平滑で柔軟であり、蔕があって可動性のあるものをいう。『外科正宗』巻4には「鼻内の息肉はザクロのようであり、次第に大きくなって垂れ下がると、孔竅を閉塞して気が通じなくなる」と記載されている。別名を鼻痔といい、現代医学の鼻茸〔鼻ポリープ〕に該当する。

鼻息肉の名称は、古くは『霊枢』邪気臓腑病形に「鼻に息肉ができて通じなくなる」とあり、本来は鼻閉症状を示すものであった。その後隋代に入り『諸病源候論』において初めて病名として記載され、同時に病機、症状に関して要点を抑えた論述がなされた。後世の医家は本病に関して数多くの論述をしている。

【病因病理】

本病の多くは、肺経の湿熱が鼻竅に壅結して生じたものである。『外科大成』巻3には「鼻痔……肺経の湿熱が内を蒸したものであり、まるで木が枯れた後に芝蘭〔蕙蘭と白芷。蕙蘭：一茎九花（いっけいきゅうか）。白芷：ヨロイグサ〕が生えたかのようである」と記述されている。普段から炒め物や焼き物、濃い味の食事をしていると、湿熱が内生して肺・胃を蒸し、鼻竅に結滞して形成される。また鼻竅が風湿熱の邪毒に長期間侵襲され、肺経に熱が蘊(つ)もって宣暢できなくなると、湿熱邪濁が次第に鼻竅に蓄積され、留まって散じなくなり、凝滞して息肉を形成する。『医学入門』巻5には「鼻痔とは、肺の風熱が極まり、時間が経過したために凝結して濁となり、棗(なつめ)のような息肉を形成し、滞って鼻竅を塞いだものである」と記載されている。

【診断要点】

鼻腔検査により、鼻腔内に大小不揃いで、表面が滑らかで可動性があり、軟らかくて蒂のある無痛性の腫瘤が1つ以上認められれば本病の診断根拠となる。

【辨証施治】

［主　　証］継続性の鼻塞を主症状とし、さらに嗅覚が障害され、鼻涕が増加し、常に頭昏・頭痛がある。

所見：鼻腔内に1つ以上の新生物があり、表面は光沢があって滑らかで、灰白色または淡紅色であり、半透明で触れると柔軟で痛みはなく、可動性がある（絵8）。息肉が大きくなると鼻の外形が変化し、鼻梁が膨大して寛くなる。

［証候分析］湿濁が壅滞して積聚し、時間が経過するとポリープを形成する。湿濁から生じた腫れなので、柔軟で半透明、灰白色である。熱に偏ったものだと淡紅色を呈する。腫れ物が鼻腔内を阻んで清竅が通じなくなると、脈絡が阻害されるために鼻閉は継続性となり、嗅覚が低下する。鼻の上部を頞(あつ)といい、頞の上部には脳があり、鼻の気は上って脳に通じている。湿熱が停まって集まり、肺竅の機能が失調すると、頭痛や頭がぼんやりとして、鼻汁

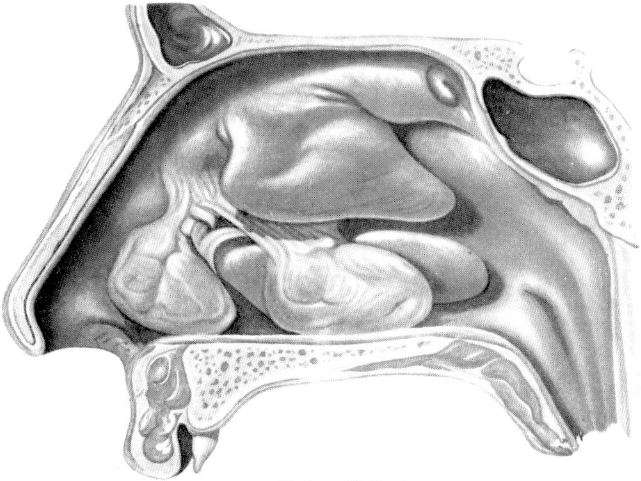

絵８　鼻息肉

鼻ポリープ

が増加する。

［治　　療］

（1）内治法：清肺宣気、瀉湿散結。

方剤：辛夷清肺飲加車前子・沢瀉・僵蚕など。

黄芩・梔子・石膏・知母・桑白皮	肺胃の熱を清める。
辛夷花・枇杷葉	宣疏肺気。
車前子・沢瀉・僵蚕	瀉湿解毒。
頭痛がある場合	白芷・蔓荊子を加えて疏散風邪、清利頭目する。
百合・麦冬	寒甘薬は湿の障害となるので去る。

※鼻汁や痰が多い場合：燥湿化痰、行気散結。

方剤：二陳湯加貝母・僵蚕・枳実・絲瓜絡。

半夏・陳皮・茯苓・甘草	燥湿化痰。

貝母・僵蚕・枳実・絲瓜絡	行気通絡、散結消腫。

※暗紅色のポリープがある場合：桃仁・紅花・川芎・丹皮などの活血化瘀薬を考慮する。

（2）外治法：

①腐蝕収斂作用のある中薬の粉末（硇砂散・明礬散など）を、水またはゴマ油で調合し、綿花につけて毎日１回ポリープの根部や表面に敷貼する。７～14回を１クールとする。またポリープ摘出後は１週間続けることで再発防止効果がある。

②苦丁香・甘遂18g、青黛・草烏・枯礬３gを一緒に研いで細かい粉末とし、ゴマ油で調合し、毎日１回ポリープ上に塗る。または等量の瓜蒂・細辛を研いで粉末とし、毎回少量をポリープに吹きかける。

③ポリープ摘出術。『外科正宗』巻４には「鼻痔を取る秘法」が記載されている。「まず茴香草散（茴香草・高良姜を日干しにし、等量を粉末にする）を２回続けて吹薬する。次に細い銅の箸を２本用意し、箸の先に小さな穴をあけて絹糸を穴に通す。２本の箸の間隔は５分程度として、２本の先を真っ直ぐ鼻痔の根の上に入れ、箸の糸をきつく締めて下方に向けて引き抜くと、その痔は自然に抜け落ちる。水に浮かべて大きさを観察する。あらかじめ胎児の毛髪を焼いて灰にしたものと、象牙の粉末を等量準備しておき、それを鼻腔内に吹薬すれば血は自然に止まる」（現代医学によるポリープ摘出術は、附篇 2.6「鼻ポリープ摘出術（P388）」を参照）。

【参考資料】

『蒼耳散による鼻ポリープ治療法』

蒼耳散を主方とした鼻ポリープ治療を紹介する。肺経鬱熱には桃紅四物湯を配合し、脾湿犯肺には二陳湯を配合し、脾肺気虚には補中益気湯を配合する。さらに外治法として消息散または消息油を併用する。

〈消息散〉白芷・辛夷・薄荷。各6gを研いで粉末にし、氷片0.5g、麝香0.3gと一緒に研いで極めて細かい粉末状にして瓶に詰めておく。使用時には少量の薬粉を取り出してポリープに吹きかける。または蜜で調合して、毎日２回ポリープに塗る。

〈消息油〉白芷・辛夷・杏仁・甘遂各20g、ゴマ油250ml。薬と油を鍋に入れて24時間浸した後、加熱して薬が黒黄色になるまで揚げる。火を止めたら残滓を除き、液状の石蝋500ml・氷片1.5g・薄荷霜１gを加えて均等になるよう撹拌し、濾過して瓶に詰めておく。使用時には頭を後屈させて点鼻する。または綿球に薬を付けて鼻に詰める。毎日２～３回。（『遼寧中医雑誌』1982年12期より抜粋）

2.9　鼻損傷

鼻部に外力を受けたことが原因で瘀腫疼痛、皮膚筋肉の破損、鼻骨骨折、鼻腔出血などを生じたものを鼻損傷と総称する。これは臨床でよくみられる病証であり、傷が重症で、処置が不適切であると、変形したまま後遺症となって容貌や呼吸機能に影響を及ぼす。損傷が複雑な場合には脳にまで波及して、生命の危険を生じる場合もある。

【病因病理】

鼻損傷は鼻部へ直接外力を受けたために生じたもので、転倒、衝突、刃物、弾撃、爆発などの事故によって損傷する場合が多い。外力の強さと受傷状況により、損傷の病理変化や程度に違いが現れる。

鈍力による衝突	衝撃を受ける面積が広く分散するため、皮膚や筋肉に対する創傷はないが、脈絡が損傷するため血液が脈外に溢れ出て、皮膚・筋肉の間に停積して瘀腫疼痛となる。
鋭利な器物による損傷	皮膚筋肉が破損して創傷ができ、部分的に脱落欠損する場合がある。血絡が損傷するため鼻外部から出血したり、鼻腔内から出血したりする。
衝撃が強烈	鼻骨が骨折して変形する。
弾丸や爆弾の爆発片による損傷	通常、異物は貫通するため、内には残留しない。重症な場合には傷が脳にまで及ぶこともある。

【診断要点】

外傷歴、および局部症状と検査により診断は容易である。鼻骨骨折および異物残留が疑われる場合には、X線により診断の補助とする。

【辨証施治】

損傷の程度に応じて症状は異なるが、一般に瘀腫疼痛、皮膚筋肉破損、鼻骨骨折、鼻傷衄血などに分類される。

1. 瘀腫疼痛

[主　　証] 鼻部が腫脹し、皮下が青紫色となり、疼痛および触圧痛がある。

[証候分析] 本証は衝突により鈍力を受けて生じる場合が多い。鼻部の皮下の血絡が損傷し、血液が皮肉の間に溢れると皮下が青紫色となる。これは瘀血の現れであり、瘀血が皮肉間に積聚するために腫脹する。気滞血瘀により血脈が通じなくなると、局部に疼痛があり、触圧により痛みが増す。

[治　　療] 本証は局部の気滞血瘀が主であるため、内治法、外治法ともに行気活血に重点を置き消腫止痛を行なう。

(1) 外治法：受傷初期には冷敷法により止血を補助し、瘀血の拡散を防止する。翌日からは熱敷法に改めて活血散瘀、消腫止痛を行なう。または内服薬の残滓を再び煎じ、その薬液で熱敷法を行なう。さらに万花油・玉龍油など活血行気・祛瘀止痛の作用がある薬物を塗る。強く擦り過ぎると再度出血する恐れがあるので注意すること。また如意金黄散を調合して塗敷してもよい。

(2) 内治法：通絡活血、行気止痛。

方剤：桃紅四物湯加丹皮・香附・延胡索など。

桃仁・紅花・丹皮	四物湯に加えることで、活血祛瘀・和血止痛する。
香附・延胡索	行気消腫して止痛する。

2. 皮膚筋肉破損

[主　　証] 軽症では表皮が擦れて血が滲む程度だが、重症になると皮肉が破損して裂け、部分的に脱落して欠損し、局部から出血して痛む。

[証候分析] 本証は硬物や鋭器により損傷した場合が多く、衝突の

衝撃が軽ければ表皮に血が滲むだけであるが、衝撃が強いと創口は深く、長く裂け、ひどくなると鼻翼または鼻尖が離断して脱落する。血脈が破裂して血液が外に溢れるため、一般に出血量が多く、腫脹は軽い。気血不通となるため痛みを生じる。

［治　　療］本証では外治法を主とし、状況に応じて内治法を併用する。

（1）外治法：軽症の場合には、創口を清潔にして止血止痛薬を塗る。例えば万花油で局部を清潔に保っておけば自然に治癒する。傷が深く長い場合には、創口をしっかりドレッシングし、異物を取り出して縫合する。鼻は気血が多く集まっている場所なので、創口の癒合は比較的速い。そのためドレッシングして縫合する場合には、出来る限り破損した皮膚片を保留し、大きな瘢痕を残さないように努める。局部を清潔に保って感染を予防する。

（2）内治法：活血逐瘀、行気止痛。

方剤：桃紅四物湯加減。

出血している場合	仙鶴草・白芨・梔子炭・三七などの止血薬を配合する。
創口の周辺が発赤腫脹して、邪毒に感染している場合	金銀花・野菊花・蒲公英など清熱解毒薬を配合する。

創口が深い、また土で汚染されている場合には破傷風を予防する必要がある。祛風鎮痙として、玉真散の内服または抗破傷風ワクチン1500国際単位（パッチテストを行なうこと）の筋肉内注射を行なう。

3．鼻骨骨折

［主　　証］骨折して転位がない場合には、局部の痛みと軽微な腫

脹があるだけである。転位がある場合、一側だけの場合には鼻梁が歪曲することが多く、両側の場合には鼻梁が馬の鞍のように陥凹し、触診すると骨折による変形を触れる。骨折により離断している場合には、按圧すると軋轢感がある。外傷後に皮下に空気が侵入すると皮下気腫となる。外傷後数時間で局部の瘀腫がひどくなるため、骨折の状況を判断できない場合にはX線撮影により診断の補助とする。

［証候分析］本証は強力な衝撃を受けて引き起こされる場合が多く、鼻骨は薄くて脆いため、骨折により内側に陥凹して変形しやすい。血脈が損傷して血が皮下に滲むと、瘀腫を生じて痛む。また鼻は呼吸の気が出入りする道なので、外傷によって空気が鼻腔内の皮下に侵入すると気腫を生じ、按えると柔軟である。

［治　　療］徒手整復を主として骨折により陥凹した鼻骨を整復し、呼吸が通暢するように矯正する。内服薬を併用して活血祛瘀、行気止痛を行ない、骨折の癒合を促進する。

（1）外治法：鼻骨骨折のため変形を生じている場合には、ただちに整復を行なう。鼻部の腫れがひどくて整復が困難な場合には、数日経過して腫れが退いた後に整復を試みる。2週間を過ぎると仮骨の形成が進み、また転位したまま癒合すると、いずれも整復しづらくなる。

〈鼻骨骨折整復法〉鼻腔を清潔にした後、2％塩酸テトラカイン に1‰アドレナリン液を加えて鼻腔粘膜を約10～15分麻酔する。児童の場合、必要時には全身麻酔を行なう。鼻骨整復用鉗子や適切な大きさのメスの取手にラテックスチューブを被せ、陥凹した鼻骨の下方へ入れ、軽めの力で鼻骨を上外方へ持ち上げる。同時にもう一側の手の示指と拇指で鼻梁部を押さえ、できるだけ健側の鼻骨と対

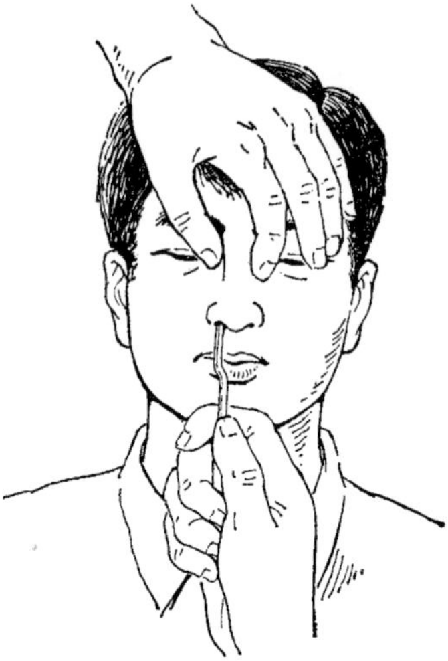

図1
鼻骨骨折整復法

称になるように整復する（図1）。両側の鼻骨が陥凹している場合には、両側の鼻腔を同時に整復する。（整復器具を鼻腔に入れる場合、両目の内眼角を結んだ線を越えないように注意する。さもないと篩板を損傷する恐れがある）。鼻中隔が骨折して転位している場合には、鼻骨整復鉗子を鼻腔内に入れ、鼻中隔を挟んで矯正する。

整復後には鼻腔用消毒ワセリンガーゼを24～48時間鼻腔に詰め、骨折の固定と圧迫止血を行なう。必要であればアルフェンスを鞍状にして外から鼻梁の上に置き、絆創膏で固定して保護する。

術後には、鼻部に触れたり動かしたりできないようにして再受傷を避け、また鼻をほじって皮下気腫を生じさせないようにする。鼻の外固定は1週間程度とする。

（2）内治法：「血が活発でなければ瘀は去らず、瘀が去らなければ骨を接ぐことはできない」ため、受傷の初期には活血逐瘀、行気止痛を主とする。

方剤：活血止痛湯加減。

乳香・没薬・蘇木	活血祛瘀・消腫止痛。
紅花・三七・地鼈虫	破血逐瘀・消腫。
当帰・川芎	活血養血。
赤芍・落得打・紫荊藤	清熱・涼血・祛瘀を助け、上記薬の作用を強化する。

陳皮	行気健胃。苦寒薬による胃気の損傷を防ぐ。
出血している場合	仙鶴草・白芨・梔子炭を加える。または桃紅四物湯や七厘散を使用する。

※中期：瘀腫疼痛は軽減するが、骨折端はまだ癒合していないため動作時痛がある。行気活血、和営生新を行なう。

方剤：正骨紫金丹。

紅花・当帰・丹皮・大黄	活血消腫。
血竭・児茶	袪瘀止痛・生新接骨。
また続断紫金丹を使用してもよい。	

※後期：瘀腫疼痛はすでに消失しており、骨折端の癒合は始まっているもののまだ堅固ではなく、また気血は虚弱となっている。この場合には補気養血、堅骨壮筋を主とする。「筋が損傷すると内では肝を動かし、骨を損傷すると腎を動かす」ことから、補肝腎薬を配合するのがよい。

方剤：人参紫金丹。

人参・茯苓・甘草・当帰	健脾・補気血して養肝する。
五加皮・血竭・没薬	散瘀消腫・定痛生肌。
丁香・骨砕補・五味子	理気補腎・壮筋骨を助ける。

4．鼻傷衄血

鼻部の皮膚や筋肉が破損・骨折すると、鼻腔内粘膜の脈絡の破裂出血を合併することが多く、これを鼻傷衄血（じくけつ）と呼ぶ。出血量は多い場合も少ない場合もある。外治法による止血を主として治療を行なう（2.10「鼻衄（P188）」を参照）。内治法では斂血止血を主とする。

常用薬物：白芨・蒲黄・仙鶴草・梔子炭・側柏葉・白茅根・藕節

など。

瘀腫がひどい場合	赤芍・丹皮・紅花・香附・延胡索などの行気活血、消腫止痛薬を加える。
出血が多い場合	何首烏·乾地黄·桑椹子·当帰などを加えて和血養血する。

【看護と予防】

(1) 創口がある場合には局部を清潔に保ち、邪毒に感染して症状が悪化しないよう注意する。

(2) 瘀腫のある場合に患部を強く揉按すると、内部損傷により再度出血して腫脹がひどくなるので注意する。

(3) 骨折の場合には再度の衝突や按圧を防止し、骨片転位により癒合しづらくなったり、変形したりしないようにする。

(4) 安全教育を徹底し、事故の発生を防止することが本病の予防上大切である。

2.10 鼻衄

鼻衄(びじく)とは鼻からの出血を指し、各種疾病によくみられる症状である。前人は病因と症状によって命名しており、『諸病源候論』には傷寒鼻衄、時気鼻衄、熱病鼻衄、温病鼻衄、虚労鼻衄など、また『三因極一病証方論』には五臓衄、酒食衄、折傷衄などの名称が使われている。傷寒太陽病の「紅汗」、婦人科の「経行衄血(「倒経」とも呼ぶ)」も鼻衄に属するものである。鼻衄の重症なものは「鼻洪」「鼻大衄」と呼ばれている。外傷が原因のものは前節で論述しているので、本節では臓腑の機能失調により引き起こされた鼻衄について解説する。

【病因病理】

『霊樞』百病始生には「陽絡が損傷すると血が外に溢れる、血が外に溢れると衄血となる」とある。衄血も各種原因により鼻部の陽絡が損傷された結果として発症する。臨床上、鼻衄は肺・胃・肝・腎・脾との関連性が緊密であり、以下に分類して述べる。

1．肺経熱盛：風熱または燥熱の邪を外感すると、まず肺が侵犯される。邪熱が循経して上り、鼻竅を壅いで熱が脈絡を損傷すると、血液が妄行して鼻中に溢れて鼻衄となる。『外科正宗』巻4には「鼻中出血は、肺経の火が旺盛になり、迫血妄行して鼻竅から出たものである」と記載されている。

2．胃熱熾盛：平素より胃経に積熱がある、またはアルコール度の強い酒を暴飲したり、辛い食品を過食したりすると、胃熱が熾盛となって火熱が内を燔き、経を循って上炎し、鼻中の陽絡を損傷する。血が熱と共に涌き出て、脈外へ妄行すると鼻衄となる。『壽世保元』巻4には「衄血とは、鼻中の出血をいう。陽熱が沸鬱して胃経を動かし、胃火が激しく上ると、血が妄行して衄を生じる」とあり、また『三因極一病証方論』巻9には「飲酒が過ぎたり、炒め物・焼き物・五辛の熱性の食物〔＝五葷。ニンニク、ニラ、ラッキョウなど〕を食べると血を動かし、血は気に随って溢れ鼻衄を発症する。これを酒食衄という」と述べられている。

3．肝火上逆：思いが望み通りにいかないと肝気が鬱結し、時間が経過すると火に変化する、また激しい怒は肝を損傷する。肝火が上逆すると血は火に随って動き、鼻竅へと蒸し迫ると脈絡が損傷し、血液が外に溢れて鼻衄を発症する。『瘍科心得集』では「七情によって損傷したために、内において血を動かし、血が気に随って上り、溢れたものである」と解説している。

4．肝腎陰虚：過度の房事により腎精を耗損したり、長患いのために陰を損傷したりすると、肝腎不足から水不涵木（すいふかんもく）となる。肝が蔵血できなくなって虚火が上炎すると、血液が上昇し、清竅に溢れて鼻衄となる。『証因脈治』巻２には「過度の房事により腎を損傷して陰精が不足すると、水中より火が発する。また悩・怒により肝を損傷して肝火が動じやすくなると、陰血は火に随って上昇し、経脈を循行できなくなって内傷の衄血を生じる」とあり、また『景岳全書』巻30には「衄血は火によるものが多いが、特に陰虚の者に多い。労損〔過労による内傷〕によって陰を損傷して水不制火となると、衝・任の陰分の血が最も動きやすい」と述べられている。

5．脾不統血：病が長期化して治らない、または憂思、労倦、飲食不節制などにより脾気を損傷すると、脾気が虚弱となって統血機能が失調する。気による血の固摂作用が働かなくなると、血は脈道を離脱して経を循行しなくなり、鼻から溢れて滲出し、鼻衄となる。

【診断要点】

鼻衄の名称は鼻中からの出血症状によって命名されたものであり、鼻出血がみられれば鼻衄と診断できる。しかし臨床では、他の部位からの出血が鼻腔を通じて流出したものではないことを確認する必要があり、肺・胃・咽喉からの出血を鼻衄と誤診してはならない。

【辨証施治】

鼻衄の辨証においては、症状の緩急、出血量、色つや、および全身症状を観察する必要がある。治療では「急なればその標を治療する」に従い、まず外治法により止血を行なった後、辨証により原因を明らかにした上で内治法を併用する。

1．肺経熱盛

［主　　証］鼻中から出血が滴り落ち、鮮紅色で量は多くない。鼻腔が乾燥して灼熱感があり、咳嗽して痰は少ない。口が乾いて身体が熱く、舌尖や辺縁が紅色、苔は薄白で乾、脈浮数または数。

［証候分析］邪熱が鼻竅の脈絡を灼傷すると鼻衄を生じる。気が熱すると血も熱するため、鮮紅色の出血をみる。熱邪が表にあるため、出血量は多くなく、ポタポタと滴る。熱邪が肺を犯して肺津を損傷すると、鼻腔が乾燥して口が乾き、咳嗽して痰は少ない。舌尖や辺縁の紅色、脈数は肺臓の熱であり、邪熱が表にあるため脈は浮となる。

［治　　療］疏風清熱、涼血止血。

方剤：桑菊飲加丹皮・白茅根・山梔炭。

桑菊飲	清熱宣肺。
丹皮・白茅根・山梔炭	涼血止血。

2．胃熱熾盛

［主　　証］鼻中より鮮紅色または深紅色の血が大量に出血する。鼻内は乾燥し、口が乾いて口臭があり、煩渇して飲みたがる。大便燥結、小便短赤。舌質紅、苔黄厚乾、脈洪大で数。

［証候分析］胃の経脈は上って鼻を循行しており、胃熱が熾盛となっ

て火熱が内を燔(や)き、血に迫って外に溢れると鼻衄となる。陽明の火は最も強力であるため出血量が多く、色は鮮紅色または深紅となる。熱が胃陰を爍(と)かすために、口が乾いて口臭があり、煩渇して水を飲み、大便は燥結し、小便は濃く少なくなり、舌苔は黄厚で乾燥する。熱が裏で盛んなために舌は紅色で、脈は洪大で数となる。

［治　　療］清泄胃火、涼血止血。

方剤：犀角地黄湯加石膏・知母。

大便が乾燥して便秘する場合	大黄・瓜蔞仁を加えて通腑泄熱する。

3．肝火上逆

［主　　証］鼻衄量が多く、深紅色である。頭痛頭暈、口苦咽乾、胸脇苦満、顔が紅く目が赤い、イライラして怒りやすい。舌質紅、苔黄、脈弦数。

［証候分析］肝は血を蔵めており、肝火の上逆により火邪が血に迫り、血が外に溢れて出血すると、深紅色の衄血が多くなる。肝火が上炎して清竅を擾乱すると、頭がくらくらして頭痛を生じ、顔や眼が赤くなり、口が苦く咽が乾く。肝気が鬱結して気機〔気の昇降出入〕が舒暢できなくなると、胸脇部が膨満して苦しくなり、イライラして怒りやすくなる。舌質紅、苔黄、脈弦数は肝熱の現れである。

［治　　療］清肝瀉火、涼血止血。

方剤：龍胆瀉肝湯加羚羊角・玫瑰花。

　また犀角・生石膏・黄連・竹茹・青蒿などを加えて、上炎する火を清瀉する。

4．肝腎陰虚

［主　　証］紅色の鼻衄が出たり止まったりし、量は多くない。口が乾いて津は少なく、頭暈、かすみ目、耳鳴、心悸、不眠、五心煩熱がある。舌質は嫩紅または絳で、津が少なく、舌苔少。脈細数。

［証候分析］肝腎陰虚により虚火が上炎して血絡を損傷したものであり、そのため鼻衄が出たり止まったりする。虚火が清竅を擾乱するため、頭がくらくらして視界がかすみ、耳鳴を生じる。水不済火〔腎水が心火を済えない〕により心腎不交となると、動悸が高ぶって不安感を生じ、不眠や多夢となる。口が乾いて津が少ない、舌質嫩紅または絳、舌苔少、脈細数はいずれも陰虚の証である。

［治　　療］滋養肝腎、涼血止血。

方剤：知柏地黄丸加旱蓮草・藕節・阿膠など。

　血分の損傷が多い場合には膠艾四物湯がよい。

5．脾不統血

［主　　証］淡紅色の鼻衄がじわじわと滲み出てくる。量は多かったり少なかったりで、顔色にはつやがなく、食事は減少し、疲労感があり懶言。舌淡苔薄、脈緩弱。

［証候分析］脾気が虚したために気不摂血となると、血がじわじわと滲み出てくる。熱象はないため色は薄い。気血虚のため顔を栄養できなくなると、顔につやがなくなる。脾虚により運化が失調すると食事が減り、疲労感があって、言葉数が少なくなる。舌淡苔薄、脈緩弱はいずれも脾虚気弱の現れである。

［治　　療］健脾益気、摂血止血。

方剤：帰脾湯去生姜加側柏葉・地楡。

いかなる原因で生じた鼻衄であろうとも、出血によって営血が耗損するため、出血が多い場合には顔面蒼白、心悸、疲労感、脈細など血虚の症状が現れる。そのため以上述べた辨証用薬以外に、黄精・何首烏・桑椹子・生地などの養血薬を加え、和営養血法を併用してもよい。陰血の耗損が陽気に波及して陽気衰微となっている場合には、独参湯や参附湯により補気摂血法を行ない、救急処置をとらねばならない。

鼻出血の患者に対しては「急なればその標を治療する」の原則を遵守し、まず各種止血法を行なって鼻衄を止める必要がある。常用される止血法には次のようなものがある。

(1) 冷敷法：冷水に浸したタオルや水枕を前額部または頸部に置く〔アイシング〕。血液は冷えると流れが緩慢になるので、出血の勢いを減らすことで止血の目的を達することができる。

(2) 圧迫法：前髪際正中線から１～２寸入った部位を手指で揉按する。また一側または両側の鼻翼をきつく圧迫して止血する。

(3) 導引法：患者の両足を温水につける。またはニンニクを搗いて泥状にし、足底の湧泉穴上に置く。引熱下行することにより熱の上炎を減少させる効果があり、止血の補助となる。

(4) 滴鼻法：香墨を濃く研いで鼻中に点鼻する。香墨には止血作用がある。また滴鼻霊や１～３％エフェドリン液を点鼻すれば、止血を助ける作用がある。

(5) 吹鼻法：血余炭・馬勃・百草霜・田七末・雲南白薬など止血作用のある薬粉を吹鼻し、鼻腔の出血箇所に付着させて止血目的を達成する。また上記薬物を綿花に付け、出血箇所に貼付したり、鼻腔に詰めたりする。
（6）鼻腔填塞法：上記の方法で出血が止まらない場合には、ゼラチンスポンジまたは細長いガーゼにワセリンを塗り、患側の鼻腔を塞ぐ。それでも止血できない場合には鼻咽腔止血法〔ベロック止血法〕（附篇「2.4 鼻咽腔止血法（P385）」を参照）を行なう。

【看護と予防】
（1）鼻衄患者は焦って緊張している場合が多いので、まず気分を落ち着かせて医者に協力させ、可及的速やかに出血を止めることが最重要である。止血動作は手際よく行ない、粗雑になって損傷を拡大することがないよう注意する。
（2）活動性出血の場合には、まず出血を止めた後に必要な検査を行ない、出血原因を明らかにした上で審因論治を行なう。必要時には他科との合同診察を行ない、鼻衄を引き起こした内科疾患を根治する。
（3）出血している場合には半臥位をとらせると、止血、検査および操作上都合がよい。
（4）辛い刺激物は火熱を助けて症状が悪化するため禁忌とする。
鼻衄予防としては、身体を鍛え、邪の感受を予防し、気候が乾燥している時にはあっさりとして潤いのある飲料をとるようにし、辛い物や燥熱性の食品は避ける。感情面ではひどく怒らないよう心がける。また鼻をほじる習慣をやめさせ、鼻部を損傷しないようにする。

【参考資料】
『諸病源候論』鼻衄候：血と気は内では臓腑を栄養し、外では経絡を循り、相互に随いながら身体を行（めぐ）っており、一周すると再び行り始める。血の性質は、寒えると凝澀し、熱くなると流れ散じる。また気は肺によって生じ、肺は鼻に開竅する。熱が血に乗じると気もまた熱くなり、気血がともに熱くなると、鼻から発して鼻衄となる。

2.11　鼻腔異物

鼻腔異物とは、外部から鼻腔内に物体が誤入したものをいう。

【病因病理】

本病は小児が遊んでいる時に、小豆、落花生の粒、砂利、紙などの小さい異物を誤って鼻内に入れてしまう場合が多く、また医療過誤としてガーゼや綿花を鼻内に残留したまま取り出すことを忘れたり、食事や嘔吐により食物が咽頭鼻部から鼻腔へと入ったり、弾丸や爆発によって鼻腔内に異物が入る場合もある。このほか小さな昆虫やヒルなどが偶然鼻腔内に進入することによっても引き起こされる。

異物が鼻腔に入ると、その刺激によりクシャミを生じる。鼻道を閉塞すると呼吸の通暢が妨げられて鼻塞となり、鼻腔内の粘膜が損傷すると鼻衄を生じる。停留時間が長くなると邪毒感染を引き起こし、穢（わい）臭のある膿のような鼻汁が出る。

【診断要点】

局部検査により異物が発見されることが診断の根拠となる。現病歴があまり明確でなく、単側の鼻腔が塞がって膿涕に血が混じり、穢臭がする場合には注意が必要である。特に小児にこのような症状がある場合には、詳細に検査して異物の所在を明らかにしなければならない。金属片が疑われる場合には、X線撮影により診断の補助とする。

【辨証施治】

鼻腔内異物の症状は異物の性質、形態、大きさ、停留時間により異なってくる。異物を発見したら、ただちに適切な方法により取り出さねばならない。

［主　　証］クシャミが出る。単側の鼻腔が障害された場合には、長引くと血が混じった膿涕が出て穢臭があり、また片頭痛を生じることもある。鼻腔内検査により異物を認める。検査時にはまず鼻汁をきれいに除き、鼻鏡を使用して異物鈍匙〔異物除去器〕で丁寧に探していくと異物を発見できる場合が多い。小児や児童では下鼻道の前端にひっかかっている場合が多く、糸や綿などは鼻頂部や後上方部に多い。見つけにくい場合には、１％エフェドリン溶液を点鼻して鼻内粘膜を収縮させてやると異物の位置がはっきりする。異物の停滞が長時間に及ぶと、周囲の粘膜が発赤、腫脹、糜爛して、肉芽を生じる場合もある。うじ虫が鼻内に繁殖すると鼻部が糜爛して穢臭がする。

［証候分析］鼻腔内異物の症状は異物による刺激、閉塞、損傷、感染などによって生じるため、異物の性質、形態、大きさ、停留時間により異なってくる。鼻腔が異物による刺激を受けると、本能的に異物を排除しようとしてクシャミが起こる。異物が鼻腔を閉塞すると患側の鼻腔に閉塞感を生じ、異物が大きいと症状は鮮明となる。さらに異物刺激や毒に感染すると、鼻内粘膜が発赤腫脹して肉芽を生じ、鼻閉症状が悪化して膿状の鼻汁を分泌する。異

物停留時間が長くなると腐敗して臭いを生じるが、鼻内粘膜が潰爛して臭いを発するようになると、鼻息が穢臭を帯びる。異物が粘膜や脈絡を損傷すると、鼻衄を生じて鼻汁に血が混じる。

［治　　療］本病の治療は外治法が主となるため、異物の性質、形態、大きさ、位置に応じて適切な方法を選択する。感染症を合併している場合には内治法を併用する。

(1) 外治法：

①異物が細かく小さい場合には、クシャミをさせて異物を排出させる。通関散を使用してクシャミをさせる。

②紙・糸などのように形態が整ってない物の場合には、ピンセットで摘み出す。異物が大きい場合には砕いて数回に分けて摘み出す。

③数珠や豆のように球形で滑りやすい異物に対してピンセットを使用すると、挟みづらいだけでなく、逆に奥へと移動させることになりかねない。咽頭鼻部へ移動させてしまうと、口や咽に滑り落ちて気管や胃に入ってしまう恐れがあるため、この場合には鼻用異物鉤を使用する。ゼムクリップで異物鉤を作ってもよい（図2）。操作時には注意しながら鼻腔に入れ、異物を通過させた後にゆっくりと抜き出す。

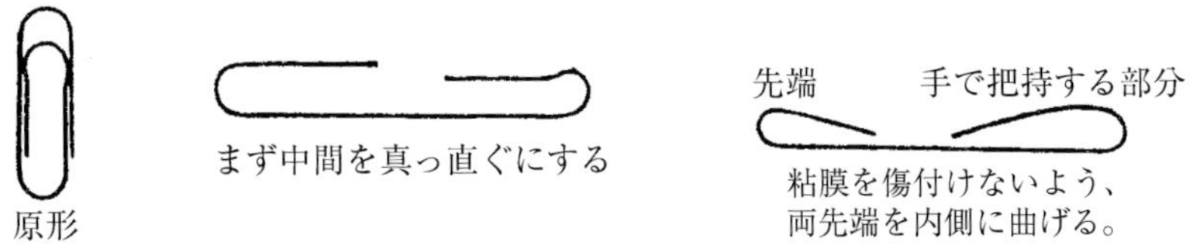
原形
まず中間を真っ直ぐにする
先端
手で把持する部分
粘膜を傷付けないよう、
両先端を内側に曲げる。

図2　ゼムクリップによる鼻腔異物鉤の製作

④前鼻孔から取り出しにくい場合には、患者を仰臥位にして頭を後屈させた後、異物を咽頭鼻部へと押し出して、口腔から取り出す。

⑤小児の場合、必要時には全身麻酔下において取り出すことも考慮する。

⑥異物を取り出した後には、局部損傷や感染による発赤腫脹の程度に応じて他の治療法を併用する。一般に滴鼻霊を点鼻したり、ガーゼにワセリンを塗って創面を覆い、癒着を防ぐ。

(2) 内治法：粘膜が潰爛して発赤腫脹し、膿のような鼻汁が多い場合には清熱解毒する。

方剤：五味消毒飲加魚腥草・地膚子・赤芍など。

【看護と予防】

異物を発見したらまず落ち着くことが大切であり、慌てて緊張してはならない。特に患者が小児で、異物が数珠などの円形で滑りやすいものの場合には、気管に入って窒息しないよう注意する。異物を取り出す際には、雑にならないよう手際よい動作を心がける。また異物が堅く鋭利な場合には、不必要な損傷を与えないように気をつける。

本病では予防が重要であり、特に幼児に対しては異物を鼻腔内に入れないよう教育する。家族は児童の鼻腔内異物に注意し、鼻閉、鼻汁、穢臭のある鼻息がみられる場合にはただちに病院を受診し、治療が遅れて症状を悪化させないよう気を付ける。

4. 咽喉科

1. 咽喉科概論

咽喉は飲食、呼吸、発声を行なう器官であり、上部は口腔に連なり、下部は肺・胃に通じ、経脈循行の要衝にもなっている。喉〔喉頭〕は前方にあり、気道に連なって肺臓に通じており、肺系に属する。咽〔咽頭〕は後方にあり、食道に接ながって胃腑を真っ直ぐ貫き、胃系に属する。『霊樞』憂恚(ゆうい)無言には「咽喉は水穀を受納するための通路である。喉嚨(こうろう)〔咽喉管腔全般を指す〕は呼吸による気が上下出入するための必要な道である。会厭(ええん)〔喉頭蓋〕は発声するための門戸である。……懸壅垂(けんようすい)〔口蓋垂〕は音や声を出すための鍵となる。頏顙(こうそう)〔咽頭後壁上の後鼻道。咽頭鼻部〕は口と鼻の気が相互に通じている竅孔であり、鼻涕と唾液を分泌しており、ここから出る」として、咽喉の各部位の生理機能について説明している。『難経』では咽・喉の大きさ、長さ、重さに関してそれぞれ提起しており、古くから咽喉の生理解剖と臓腑の整体関係が認識されていたことが理解できる。

1.1　咽喉と臓腑経絡の関係

咽喉は経脈の循行が交会するところで、呼吸や飲食の門戸でもあり、五臓六腑と密接な関係がある。咽喉と臓腑間の生理機能・病理変化は影響し合っており、五臓六腑の病変の多くは咽喉に反映されるが、なかでも肺・胃・脾・腎・肝との関係が深い。

肺：喉は肺系に属し、肺と通じており、気体が出入りする重要な通路である。『瘡瘍経験全書』巻1では「喉は天気に応じる、すなわち肺の系である」、『経験喉科紫珍集』原序では「喉は天相[3]に応じる、すなわち肺の苗(びょう)である」として両者の関係を説明している。また『重樓玉鑰(じゅうろうぎょくやく)』喉科総論では「喉は空虚であり、気息を主り、呼吸が出入りする、肺気の道である」として、喉と肺の相互作用によって呼吸の生理機能が行なわれることを明確に指摘している。肺気が満ち溢れることにより喉は正常に機能し、呼吸が通暢して張りのある大きな声を出すことができる。肺金が損傷し、肺経熱盛または肺気虚弱となって機能が失調すると、各種咽喉疾患が引き起こされる。これは『太平聖恵方』巻35に「肺脾が壅滞し、風邪熱気が経絡を攻撃し、蘊蓄して散じず、上って咽喉を攻める」、また『雑病源流犀燭』巻24には「喉が燥いて痛むのは、水が涸れて炎が上り、肺金が剋されるからである」と記載されている。

胃：咽は胃系に属し、胃と通じており、水穀の通路である。『重樓玉鑰』喉科総論では、「咽とは咽(の)むことであり、水穀を通利させることを主り、胃の系である。すなわち胃気の通路である」として咽と胃の相互作用による生理機能について説明しており、胃気が健

---

3 天相：現代星座では六分儀座(ろくぶぎざ)に該当し、28宿のひとつ。古代中国における星官のひとつで、天における丞相（執政大臣）であると考えられていた。

全で旺盛であれば、咽の機能も正常に行なわれる。また焼き物や炒め物を過食すると胃腑に熱が蘊(つ)もりやすく、咽頭部に発赤、腫脹、疼痛などの病理変化を生じるが、このことは『血証論』巻6に「咽が痛んで飲食ができなくなるものは、すべて胃火による」とあり、また『瘡瘍経験全集』巻1では「胃経が熱を受けると、胃気は喉嚨に通じているため喉癰を患う」として、胃と咽との病理関係について説明している。臨床でみられる熱性の咽喉疾患の多くは、胃腑熱盛の証である。

脾：脾と胃は表裏関係にあり、足太陰脾経は胃を絡い、上って咽喉を挟む。そのため脾と胃は生理機能上において相互に協力しており、病理変化もまた同時に出現する場合が多い。『太平聖恵方』巻35に「脾胃に熱があれば、熱気が上衝して、咽喉が腫れて痛む」とあるように、脾胃疾患の多くは咽喉に反映されることから、歴代の医家たちは「喉嚨は脾胃の候(きざし)である」と考えている。

腎：腎は蔵精の臓であり、その経脈は肺中に入って喉嚨を循る。咽喉は腎の精気の濡養を受けて旺盛となり、生理機能が正常であれば邪毒に容易に侵犯されることはない。腎虚のために咽喉が濡養されなくなると機能失調を招くが、陰虚を兼ねる場合には虚火上炎となり、腎陽虚であれば虚陽上越となり、咽喉を損傷して発症する。このことは『瘍医大全』に「腎水が咽喉を潤せないと病となる」と述べられている。

肝：肝の経絡は喉嚨(こうろう)を循って頏顙(こうそう)に入っており、肝の経気は咽喉まで上っている。肝気が鬱結すると疏泄昇降機能が異常となり、喉の正常な生理機能に影響する。肝鬱化火となると、気血が咽喉に凝滞して発症する。『素問』診要経終論篇では「厥陰経の脈気が絶えると、胸中が熱くなり、嗌(えき)〔咽喉頭部、または咽頭〕が乾燥する」として、肝と咽喉の病理関係について説明している。

咽喉は経脈の流注が交会するところであり、12経脈では手厥陰心包経と足太陽膀胱経が間接的に咽喉を通る以外、他の経脈はすべて直接咽喉に通じている。

手太陰肺経：肺臓に入り、喉中を循経する。

手陽明大腸経：缺盆から上って頸部を走り、口を挟んで下歯中に入る。

足陽明胃経：上歯中から出て、口を挟んで唇を環り、下顎角前を循って、咽喉に沿って缺盆に入る。

足太陰脾経：上行して食道の両側を挟み、咽喉を循経して舌根に連なる。

手少陰心経：食道を挟んで上り、咽喉を循り、眼に連なる。

手太陽小腸経：その支なるものは缺盆から頸を循り、咽喉を経て頬に上る。

足少陰腎経：肺から上って喉嚨に入り、舌根を挟む。

手少陽三焦経：肩から頸を走り、咽喉を経て頬に至り、入って舌本に繋がる。

足少陽胆経：頬車から下って頸を走り、咽喉を経て缺盆に至る。

足厥陰肝経：喉嚨・舌を循経し、唇内を環行する。

このほか、任脈・衝脈は喉嚨を循り、口唇を絡(まと)う。

1.2 咽喉疾患の病因病理概論

咽喉疾患の発症原因に関して、内因としては肺・胃・脾・肝・腎などの機能失調によるものが多く、外因の多くは風・熱・湿・疫などの邪が機に乗じて侵犯したものである。内因と外因の違いにより病理変化も異なってくるが、火熱上炎の症状が現れることが多いことから、「咽喉の諸病はみな火に属す」なる説がある。この場合の火には虚火と実火とがある。また『瘡瘍全書』では「咽喉には、積熱、風熱、客熱、病後に余毒が除かれないものなど数証がある」として、異なる病因があることを指摘している。ここでは以下のように分類する。

1．邪毒侵襲：肺は表を主り、喉は肺系に属する。風熱の邪毒が咽喉を侵犯し、内で肺を犯して肺の清粛機能が失調すると、熱邪は循経して上って咽喉を蒸し、脈絡が阻滞する。そのため咽喉の発赤腫脹、声のかすれなどの証がみられ、同時に発熱悪寒、頭痛、咳嗽、脈浮数などの風熱表証が出現する。この時、邪は表にあるため症状は比較的軽い。

また体が平素から虚しているところに風寒の邪毒に侵犯されると、肺気が宣発されず、寒邪が咽に結聚することとなり、咽喉淡紅、微腫、微痛、嗄声などの証がみられ、風寒表証の全身症状が現れる。

2．脾胃熱盛：咽は胃系に属する。邪熱壅盛となると表から裏に波及していくが、肺から胃に波及すると肺・胃の熱が盛んになって咽に上炎する。また普段から辛い物、炒め物など熱性の料理を過食していると熱が脾胃に蘊(つ)もっており、脾胃の火熱が循経して上炎すると咽喉を灼く。この時火熱が熾盛であると気滞血壅となり、津が煉られて痰を形成する。そのため発赤腫脹がひどく、高熱、頭脹痛、腹脹悶、痰涎壅盛、小便黄、便秘、脈洪数、舌紅絳、苔黄膩などといった胃腑熱盛の証が現れ、症状も重くなる。これは『景岳全書』巻28に「胃気は咽喉に直接通じている。ゆえに陽明の火が最も盛んである」と述べられている。

火熱壅聚となって腫れると、咽喉の粘膜を爍かして傷つけるため、腐敗して癰が形成される。

3．肺臓虚損：平素より体が衰弱している、長患いにより耗損している、労損〔主に過労による内傷〕などにより肺陰が損傷したり肺気が耗損したりする、などの原因により肺陰が損傷して津液が不足すると、肺の清潤・粛降機能が働かなくなり、虚熱を内生して咽喉を上炎し、陰虚肺燥の証となる。そのため咽が微紅色となる、微痛、乾燥していがらっぽく咳嗽する、話し声に力がない、声がかすれるなどの証が現れる。肺気が耗損して気化機能が失調すると、咽喉に精気が輸布されなくなり、生理機能が失調して邪毒が滞留しやすくなる。そのため、咽喉は淡紅色で不快感がある、話し声が小さい、微弱呼吸、懶言、自汗、倦怠脱力感などの証がみられる。

4．腎陰虧損：慢性疾患や労傷〔主に七情や房事による内傷〕により腎精が虧耗すると、上部にある咽喉を濡養できなくなり、咽喉が栄養されなくなると機能が低下して、病後に余邪が咽喉に滞留しやすくなる。また陰虚火旺となって虚火が上炎すると、咽喉を灼傷して発症する。そのため咽喉微紅、微痛、微腫、異物感、また声のかすれ、腰膝がだるく力がない、頭暈目眩、耳鳴、夜間発熱、盗汗などといった腎陰虚の証が現れる。

5．肝気鬱結：思いが望み通りにならないため肝を内傷すると、疏泄機能に異常をきたし、肝気が鬱結して気滞痰凝となる。咽喉間を障害すると咽喉の不快感や梗塞感を生じる。鬱から熱や火へと変化して火熱上亢となると、咽喉の発赤、疼痛、潰爛、口の乾燥を招く。鬱の状態が長期間続くと、気血が結聚して脈絡を閉塞し、腫瘤を引き起こす場合もある。

1.3　咽喉疾患の辨証要点

咽喉疾患の辨証では、望・聞・問・切の四診を参照し、全身および局所の証候を融合させて、総合的に辨証分析を行なう必要がある。辨証の要点を以下に述べる。

1．辨発赤・腫脹・疼痛

病の初期	咽喉が発赤、腫脹、疼痛する	風熱邪毒が肺衛にある表証。
	咽喉が淡紅色、腫脹はない、微痛	風寒表証。
咽喉が腫れあがる、またはびまん性に腫れる。深紅色で、疼痛が激しい。また発症が急激である		肺胃熱毒壅盛により火熱が上蒸して、咽喉に搏結したものである。多くは実熱証に属する。
深紅色に高く腫れあがり、激烈な痛みがあり、3～5日経っても軽減しない		熱毒壅盛であり、化膿して癰となる恐れがある。
慢性化して微紅、微腫		虚証。
腫脹の色は淡く、軽微な痛みがある		痰涎湿濁が凝聚したもの。

腫と痛との関係	風熱表証	発赤・腫脹・疼痛がやや強い。
	裏熱壅盛	発赤・腫脹・疼痛が激しくなる。
	虚証	発赤・腫脹・疼痛は軽微、または発赤腫脹はみられず不快感があるだけ。

2．辨腐爛

病の初期		腐敗・糜爛は分散していて浅く、周囲は紅色。熱毒がまだ軽度であることが多い。
急性期に腐爛が薄片状、または陥凹しており、周囲が発赤腫脹する		火毒壅盛により粘膜を蒸灼したもの。
腐爛が浅在性で分散しており、発作を繰り返し、周囲が淡紅色		虚火の証。
腐爛が薄片状となって陥凹し、なかなか治らない		気血不足、腎陽虧損、邪毒内陥の証。
潰れて腐敗し、表面に白い膜がかかる	軽症	厚くて柔らかく、拭い去りやすい。
	重症	硬くて剥離しづらく、無理やり剥ぐと出血し、また剥いだ後に再発する。

3．辨膿液

患部の粘膜は深紅色または鮮紅色で、腫れて高く隆起し、周囲は紅暈して硬い。発熱は３～４日退かず、激しい熱痛がある。按えると軟らかくなく、堅い		まさに化膿しているところである。
按えると、柔軟で陥凹する		すでに化膿していることが多い。
膿が黄色	濃い場合	実証・熱証。
	濃く量が多い場合	湿熱証。
膿が清んで稀薄または汚穢		正不勝邪となった虚証。
膿は清んで稀薄、汚黯色で腥臭があり、潰瘍面がなかなか癒合しない		脾胃虧損による邪毒内陥証。
膿は清み、稀薄で量が多く、流出が止まらず、潰瘍面が癒合しにくい		脾虚湿聚に属する。

4．辨音声

病の初期で、口の中に物を含んでいるかのように言語がはっきりしない		実証。
病の初期で、発症が緩慢である		咽喉頭部の腫瘤による場合が多い。
急性期に声がかれる	咽頭部が発赤腫脹する	風熱証。
	咽頭部は淡紅色、または紅色ではない	風寒証。
声のかれが長期化し、咽は乾くが飲みたがらない		肺腎陰虚、陰精虧損証。
声が低く微かで、微弱呼吸で脱力感がある		肺脾気虚。
言葉を喋りづらく、呼吸があらく、喉にノコギリをひくような音がする		痰涎壅盛により気道が閉塞された重篤な証候である。
妊娠の後期に嗄声となり、発声できなくなるもの		「子瘖（しいん）」である。

5．辨気味

咽喉疾患の初期から穢悪（わいあく）な臭気がする、または腥臭（せいしゅう）のある涎が出る	実熱火毒証に属す。肺胃の火熱上蒸によるものである。
虚寒の咽喉疾患	一般に口は平常であり、臭気はなく、たとえ臭気があっても軽微である。
慢性化して口臭に穢臭がある	肺腎虧耗、邪毒が粘膜を腐らせる、または腫瘤が潰爛したものである。

6．辨焮・痒・梗塞

咽喉粘膜が紅色	灼熱感があり、いがらっぽい	風熱実証。
	熱感はなく、いがらっぽい	風邪によるもの。

	熱感があって乾燥する	陰虚火旺。
咽喉に閉塞感がある	嚥下障害はなく、発赤・腫脹・疼痛もみられない	肝気鬱結、気痰交阻証。
	異物感があり、いつも咳嗽し、咽が乾いて微に痛む	肺腎虚証。
閉塞感が日増しに強くなり、嚥下障害があり、呼吸障害または呼吸困難		咽喉や食道の腫瘤に注意する。

7．辨識危候

咽喉疾患の局部症状	頸部が発赤腫脹して、胸部まで連なる。	重篤な証候
	咽喉からの出血が止まらない。	
	膿が汚黯色で、悪臭がある。	
	白膜が密に分布する、または腐爛が深く黒紫色。	
	呼吸困難で飲食物を飲み込みにくい。	
咽喉疾患の全身症状	意識障害、高熱が出て戦慄する、牙関緊閉、両目を直視する、珠のような汗が出る、痰が多く呼吸が促迫する、またはノコギリをひくような痰鳴がする、鼻翼煽動を生じて唇が青くなる。	危険な証候

1.4　咽喉疾患の治療概要

咽喉疾患に対する治療方法は非常に多く、臨床では辨証に基づいて、症状に応じた治療法を選択する。ここでは以下のように分類する。

1．内治法

(1) 疏風解表：咽喉疾患の初期で邪が肺衛にある場合には、邪を表より解除する。

※咽喉が発赤腫脹して微痛があり、兼ねて発熱悪風、頭痛、咳嗽、脈浮数などの風熱証候がある場合：辛涼解表法。

常用方剤：疏風清熱湯。

薬物：蝉衣・牛蒡子・薄荷・桑葉・蔓荊子・葛根など。

※咽喉が淡紅色で、腫れは微またはない、異物感があり、兼ねて発熱悪寒、無汗、頭痛、舌苔薄白、脈浮緩などの風寒証がある場合：辛温解表法。

常用方剤：六味湯。

薬物：荊芥、防風、紫蘇、羌活、桂枝など。

(2) 清熱解毒：熱毒により生じた咽喉疾患に適用する。患部の発赤腫脹、激しい熱痛、高熱口渇、舌質紅・苔黄などの証がみられる。臨床では熱毒熾盛の程度、およびその所在する臓腑によって臨機応変に行なう。

※熱毒はまだ軽く、表証を兼ねる場合：本法と辛涼解表薬を併用する。

薬物：連翹、牛蒡子、薄荷、夏枯草、地丁、金銀花、杭菊花、蒲公英など。

※邪熱壅盛となり裏に伝わって胃に入り、患部が発赤腫脹し、疼痛がはげしく、高熱、苔黄厚膩、脈洪大の証がみられる場合：苦寒薬により瀉火解毒する。

薬物：黄連、黄芩、梔子、龍胆草、穿心蓮など。

※高熱が退かず、煩躁し、意識障害を生じて譫語し、舌質紅絳などの場合：熱が営分に入ったものであり、清熱・涼血・解毒するのが適切である。

薬物：犀角、丹皮、生地、紅花、紫草など。

※熱毒壅盛の場合には患部の腫脹や痛みが激しくなり、熱毒が軽減すると腫痛もそれに伴って軽減する。ゆえに清熱解毒法も消腫止痛のための治療法となる。

(3) 利膈通便：胃腑熱盛に適用する。邪熱が内を困窮すると咽喉の発赤腫脹が激烈となり、身体から壮熱を発し、大便秘結、苔黄乾厚、脈洪数などの証が現れる。

常用方剤：涼膈散または大承気湯。

薬物：大黄・芒硝・火麻仁・郁李仁など。

本法は常に清熱解毒法と併用される。

(4) 散瘀排膿：熱毒壅盛、気血瘀滞、粘膜が灼かれて化膿した咽喉癰腫などに適用する。

常用方剤：仙方活命飲。

薬物：穿山甲、皂角刺、白芷、当帰尾、丹参、沢蘭など。

※まだ潰れてない場合：清熱解毒薬を配合して消散させたり、破潰を促したりするのもよい。

※破潰した後に膿がきれいにならない場合：清熱利湿薬を配合し、同時に穿山甲・皂角刺などの排膿薬を減らす。

※潰れた後に膿が出てなかなか癒合しない場合：排膿薬を減じて、本法に補益気血薬を配合するのが適切である。

常用方剤：托裏消毒散。

(5) 滋陰養液：肺腎陰虧による咽喉疾患に適用する。

※腎陰虚から虚火上炎となる場合：咽喉が淡紅色または暗紅色

で、腫れや痛みは微で、朝は軽く夜に重くなり、会話が滞り痛みがある。全身症状としては腰のだるさ、耳鳴、耳聾、怔忡（せいちゅう）〔心臓が激しく不規則に拍動する〕、盗汗などの陰虚火旺の証がある。滋養腎陰、潜降虚火する。

常用方剤：知柏地黄丸、六味地黄湯など。

薬物：熟地黄、山萸肉、淮山薬、女貞子、知母、黄柏など。

※肺陰が耗損して陰虚肺燥となる場合：咽喉の乾き、灼熱感、不快感、微痛、いがらっぽくて咳が出る、または口や咽が乾燥するが飲みたくはない、咳嗽して濃い痰が出る、精神疲労、言葉に力がない、などの陰虚肺燥証が現れる。滋養肺陰、生津潤燥する。

常用方剤：甘露飲。

薬物：麦冬、沙参、百合、玄参など。

(6) 温補元気：肺・脾・腎などの臓腑虚寒による咽喉疾患に適用する。

※腎陽虚の場合：咽喉が微かに痛む、発赤や腫脹はない、嚥下障害、疼痛は午前に多い、唇舌は淡白色、口は正常で口渇はない、手足が温まらない、大便溏薄などの証が現れる。温補腎陽する。

常用方剤：附桂八味丸。

薬物：熟附子、肉桂、肉蓯蓉、菟絲子、熟地黄など。

※肺脾気虚の場合：咽喉は淡白色で、乾燥して痛み、声は低く弱い。兼ねて食が少ない、倦怠感がある、無気力で懶言、動くと気喘する、咳嗽して痰は稀薄、自汗などの証がみられる。肺脾の気を補益する。

常用方剤：補中益気湯。

薬物：黄耆、党参、白朮、甘草など。

(7) 解鬱散結：七情により肝を損傷して肝気が舒暢できなくなり、気滞痰凝となって引き起こされた咽喉疾患に適用する。喉中に炙臠（しゃれん）〔炙った肉〕のようなものがあり、吐こうとしても出ず、飲み込もうとしても下らないが、食事の障害にはならない、胸中痞満、などの証が現れる。疏肝解鬱、行気化痰する。

常用方剤：半夏厚朴湯。

薬物：法半夏、厚朴、柴胡、鬱金、素馨花など。

(8) 化痰利咽：火熱の上炎により津が煉られて痰が形成され、痰涎が咽喉に結聚したために、気機が阻止されて引き起こされた咽喉疾患に適用する。咽の腫れ、痰が多く咳嗽する、呼吸促迫などの証が現れる。清熱化痰・利咽する。

常用方剤：温胆湯。

薬物：瓜蔞、貝母、竹茹、射干、前胡、葶藶子、桔梗など。

※寒痰・湿痰に属する場合：咽喉の腫脹の色は淡く、痰涎は稀薄で多量、などの証がみられる。この場合には法夏・胆南星などの温燥薬により、寒痰・湿痰を除いて咽喉を通利する。

2．外治法

(1) 吹薬法：薬粉を患部に吹き付けて目的を達する。

熱毒が盛んで、腫痛が激しい場合	清熱解毒・消腫止痛を主とする薬物を使用する。	氷麝散・珠黄散
咽喉が破潰して爛れる場合	祛腐生肌・除痰消腫を主とする薬物を使用する。	氷硼散

毎日６～７回吹薬する。吹薬時には手際よく、薬粉を患部およびその周囲に均等に散布する。薬力が強すぎるとむせ込んで不快感を生じるので注意する。

吹薬に使用する薬粉は細かく研ぐ必要があり、さもなければ咽喉を刺激して疼痛を引き起こし、治療効果に影響する。薬粉中には芳香性の薬が多いため、気味が失われて薬効に影響しないよう、しっかり密閉して保存する。

(2) 含法：薬物を丸剤または錠剤にして口内に含ませ、ゆっくりと溶かすことによって薬液を長時間患部に浸潤させる。清熱解毒、消腫止痛、清利咽喉の作用がある。

常用薬物：鉄笛丸、潤喉丸、西蔵青果など。

(3) 含漱法：薬液を口中に比較的長時間含み、口腔を漱いだ後に薬を吐き出す。患部を清潔にすると同時に、清熱解毒する。

常用方剤：漱口方。毎日数回、特に食後には含漱法を行なう必要がある。

(4) 蒸気吸入法：症状に応じて適切な薬物を選ぶ。煎煮時の蒸気で熏蒸したり、咽頭口部に吸入させたりして治療目的を達する。一般に慢性咽喉疾患や風寒咽痛に適用する。芳香辛散薬を選択して疏風散寒、行気利咽する。

常用薬物：紫蘇・細辛・香薷・薄荷など。

(5) 煙熏法：薬の煙を利用して鼻中へ熏法を行なうもので、牙関緊閉など実証の咽喉疾患に適用する。一般に紙の上で巴豆を圧して油を取り、油紙を細長く捻って点火し、息を吹きかけて煙を鼻中へ送って熏法を行なう。すぐに口や鼻から涎が流れ出すと、牙関は自然と解ける。その後再び外吹薬や内服薬を与える。

(6) 穿刺排膿法：三稜鍼または小型尖刃刀で穿刺する、または癰腫を切開して排膿する。喉癰に適応する。

〈操作法〉患者を安定するように坐らせて上を向かせ、必要であれば助手に頭を固定させる。舌圧子で舌根部を圧して固定し、癰腫の隆起の最高点で、波動感があって薄い部位を選び、軽く刺入して切開する。操作は手際よく行ない、深く刺入して内部の筋肉や血絡を損傷することがないように注意する。

(7) 探吐法：咽喉に薬物刺激を与え、痰涎を嘔吐させることによって病邪を除く方法である。重篤な急性実証の咽喉疾患、粘痰が喉間に壅塞して気道を閉塞し、呼吸が困難な場合などに使用する。桐油餞を使用する場合は、コップ半分のお湯に桐油〔オオアブラギリの種子を絞った油〕4匙を加えてよくかき混ぜ、硬い鶏の羽に油を漬けて喉の深部に付ける。嘔吐すると同時に痰涎が吐出される。本法は現在あまり行なわれていない。

(8) 外敷法：咽喉疾患および頸外部が腫脹する場合に常用される。如意金黄散など清熱消腫作用のある薬物を使用する。虚火喉痹に対しては、附子を搗いて泥状にしたものを湧泉に敷貼すると、引火帰原の効果がある。

3．鍼灸療法

(1) 刺鍼：咽喉腫痛など、急性・熱性の咽喉疾患に使用される場合が多い。

常用穴：合谷、内庭、曲池、天突、少沢、足三里、魚際など。

疼痛が激しい場合：湧泉・天突・外関など。捻転瀉法により疏散邪熱を行ない、咽喉の疼痛および閉塞症状を軽減する。

(2) 刺鍼瀉血：急性咽喉疾患に適応する。三稜鍼で速刺し、両手の少商または商陽から１～２滴出血させることにより熱を除く。

(3) 患部刺鍼：急性咽喉疾患に適応する。局部の発赤腫脹がひどい場合には、三稜鍼で発赤腫脹している患部を5～6回浅刺して出血泄熱すると、症状はすぐに緩解する。

(4) 耳鍼：急性または慢性咽喉疾患に適応する。

常用穴：咽喉、心、神門、内分泌、副腎など。

刺入して捻転し、20～30分置鍼する。途中3～4回、提挿または捻転を行なって刺激を強める。

(5) 艾灸法：虚寒性の咽喉疾患に適応する。

常用穴：足三里・合谷・曲池など。

一般に各穴とも、棒灸による懸灸法を３分間行なう。

(6) 穴位注射：咽喉頭部を流注する経絡から穴位を選び、薬液を注入する。

※熱毒による咽喉疾患：魚腥草液、穿心蓮液。

※発熱している場合：柴胡注射液。

※慢性疾患：当帰注射液・川芎注射液など調補気血作用のある薬液を注入する。

具体的な方法については咽喉疾患の各節を参照のこと。

4．その他の治療法

(1) 烙法（らく）：烙鉄〔焼きごて〕で患部を焼灼する方法である。虚火乳蛾および石蛾に使用されることが多い。焼きごての頭部は、直径約0.5～1cmで長方形、正方形、円形のものなどがあり、長さ約20cm、太さ0.1cmの鋼上に溶接されている。使用時には、焼きごての頭部をアルコールランプで赤く焼いてゴマ油につけた後、素早く扁桃上に押し当てる。毎回10～20回行なう。烙法を行なう際には、他の部位に接触しないよう慎重に行なわねばならない。焼きごてをあてて扁桃の表面に白い膜ができたら、軽く刮ぎ取って再び焼灼する。一般に隔日1回、計20回行なう。烙法を行なった後には扁桃がだんだん小さくなるので、平らになったら止める。患者が痛みを感じる場合には、扁桃上に麻酔薬を塗って痛覚を軽減する。

(2) 提刮法（ていかつ）：俗称を「刮痧（かっさ）」という。レンゲの縁に油や水をつけ、患者の皮膚に紅紫色の斑ができる程度の強さで、皮膚を刮（けず）るように擦る。また両手の手指で患者の皮膚をつまんで、皮膚を紅紫色にする。本法により、経絡を疏通させ、体内の邪熱を体表に排泄することができる。一般に実熱病証の初期に適応する。

※咽喉腫痛の場合：まず風府を提刮し、続いて両耳後の顱息、両側の臂臑、および曲池・間使・大陵・太淵などに施術する。背部は足太陽膀胱経沿いに、上から下に向けて提刮法（肺兪から肝兪・

胃俞まで、大腸俞から膀胱俞まで）を行なう。本法は虚弱体質のものに対しては、ほとんど行なわない。

※咽喉痛の初期：頸窩部（すなわち頸動脈部位）を対象とし、少量のゴマ油を塗り、厚い銅銭の辺縁で刮る。上から下に向けて順刮法を行なうが、下から上へと倒刮法〔経絡流注の逆方向に刮痧を施術すること〕を行なってはならない。左側の咽痛の場合には右側を、右側の咽痛の場合には左側に刮法を行なう。軽症であれば施術後に治癒し、重症の場合でも症状が軽減する。

※疫喉痧症〔猩紅熱〕で痦痧（たんさ）〔濃赤色の皮疹〕がはっきりしなくなり、皮膚が紫黒色で、症状が重篤な場合：両側の肩井・臂臑に快速な提刮法を行ない、同時に胸前の紫宮・膻中・中庭・中脘、背部（両側）の膏肓・腎俞・白環俞などに、いずれも赤い斑ができる程度に提刮する。次に示指・中指・薬指の3指を揃えて、曲池・委中・陽交に拍打法を行なって内出血させ、三稜鍼で黒い血を出す。さらに両側の間使・大陵に刺鍼して出血させる。刺鍼は横刺による浅刺とし、深く刺入し過ぎないことが最も重要である。

(3) **擒拿**（きんだ）：急性咽喉疾患のために激しい腫脹・疼痛を生じており、水分をとるのが困難な場合に適応する。擒拿法は気血を調和し、経絡を疏通することによって症状を軽減することができる。数種類の方法があるが、ここでは単側擒拿法と両側擒拿法を紹介する。

①**単側擒拿法**：患者を正座させ、拇指が上、小指が下になるように前腕中間位で水平挙上させる。患者の左手を水平挙上させる場合には、術者は水平挙上した手の正面に立ち、左手の示指・中指・薬指で患者の魚際の背部（合谷に相当する部位）をしっかりと握

り、小指で前腕部を握り、拇指は患者の拇指と指腹同士を合わせ、力を入れて前方にしっかりと圧する。同時に右手拇指で患者の鎖骨上縁の肩関節部（肩髃に相当する部位）をしっかり押え、示指・中指・薬指で腋窩部をしっかりと握り、同時に力を入れて外方へ引っ張る（図３）。施術時には、助手を患者の前面に立たせ、湯薬や半流動性の薬をゆっくりと流し込ませる。施術によって咽喉の疼痛が顕著に軽減するので、嚥下が可能となる。この方法を連続して行なう。

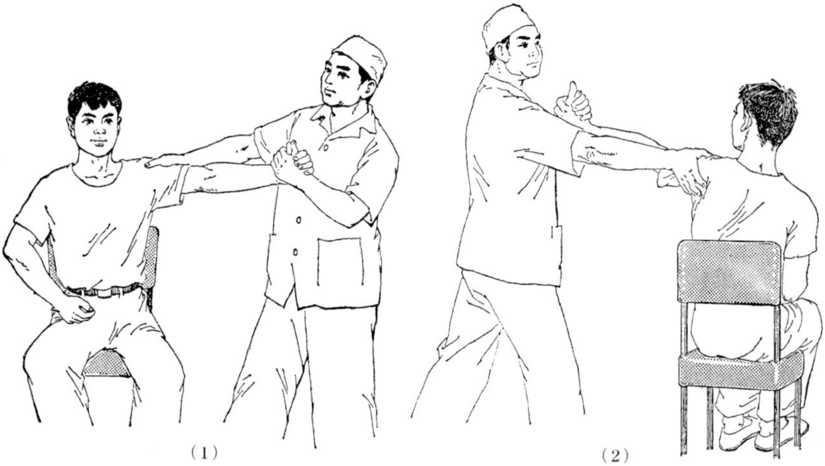
(1)　(2)

図３
単側擒拿法

②**両側擒拿法**：患者を背もたれのない椅子に座らせ、術者は患者の背後に立つ。両手を患者の腋下から胸部前方へと差し入れたら、示指・中指・薬指で鎖骨上縁をしっかりと押さえ、両方の肘と前腕で患者の側胸部を圧し、同時に術者の胸部を患者の背部に密着させる。ポジションをしっかり固定したら、力を入れ始める。

両手に力を入れて左右両側に引っ張り（鎖骨沿いに肩甲骨まで）、同時に両肘・前腕と胸部で、患者の側胸部および背部をしっかり押える。3方向から同時に力を加えることで、患者の咽喉頭部が緩むので、嚥下しやすくなる。助手は、あらかじめ準備しておいた湯液やおかゆを患者に与える。

施術時には患者の全身状態に注意し、手技が乱暴にならないよう力加減に気を付ける。

(4) 按摩導引法：

※按摩法は咽喉疾患治療に使用される。

①**喉頭疾患による失声症の按摩治療**：取穴部位は人迎・天突が重要であり、さらに局部の圧痛敏感点、および咽喉頭部の３側線（第１側線は喉頭隆起外側１分の直下、第３側線は喉頭隆起外側1.5寸の直下、第２側線は第１・第３側線の中間）とする。

〈操作法〉患者は坐位または仰臥位とし、術者は患者の咽喉頭部の３側線に一指推法または拿法を数回繰り返す。揉法を併用してもよい。その後、人迎・天突および圧痛敏感点に揉法を行なう。手法は軽快でやさしく行ない、力まかせで乱暴になってはならない。

②**咽喉疼痛に対する按摩法**：風池・風府・天突・曲池・合谷・肩井。

〈操作法〉患者は仰臥位とし、まず喉頭隆起の両側および天突に、推拿法または一指推揉法で上下に数回往復する。次に坐位にして風池・風府・肩井などに按揉法を行なうが、風池・肩井・曲池・合谷へは拿法を併用する。

※導引法も疾病の予防・治療法として行なわれている。咽喉の健康法としては、毎日丑寅時〔01：00～05：00〕に、拳を固く握り、頸を回し、反肘後向(はんちゅうこうこう)[4]して、急に5～6回後方に引き、歯を36回噛み鳴らし、吐納漱咽[5]を9回行なう。喉頭部の炎症による突然の失声症に対して予防・治療効果がある。『紅炉点雪』巻4には「水潮除後患法」として「普段から起床時に端座して、精神を集中して何も考えず、舌を上顎につけ、口を閉じ呼吸を調えていると、津液が自然と生じてくるので、3回に分けて意識によって〔丹田まで〕送り込む。これは“水潮の訓練”である。この津を飲み込むことにより、心に対しては血を化生する効果、肝に対しては目をはっきりとする効果、脾に対しては神を養う効果、肺に対しては気を助ける効果、腎に対しては精を生じるといった効果がある」と記載されている。この導引法は咽喉の保健に対して非常に有益である。

また治療面においては、『諸病源候論』巻30に「手掌を上に向けて一側の腕を伸ばさせ、術者の一方の手で下顎をしっかり把握したら、外方に力いっぱい14回連続して引っ張る。左右同様に行なう。その後、手は動かさないまま〔頸を〕左右両側に出来る限り回旋して、素早く14回ストレッチする。喉痹を取る方法である」と記載されている。

---

4 反肘後向：両肘を曲げ、前腕を胸と平行になるように挙げ、手掌を下に向け、指は自然に拳を握るように曲げる。

5 吐納(とのう)：吐故納新(とこのうしん)。養生術のひとつであり、胸中の濁気を口から呼出し、鼻からゆっくりと新鮮な気を取り入れる呼吸法。
漱咽(そうえん)：舌を上顎部につけ、唾液が分泌されて口のなかが満ちたら、丹田に送る気持ちで飲み込む。

2．咽喉科疾患

2.1　風熱乳蛾

乳蛾は喉蛾とも呼ぶ。咽喉頭部両側の口蓋扁桃が発症部位であり、扁桃が発赤、腫脹、疼痛し、表面に黄白色の膿様の分泌物をみる場合もある。形状が乳頭や蚕蛾〔かいこの蛾〕のようであることから乳蛾と呼ばれている。乳蛾には単蛾と双蛾があり、『景岳全書』巻28には「咽の両側が腫れるものを双蛾といい、一側が腫れるものを単蛾という」とある。

風熱邪毒の侵犯により引き起こされた乳蛾は風熱実証に属し、これを風熱乳蛾と呼ぶ。現代医学の急性扁桃炎（絵10）に該当し、春・秋に多発する。

【病因病理】

1．風熱外侵、肺経有熱：咽喉は肺胃に属し、風熱の邪毒が口や鼻から肺系に侵入すると、咽喉がまず初めに攻撃される。邪毒が口蓋扁桃に搏結すると経脈が阻害され、粘膜が灼かれると扁桃が発赤腫脹して痛み、風熱乳蛾となる。これは『瘍科心得集』に「風温が侵入して熱となると、まず肺を犯す。火に変化して経を循り、上逆して絡に入り咽喉に結聚すると、

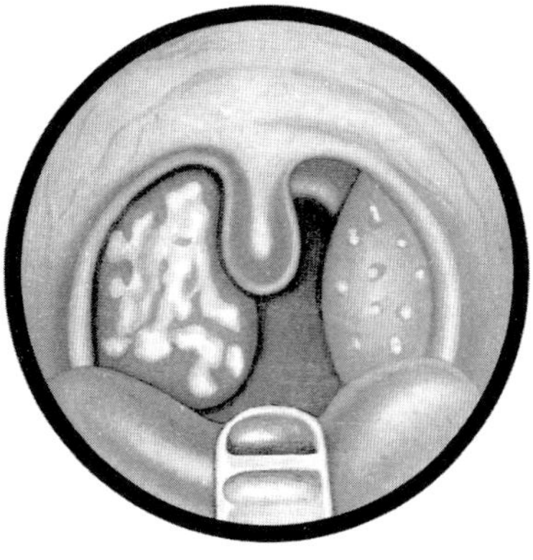

絵10　風熱乳蛾
急性扁桃炎

蚕蛾のように腫れる。ゆえに乳蛾という」と解説してある。

２．邪熱伝裏、肺胃熱盛：外邪壅盛となり、勢いに乗じて邪が裏に伝わり、肺胃がこれを受けると肺胃の熱が盛んになる。火熱が上部を蒸し、扁桃に搏結して粘膜を灼き腐敗すると、扁桃は大きく腫れ、腐蝕して膿液を分泌する場合もある。また炒め物や焼き物、飲酒が過ぎると脾胃に熱が蘊もり、その熱毒が上攻して扁桃で結びついて発症する。『済生方』咽喉門には「炒め物、焼き物を多食したり、熱酒を過飲したりすると、胸膈が壅滞し、熱毒の気が宣泄されなくなって、咽喉にこの病を生じる」と述べられている。

【診断要点】

　咽喉が痛み、口蓋扁桃が発赤・腫脹し、また黄白色の膿点が現れることを主症状とし、兼ねて全身の風熱症状がある。一般に診断は難しくないが、白喉〔ジフテリア〕と鑑別する必要がある。

白喉〔ジフテリア〕	急性伝染性疾患である。ひどい高熱は出ないがすぐに元気がなくなり、疲労感、顔面蒼白、脈細数を呈する。咽頭部に灰白色またはバターのような偽膜ができ、扁桃以外にも生じる。白膜は硬くて厚く、容易には拭い去ることができず、無理やり除去しようとすると出血しやすい。全身に臖核ができる。
風熱乳蛾〔急性扁桃炎〕	一般に高熱が出て、咽痛が顕著であり、扁桃が発赤腫脹する。偽膜は扁桃を越えず、拭い去りやすく、出血しにくい。臖核も顎下のみに限定される。

【辨証施治】

1．風熱外侵、肺経有熱

［主　　証］咽頭部の疼痛が次第に激しくなって嚥下障害を生じ、嚥下時や咳嗽時に疼痛が増す。咽喉は乾燥して灼熱感があり、扁桃が発赤腫脹して周囲の咽頭部にまで及ぶ。

全身症状：発熱悪寒、頭痛、鼻塞、身体の倦怠感、咳嗽して痰が出る、舌辺尖紅、苔薄白または微黄、脈浮数などが現れる。

［証候分析］風熱外邪が口や鼻から侵入し、直接咽喉に達して扁桃で結び付き、さらに咽にまで波及する。そのため扁桃や咽頭部が発赤腫脹して痛み、嚥下困難を生じる。風熱が表にあるために営衛の機能が失調して、発熱悪寒、頭痛、鼻閉、倦怠感を生じ、肺気が宣発できなくなると咳嗽して痰が多くなる。舌辺尖紅、苔薄白または微黄、脈浮数は風熱表証である。

［治　　療］

（1）内治法：疏風清熱、消腫利咽。

方剤：疏風清熱湯。

荊芥・防風	表にある風邪を祛う。
金銀花・連翹・黄芩・赤芍	邪熱を清める。
玄参・浙貝母・天花粉・桑白皮	清肺化痰。
牛蒡子・桔梗・甘草	散結解毒、清利咽喉。

生薬：疏風清熱、解毒利咽の薬物を使用する。

①野菊花・白花蛇舌草・苦地胆・積雪草・白茅根（各30g）を水煎して服用する。

②火炭母草・土牛膝根・岡梅根（各60g）を水煎して服用する。

③山豆根・錦灯籠（各30g）を水煎して服用する。

（2）外治法：

①吹薬法：

清熱解毒、豁痰宣肺、祛腐生肌	錫類散	毎回少量を、１～２時間おきに吹薬する。
清熱解毒、祛腐消腫	氷硼散	
苦寒泄熱、祛腐除膿	珠黄散	

②含漱法：漱口方で含嗽法を行なう。口腔を清潔にし、さらに疏風清熱・解毒消腫止痛の効果がある。また荊芥・菊花の煎液で含嗽法を行なってもよい。

③含服法：鉄笛丸または潤喉丸により含服法を行ない、清熱潤燥する。

（3）鍼灸療法：疏通経絡、泄熱消腫止痛の効果を得る。

①刺鍼：合谷・内庭・曲池を主穴とし、天突・少沢・魚際を配穴とする。毎回３～４穴を選び、強刺激で瀉法を行なう。毎日１～２回行なう。

②耳鍼：扁桃腺区内の圧痛点を取り埋鍼する。埋鍼期間中は、自分で按摩して刺激を加えさせる。

③穴位注射：脾兪・曲池の各穴に、魚腥草注射液または柴胡注射液を0.5～１ml注入する。

２．邪熱伝裏、肺胃熱盛

［主　　証］咽頭部に激しい疼痛があり、痛みは耳根および顎下に連なり、嚥下困難、閉塞感を生じ、また嗄声となる。

所見：扁桃が発赤腫脹し、また表面に黄白色の膿が出来て次第に偽膜を形成する場合もある。ひどくなると口峡が発赤腫脹し、顎下に臖核（きょうかく）ができ、顕著な圧痛がある。

全身症状：高熱、口渇して飲みたがる、咳嗽して黄色く稠い痰が出る、口臭がある、腹脹して大便秘結、小便黄。舌質紅赤、苔黄厚、脈洪大で数など。

［証候分析］火は陽邪であり、火毒蒸騰により粘膜が灼かれて損傷すると黄白色の膿点ができ、ひどい場合には偽膜を形成する。熱が津液を灼くと痰ができ、痰火が鬱結すると顎下部リンパ節が腫脹する。邪熱が裏に伝わって胃腑の熱が盛んになると、高熱を発し、口臭がして、腹部には膨満感を生じる。熱が盛んになって津を損傷すると、口渇して水分を飲みたがり、痰は濃く黄色くなる。熱が下焦に鬱結すると大便秘結、小便黄赤となる。舌質紅、苔黄厚、脈洪数は肺胃熱盛の現れである。

［治　　療］

（1）内治法：泄熱解毒、利咽消腫。

方剤：清咽利膈湯または普済消毒飲。

清咽利膈湯：

荊芥・防風・薄荷	疏表散邪。
梔子・黄芩・連翹・金銀花・黄連	瀉火解毒。
桔梗・甘草・牛蒡子・玄参	咽喉の腫痛を緩解する。
生大黄・玄明粉	通便泄熱することにより、熾盛となった裏熱を下〔焦〕より泄らし、邪熱を頓挫させて治癒へと加速させる。

『咽喉経験秘傳』治則凡例には、「喉の症状がある場合……３日目になって憎寒壮熱するのは、熱の勢いが強いからである。その場合には必ず大便が通じているか問わねばならない……もし二便が通じていなければ内に実火がある。強力な降火解毒薬と、二便を通じさせる薬を使用しなければ決して効果を得ることはできない」と述べられている。邪が表から裏へと伝わると、往々にして表証未解のまま裏熱が盛んとなる。そのため表裏の邪の程度に基

づき、疏風解表・清熱解毒・苦寒泄熱・利膈通便などの治法を臨機応変に行なう必要がある。

咳嗽して濃く黄色い痰が出て、顎下腺が痛む場合	上記処方に射干・瓜蔞・貝母を加え、清化熱痰・散結する。
高熱が続く場合	石膏・天竺黄を加えて清熱瀉火、除痰利咽する。
白腐点や偽膜がある場合	馬勃などを加えて祛腐解毒する。
腫痛がひどい場合	六神丸を含服して清熱解毒、消腫止痛する。

生薬：「風熱外侵、肺経有熱」型を参照。

(2) 外治法：

①含漱法：「風熱外侵、肺経有熱」型を参照。

②吹薬法：乳蛾で膿や偽膜がみられる場合には吹薬が必要である。「風熱外侵、肺経有熱」型を参照。

(3) 鍼灸療法：

①刺鍼：「風熱外侵、肺経有熱」型を参照。

②刺血療法：発赤腫脹がひどい場合には、少量を出血させて熱邪を排泄する。三稜鍼や太めの鍼、または縫い針で、耳輪１・耳輪２・耳輪３上に１～２分程度刺鍼して、１～２滴出血させる。または耳介背部に鮮明な小静脈をみつけ、三稜鍼で刺鍼して２～５滴出血させる。また少商・商陽に刺鍼して１～２滴出血させる。

(4) その他の治療法：嚥下困難の場合には、擒拿法や提刮法治療を行なう（1.4「咽喉部治療の概要（P212, 213）」を参照）。

【看護と予防】

１．看護面での注意

(1) 室内の換気をしっかり行ない、適温に保つ。患者に直接風が当たらないようにして感冒を予防する。
(2) 咽喉頭部の衛生に注意し、常時含嗽薬による含嗽法を行なう。
(3) 辛い刺激物、油濃い物、甘い物、炒め物、焼き物は避ける。食事は消化しやすく、あっさりしたものを選ぶ。

2．予防面での注意

(1) 積極的に身体を鍛えて体力を強化し、抵抗力を高める。
(2) 口腔衛生に留意し、適時周囲の組織疾患を治療し、辛くて刺激性の食事を避ける。
(3) 荸薺・白茅根・竹蔗煎水、または玄参・生地・麦冬の煎液など、あっさりして潤いのある飲料を服用する。

【参考資料】

『乳蛾の診断治療経験』：「金灯山根湯」を基本処方として、辨証により加減法を行なう。本方剤は掛金灯３銭、山豆根３銭、白桔梗１銭半、嫩射干１銭、生甘草１銭から構成される。

①悪寒発熱、骨節痠痛、脈浮数、舌苔薄白など表邪が甚だしい場合には、荊芥・薄荷・蝉衣などを加える。②発熱するが悪寒はなく、乳蛾が発赤腫脹して隆起が顕著である場合には、赤芍・丹皮・黄芩・知母・銀花・連翹・川連などを加える。砕けて腐敗している場合には馬勃を加える。③痰涎が多く、舌苔濁膩、脈滑数の場合には、僵蚕・貝母・蔞皮・地枯蘿などを加える。痰涎壅盛となり、すっきりと喀出できない場合には、土牛膝を加えて痰熱を除く。④頭昏目眩し、両目が充血し、肝火が旺盛な場合には、桑葉・菊花・白芍・夏枯草などを加えて平肝清熱する。⑤大便が乾渋してすっきりしない場合には、瓜蔞仁や瓜蔞皮を加えて滌痰潤下する。大便秘結の場

合には、玄明粉を沖服〔溶かして服用〕することにより、その鹹寒通腑滌熱の作用を利用する。⑥小便赤少または灼熱感がある場合には、淡竹葉・芦根・赤茯などを加えて清心泄熱する。⑦乳蛾の周囲が化膿してなかなか退かない場合には、皂角刺・芙蓉花などを加えて托毒透膿する。⑧陰虚火旺体質で、舌質が紅で少津、口や咽が乾燥する場合には、玄参・生地・麦冬などを加えて益陰清熱する。(『上海中医雑誌』1963年第4期より抜粋)

2.2 虚火乳蛾

臓腑虧損から虚火が上炎して乳蛾を生じたものを虚火乳蛾と呼ぶ。これは慢性虚性疾患であり、発作を繰り返し、病程が長引くため健康に影響する。しかも痹証、水腫、心悸〔動悸が高ぶり不安感を覚える〕、怔忡〔心臓がさらに激しく不規則に拍動する〕などといった全身疾患を誘発しやすいため、積極的に予防・治療する必要がある。

小児の口蓋扁桃が肥大して硬く実しており、炎症歴がない場合、多くは気血凝滞によるものであり、これを石蛾と呼ぶ。

【病因病理】

本病は臓腑虚損、虚火上炎を主たる病因病理とする。風熱乳蛾や風熱喉痹を治療できないまま時間が経過したために、邪熱が陰分を損傷したり、また温熱病後の余邪未清によって引き起こされたりする。臓腑の虚損としては肺陰虚、腎陰虚が多い。

肺陰虚により津液が不足すると、津液を咽喉まで輸って滋養することができなくなり、陰虚内熱となって虚火が上炎し、扁桃を灼いて発症する。

腎陰虚により咽喉が濡養されなくなると、虚火が経を循って上炎し、扁桃に鬱結して発症する。『石室秘録』には「陰蛾の症は、腎水が虧乏したために火を下に蔵めることができなくなり、上部まで飛越したものである……結ばれて蛾となる」と記載されている。

小児は臓腑が柔弱で、その機能および肉体が未成熟であるために、外邪を感受しやすい。病後には陰液だけでなく陽気も損傷しており、邪毒は強くなくても正気虚弱である（病に対する抵抗力が低下している）ため容易に消除することができない。その結果、邪毒が咽喉に滞留して時が過ぎると、気血が凝結して散じなくなり、腫脹して蛾を生じる。

また先天の稟賦（ひんぷ）不足が原因で後天の肺脾の気が虚すと、邪毒に感染せずとも気血が凝滞して石蛾となる。

【診断要点】

口蓋扁桃およびその前後が紅潮し、扁桃上に黄白色の膿点がみられる、または扁桃を強く圧迫すると黄白色の膿のようなものが出ることがある。咽喉の疼痛は激烈ではないが、常に発作を繰り返すことが本病の特徴であり、診断は難しくない。

石蛾は小児に多発し、扁桃が肥大し、発赤はみられず、圧迫しても何も出ず、触れると硬いことを特徴とする。

【辨証施治】

1．肺陰虧虚

［主　　証］咽頭部が乾き、灼熱感、不快感があり、微痛、微痒、乾咳して痰はない、また痰は粘ついて少なく、むせぶ。扁桃は紅

潮し、肥大して周囲に連なり、扁桃上に黄白色の膿をみる場合もある。一般に午後に症状が鮮明となり、午後になると頬部が紅色になる。精神疲乏、手足心熱、会話に力がない。舌質紅または乾いて少苔、脈細数など。

［証候分析］虚火が咽喉を上炎するために、扁桃が肥大し、周囲が紅潮し、乾燥して灼熱感や不快感がある。肺陰が損傷して肺気が上逆すると、咽がいがらっぽくなって咳嗽し、痰は少ないまたは無痰。虚火の上炎によるため痛みは微かで、むせぶ。午後には陽明の経気が旺盛となるため症状が鮮明となる。陰虚肺燥のために津が減少しており、口や咽の乾燥、頬部の紅潮、手足の中心が熱くなる、精神疲労、言葉に力がない、舌質紅または乾、脈細数などを呈する。これは肺陰不足の証である。

［治　　療］

（1）内治法：養陰清肺、生津潤燥。

方剤：養陰清肺湯加減。

玄参・麦冬・生地・丹皮	養陰清熱。
貝母	化痰潤肺。
白芍	柔肝。
薄荷	理気。
甘草	諸薬を調和する。

または甘露飲を使用する。

生薬：養陰潤肺薬を使用する。十大功労・牛大力・五指毛桃・盤龍参、各30gを水煎して服用する。精神疲労、肢体の脱力感がある場合には土人参・千斤抜を使用する。

（2）外治法：

①含法：潤喉丸・鉄笛丸・清音丸・青果丸などを含服して、清咽

潤肺する。

②烙法：扁桃が肥大している場合には烙法（1.4「咽喉疾患の治療概要（P212）」を参照）を行なう。必要時には摘出術を行なう。

（3）鍼灸療法：

①刺鍼：合谷・曲池・足三里・頬車。毎日1回、中または弱刺激を与えて20～30分置鍼する。5～7回を1クールとする。

②耳鍼：咽喉・肺・扁桃体から1～2穴を選び、7～10日間埋鍼し、交替で使用する。

③穴位注射：天突・曲池・孔最。毎回単側の穴を取り、両側を交替で使用する。10％ブドウ糖液2mlを隔日1回注入し、5～7回を1クールとする。

2．腎陰虚損

［主　　証］咽喉が乾いて灼熱感、不快感があり、微痛、むせぶ、口は乾くが多くは飲まない。扁桃およびその前後が紅潮し、扁桃上に黄白色の膿点をみたり、扁桃を圧迫すると黄白色の膿様の液体が溢れ出たりする。

全身症状：頭暈、かすみ目、耳鳴、耳聾、腰や膝がだるく力が入らない、虚煩失眠、舌紅苔少、脈細数など。

［証候分析］腎陰が虧損したために火を制御できなくなり、咽喉に虚火が上炎すると、咽喉が微に発赤腫脹し、軽微な痛みがあり、むせぶ。精が上部を栄養できなくなるため頭がくらくらし、眼がかすみ、耳鳴、耳聾、口の乾燥を生じる。腎陰虚のために腎水が上って心火を済（すく）うことができないと、陰虚内熱により心中煩乱して不眠となる。腰は腎の府であり、腎が虚すと腰や膝に力が入らずだるくなる。舌紅少苔、脈細数も陰虚火旺の現れである。

［治　　療］

（1）内治法：滋陰降火、清利咽喉。

方剤：知柏地黄湯。

六味地黄湯	滋補腎陰。
知母・黄柏	滋水降火。
玄参・麦冬・石斛	適宜追加する。

※精神疲労、倦怠感、手足の冷え、大便溏泄、舌淡苔白などの陽虚症状がある場合：補腎扶陽法を行なう。

方剤：附桂八味丸。

生薬：附子・熟地・山茱萸・麦冬・北五味・牛膝。

※気虚血弱の場合：

方剤：八珍湯合桔梗甘草湯。

<table>
<tr><td>八珍湯</td><td>双補気血</td><td rowspan="2">扶正祛邪する。</td></tr>
<tr><td>桔梗甘草湯</td><td>利咽祛痰</td></tr>
<tr><td>食が劣る、腹部膨満感、軟便などの脾気虚証がある場合</td><td colspan="2">参苓白朮散により健脾益気する。</td></tr>
</table>

（2）外治法：「肺陰虧虚」型に同じ。

（3）鍼灸療法：「肺陰虧虚」型に同じ。

【看護と予防】

（1）焼き物や炒め物は少なめにし、薄味であっさりとして水分の多い食事を多めにする。

（2）休息をとり、過度の疲労を避けて虚火上炎を防ぐ。

（3）風熱乳蛾を徹底的に治療し、余邪滞留による病を予防する。

2.3 風熱喉痹

風熱邪毒により喉痹（こうひ）を生じたものを風熱喉痹と呼ぶ。これは咽頭部の発赤腫脹を主要症状とするもので、風熱喉、紅喉とも呼ばれる。

喉痹の名称について、古くは『素問』陰陽別論篇に「邪気が一陰と一陽〔厥陰と少陽〕に鬱結すると、喉痹の病となる」とある。また『雑病源流犀燭』巻24に「喉痹、痹とは閉である。必ずひどく腫れて、咽喉が閉塞する」と述べられているように、痹とは閉塞して通じないことである。咽喉疾患では、程度に違いはあるものの気滞血瘀がみられ、経脈が痹阻するために咽喉の発赤、腫脹、疼痛、閉塞などを生じる場合が多い。古人が喉痹と呼んでいるものは、実際には喉癰・乳蛾・白喉、および口腔疾患の一部を含む各種疾病を総称したものであり、範囲が広いため境界線が不明確で区別しづらくなっている。後世では疾病を詳細に分類するようになり、喉痹を独立した疾病として捉えることにより、喉癰・喉風・乳蛾などに分類するようになった。『医林縄墨』巻７には「上に近いものは乳蛾・飛蛾と呼ぶ。下に近いものは喉痹・喉閉と呼ぶ。咽嗌に近いものは喉風・纏喉風と呼ぶ」とあり、『喉科心法』単蛾双蛾では「発赤腫脹して無形のものを痹とし、有形のものを蛾とする」としている。本節で扱う喉痹とは、咽頭部が発赤腫脹または微紅色となり、いがらっぽさや不快感を主要症状とする、咽頭部の急性実証疾患または慢性虚証疾患を指すものである。本病の病因病理としては風熱と陰虚があり、風熱邪毒により引き起こされた喉痹を風熱喉痹と呼び、臓腑虧損・虚火上炎により生じた喉痹を虚火喉痹と呼ぶ。本節では風熱喉痹について論じるが、これは急性咽頭炎に該当する。

【病因病理】

風熱喉痹は、気候の急激な変化や日常生活の不節制が原因で肺衛が堅固でなくなり、風熱邪毒がその虚に乗じて侵犯したものである。口や鼻から直接咽喉を襲撃すると、内では肺を損傷し、結び付いて去らなくなるため、咽喉が腫れて痛み、喉痹となる。邪は衛表にあるため症状は軽いが、誤治や治療が遅れたり、肺胃の邪熱が壅盛となって裏に伝わると、胃経熱盛の証候が現れて症状は重くなる。

【診断要点】

本病は、咽喉が痛み、咽頭部が発赤腫脹し、咽頭後壁に顆粒状の隆起がみられる場合もあり、扁桃の腫脹は顕著ではないことを特徴とする疾病で、風熱による全身症状がみられる。風熱喉痹と風熱乳蛾のどちらにも咽喉の発赤、腫脹、疼痛が現れる。

風熱喉痹	病変部位は主に咽頭部。	扁桃の腫脹は顕著でない。	必ずしも風熱乳蛾を併発するわけではない。
風熱乳蛾	病変部位は扁桃が主である。	扁桃が紅色に腫れて、黄白色の膿点ができる。	常に風熱喉痹を兼ねる。

【辨証施治】

1．風熱外侵、肺経有熱

［主　　証］初期には咽頭部が乾燥して灼熱感があり、微かに痛み、嚥下時に異常な感覚がある。その後次第に悪化して異物による閉塞感を生じる。

所見：咽頭部が微かに発赤・腫脹し、症状が悪化するにつれて口蓋垂が紅色に腫脹し、咽頭後壁に発赤腫脹、または顆粒状の突起（絵11）が現れる。

全身症状：発熱、悪寒、頭痛、咳嗽して痰が黄色、苔薄白または微黄、脈浮数。

［証候分析］風熱邪毒に侵犯されて咽頭部を損傷した場合、邪はまだ肺衛にあるため症状は比較的軽い。咽頭部は微紅色で、腫れや痛みは微かで、乾燥して灼熱感があり、嚥下に影響する。正気が邪を外に出そうと争うために発熱悪寒する。肺が粛降機能を失調すると咳嗽して痰が出る。苔薄白または微黄、脈浮数は風熱表証である。

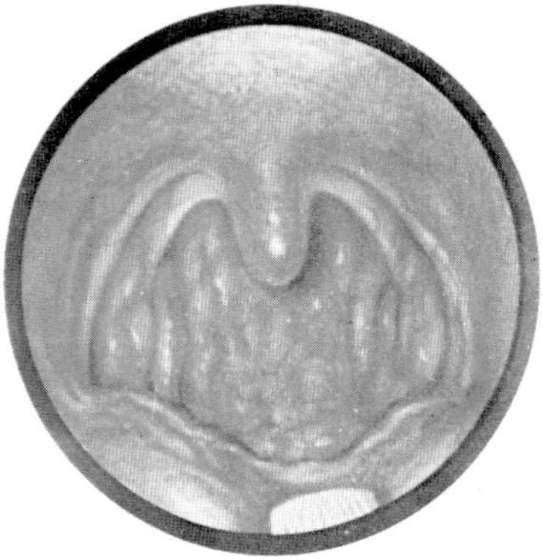

絵11　風熱喉痹
急性咽頭炎

［治　　療］

（1）内治法：疏風清熱、解毒利咽法。

方剤：疏風清熱湯加減。

（2）外治法：吹薬法、含漱法、含服法を行ない、刺鍼治療を併用する（2.2「風熱乳蛾」を参照）。

2．邪毒伝裏、肺胃熱盛

［主　　証］咽頭部の疼痛が激しさを増し、痰涎が多く、嚥下困難となり、言語障害を生じ、咽喉に閉塞感を生じる。

所見：咽頭部および扁桃の発赤腫脹、口蓋垂の腫脹、咽頭後壁の濾泡が腫れ、顎下に臖核（きょうかく）を生じて圧痛がある。

全身症状：高熱が出て、口が乾いてよく飲む、激しい頭痛がある、痰は黄色で粘稠、大便秘結、小便黄、舌赤苔黄、脈数有力など。

［証候分析］邪熱壅盛となって裏へと伝わり、火邪が咽喉を蒸灼すると、咽喉が赤く腫れ、痛みが激しくなり、嚥下困難となる。風熱邪毒が顎下に鬱結すると、顎下リンパ節が腫脹し、鮮明な圧痛がある。邪熱が津液を灼くと、痰は黄色く粘稠となる。高熱、口の乾燥、頭痛、大便秘結、小便黄、舌赤苔黄、脈洪数はいずれも陽明熱盛の証である。

［治　　療］

（1）内治法：泄熱解毒、利咽消腫。

方剤：清咽利膈湯加減。

『丹溪心法』巻4では「喉痹の多くは痰熱による」と指摘している。そのため本病の治療では、清咽化痰薬を配合して清除熱痰、開結利咽喉を行なう必要がある。

常用生薬：瓜蔞・前胡・百部・竹茹・射干・桔梗・杏仁・天竺黄など。

（2）外治法：「2.1 風熱乳蛾」を参照。

（3）鍼灸療法：「2.1 風熱乳蛾」を参照。

【看護と予防】

「2.1 風熱乳蛾」を参照。

附録：風寒喉痹

風寒喉痹は喉痹の一種である。臨床ではあまりみられず、しかも寒邪は短時間で熱へと変化する。普段から虚している患者が風寒の邪に侵犯されて生じる場合が多い。

【病因病理】

風寒が皮毛を侵犯して営衛の調和が失われると、邪が鬱して外達できなくなり、咽喉に壅結して喉痹となる。

【診断要点】

咽喉の疼痛はひどくなく、発赤腫脹は鮮明でなく、全身に風寒表証が現れる。

【辨証施治】

［主　　証］咽喉は淡紅色で、腫れはなく、微痛があり、嚥下時に異常を生じる。悪寒して微熱があり、頭痛するが汗はなく、清涕が流れ、稀薄な痰が出る。苔白潤、脈浮緊。邪が強い場合には咳嗽して声がかすれる。

［証候分析］風寒が咽喉に鬱結したものであるため、咽喉は淡紅色で腫れはないが、咽喉が邪によって緊張するため嚥下が順調に行なわれなくなる。風寒が表を拘束して肺気が宣発できなくなると、悪寒が強く発熱は軽く、発汗はみられない。清んだ鼻汁が流れる、苔白潤、脈浮緊は風寒襲表の証である。

［治　　療］

（1）内治法：辛温解表、疏風散寒。

方剤：六味湯加蘇葉・生姜。

防風・荊芥	辛温解表。
薄荷・僵蚕	宣暢気機。
甘草・桔梗	清利咽喉。
蘇葉・生姜	辛散を助ける。
寒邪が強い場合	荊防敗毒散を使用する。

（2）外治法：蘇葉60gを水煎し、その蒸気を吸入することにより、咽喉にある風寒の邪気を駆散する。また煎液で含嗽法を行なう。

2.4　虚火喉痹

臓腑が虧損したために虚火が上炎して生じた喉痹を虚火喉痹と呼び、咽喉科でよくみられる疾病である。咽頭後壁に顆粒状の隆起が多くなり、簾珠（れんじゅ）〔すだれの珠〕のようであるものを「簾珠喉痹」と呼ぶ。本証は慢性咽頭炎に類似する。臨床では、陽虚・気虚・血虚に起因する喉痹はほとんどみられない。

【病因病理】

本病における病因病理は虚火乳蛾の場合と大体同じであり、肺腎虧損により津液不足となって虚火が上炎し、経絡を循って上り、咽喉を熏蒸して発症するものが多い。職業と関連性がある場合も多く、長期間化学物質や粉塵などの刺激を受けたり、喫煙、飲酒、辛い食事が過ぎたりすると虚性喉痹の誘発原因となる。慢性化して治癒せず発症を繰り返す、用薬法が不適切である、患者の体質などといった要因の違いから、陽虚・気虚・血虚など異なるタイプの喉痹を生じる。

【診断要点】

患者は咽内の不快感、微痛、異物感などのため、常に喀出動作を行なっている。検査すると咽頭部が微に暗紅色で、咽頭後壁に顆粒状病変の増殖〔リンパ濾胞の増殖〕がみられることから診断できる。

虚火乳蛾との鑑別：虚火喉痹の場合には扁桃周囲は暗紅色になる

が、扁桃の腫大や膿はなく、按圧しても膿液はみられない。

【辨証施治】

［主　　証］本証の症状は軽く、進行は緩慢であり、患者は咽中に不快感、微痛、乾痒感、灼熱感、異物感があるため、常に「咳ばらい」をしている。咽痒感のために咳嗽が引き起こされ、刺激によって悪心・乾嘔を生じやすい。朝は軽いが、午後から夜になると悪化する場合が多い。

所見：咽頭部が過敏になっており、悪心を引き起こしやすい。咽頭部は微暗紅色で、咽頭後壁の毛細血管が拡張し、顆粒が散在し、また相互に連なって薄片状や簾珠のようになる。まれに口蓋垂が肥厚して長くなる場合もある。また咽頭後壁の粘膜が乾燥し、萎縮したり痂皮が付着したりする場合もある。

全身辨証：虚火乳蛾と同様、肺陰虚と腎陰虚に分類される。

［証候分析］虚火上炎によって陰虚津少となるため、咽中に不快感、微痛、乾燥していがらっぽい、灼熱感、異物感を生じる。肺が粛降機能を失調すると、肺気が上逆して咳嗽を生じ、悪心乾嘔を引き起こしやすくなる。陰虚証の場合、朝は陽が昇り始めたばかりなので証は軽いが、正午には陽が盛んとなるため証が重くなる。夕方になると陽明の経気が旺盛となって陰分が抑制されるため、症状は更に重くなる。虚火煉津に気鬱不舒を兼ねると、疏泄機能が通暢しなくなるため、簾（すだれ）の珠のような顆粒が出現し、ひどくなると薄片状となる。虚火が粘膜を長期間灼くと、気血が滞留して咽喉が濡養されなくなり、粘膜は乾燥して萎縮する。

［治　　療］

（1）内治法：

※肺陰虚の場合：養陰清肺。

方剤：養陰清肺湯。

咽頭後壁に顆粒が多い場合	桔梗・香附・鬱金・合歓花を加えて行気活血・解鬱散結する。

※腎陰虚の場合：滋陰降火、清利咽喉。

方剤：六味地黄湯加減。

咽喉が微紅色、乾燥して灼熱感がやや強く、大便秘結の場合	虚火旺盛であるので、降火の力を増強する。	知柏地黄湯加減

※思慮煩労のために心火を動かし、心煩〔胸中がつかえて苦しくなる〕して眠れず、舌尖が乾いて赤い場合：

治法：清心除煩・養陰。

方剤：二陰煎。

※陰血虧損のために、唇の色が淡くて艶がなく、頭暈・目眩し、四肢がしびれて痩せる場合：

治法：補血潤燥。

方剤：四物湯加何首烏・阿膠・麦冬。

※過度の疲労のために肺気と肺津の両方を損傷すると、咽喉が乾燥して不快感があり、食が少なくなって倦怠感を生じ、微弱呼吸、懶言、動くと気喘するなど、気虚の証候が現れる。

治法：補気生津。

方剤：四君子湯加黄耆・大棗・山薬・黄精・石斛・玉竹・百合。

※慢性化したり、誤治により腎陽を虧損したりすると、咽喉微痛、顔面蒼白、話し声が低い、小便清白、大便溏泄、舌苔白潤、脈細弱などが現れる。

治法：扶陽温腎、引火帰原。

方剤：附桂八味丸。

(2) 外治法：鉄笛丸または潤喉丸を含服して清咽潤肺する。

(3) 鍼灸療法：2.2「虚火乳蛾（P227）」を参照。

(4) 烙法：簾珠喉痹に使用する。顆粒が大きい場合には、直径の小さい烙鉄を毎回１～３枚選び、顆粒毎に１～３回烙法を行なう。３～４日に１回烙法を行ない、回復してきたら停止する。顆粒が小さい場合には烙法は不適である。

【看護と予防】

(1) 焼き物や炒め物など、刺激性の食事は少なめにする。

(2) 休息をとり、仕事などによる疲労を減らし、虚火上炎となるのを防ぐ。

(3) 過度の発声や会話などを減らす。

(4) 酒、タバコ、粉塵などによる刺激を避ける。

(5) ダイコンや馬蹄〔クロクワイ〕など、栄養豊富で清潤作用のある食物を多めにとる。

2.5　喉癰

喉癰とは、咽喉間およびその付近に生じた癰腫を総称したものである。発生部位により異なる名称がある。

喉関〔口峡〕に生じたもの	喉関癰、騎関癰	扁桃周囲膿瘍
咽頭後壁に生じたもの	喉癰	咽後膿瘍
顎下に生じたもの	頷（かんか）下癰	傍咽頭膿瘍
上顎に生じたもの	上腭癰、外喉癰	傍咽頭膿瘍

本病は急速に進行し、咽喉が腫れて閉塞すると嚥下や呼吸に影響する。『霊枢』癰疽には「嗌（えき）中に癰を発するものを猛疽（もうそ）という。猛疽

が治らないと化膿し、膿を瀉出しないと咽が塞がって半日で死ぬ」と記載されており、手遅れにならないよう治療する必要がある。各種の喉癰の多くは陽証に属し、発症原因と治療原則は基本的に同じなので、本節では併記して論述する。臨床では喉関癰がよくみられる。

【病因病理】

本病の多くは、普段から肺胃に積熱がある状態で風熱の邪毒に侵襲され、外邪が肺胃の積熱を動かすことによって生じたものである。内外の熱毒が結び付いて上り、咽喉を蒸すために気血の凝滞を招き、熱毒が壅聚して腫脹を生じ、熱が血肉を焼灼するために腐敗して癰を形成する。『咽喉経験秘傳』喉症用薬細条では「喉癰は、辛い物、炒め物、濃い味の物、アルコール度数の強い酒などを過食したために、熱を感受して発症する」として、本病の発症原因について説明している。また『霊樞』癰疽では「熱が盛んであれば肉が腐り、肉が腐ると膿となる」として、喉癰の病理変化を説明している。

喉関癰は、風熱乳蛾の熱毒が壅盛となって扁桃の周囲を侵犯し、熱が盛んになって肉が腐敗して形成される。『咽喉経験秘傳』喉症用薬細条では「乳蛾……３日目に喉内をみると、発赤腫脹はしているが白星〔白いブツブツ、膿栓〕がみられないものは喉癰の症である」と指摘している。

【診断要点】

咽喉の疼痛が激しく、嚥下や発声が困難となり、局部が発赤して高く腫れあがることを特徴とする。癰腫の発生部位により具体的に診断する。

【辨証施治】

［主　　証］共通する特徴として、咽喉の疼痛が次第に悪化して嚥下障害、発声障害を生じ、咽喉が発赤腫脹し、局部が次第に高く隆起して喉癰を形成する。ここでは癰腫の部位、臨床症状によって以下のように分類する。

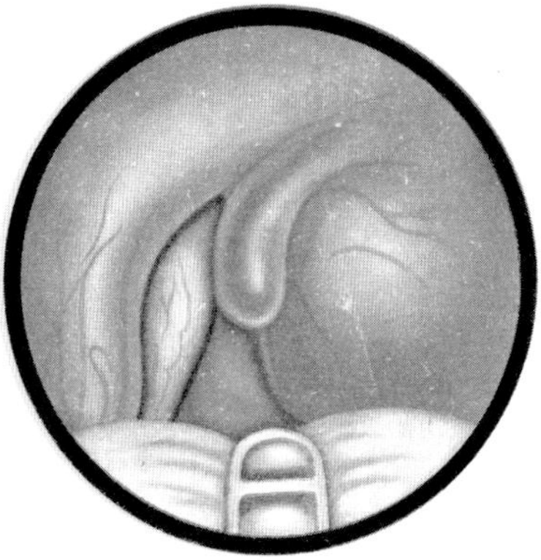

絵12　喉関癰
扁桃周囲膿瘍

(1) 喉関癰：初期症状は風熱乳蛾と同じであるが、次第に悪化して痛みは一側に偏るようになる。嚥下困難となり、口から涎が溢れ出て、言葉がはっきりしなくなり、開口障害を生じ、飲み物はのどを通らず鼻中から流出する。癰腫は一側に生じ、患側の扁桃や口峡の発赤腫脹が鮮明となる。特に扁桃の前上方が顕著であり、扁桃を後下方へと圧するため、口蓋垂は発赤腫脹して反対側へ圧迫される（絵12）。患側の下顎角には臖核（きょうかく）ができて圧痛がある。早く消散させないと5～6日で膿を生じる。

(2) 裏喉癰：小児に多発し、急に発症して激しい疼痛があり、鼻声になる。頸項部が硬直して嚥下困難となり、ひどくなると癰腫が気道を閉塞するため、痰鳴を生じて呼吸が促迫し、むせ込んで呼吸困難となり、窒息を起こす危険もある。咽頭後壁の一側が発赤して腫れて隆起し、患側の咽頭壁も発赤腫脹し、頸部には常に臖核をみる。早く消散させないと3～4日で膿を生じる。

(3) 頷下癰（かんかよう）：咽頭部および頸部にさらに激しい疼痛があり、嚥下困難を生じ、牙関緊閉（がかんきんへい）となって開口障害を起こす。患側の下顎部が腫脹して圧痛があり、扁桃および患側の咽頭壁が咽頭腔中央へと押される。扁桃に発赤腫脹はみられず、口蓋垂は水腫を呈することが多く、頸項部は腫脹して臖核をみる。

(4) 上顎癰：咽痛があり、飲食や会話が困難となり、患者はいつも上を向いている。上顎部に癰を生じて発赤腫脹し、ひどくなるとクルミ半分の大きさに腫れ、上顎から舌まで垂れ下がり、膿が熟して破潰すると鼻孔から膿血が流出する。

喉癰を辨証する際には、膿の有無に注意する必要がある。

腫脹は散漫で、舌圧子で軽く患部に触れると堅硬である	まだ化膿してない	痛みは散漫である
発赤腫脹して光沢があり、高く隆起し、周囲は紅暈してきつく締まり、按えると軟らかい	すでに化膿している	痛みが集中し、拍動痛を生じる

『咽喉経験秘傳』治法凡例には「喉症を生じてから５日目となり、症状は３日前と同じように重いけれど、まだ膿ができていない場合には薬で消散する。５～６日を過ぎると患部に膿ができることが多い」とある。膿が形成されているか否かは、治療面で非常に大きな意味がある。

全身辨証：

初期	発熱、悪寒、頭痛、倦怠感、舌質紅、苔薄白または微黄、脈浮数などといった風熱表証が多くみられる。
邪熱壅盛となり裏へ伝わる	高熱を発し、頭痛がひどくなり、口に灼熱感があり口臭がする、胸悶腹脹、便秘、小便黄、舌質紅、苔黄厚または膩、脈洪数有力。
悪化して邪が心経を侵犯する	壮熱煩躁、神昏譫語、舌乾絳(こう)少苔といった重証となる。

痰熱壅盛となって咽喉に湧き出る	痰鳴を生じて呼吸が促迫し、呼吸困難となり、汗が出て煩躁し、唇が青く顔は黒くなり、脈微欲絶などといった重篤な証候が現れる。
癰腫が破裂し、膿液が溢れて気道に入り、気道が閉塞される	

小児の場合、生体は柔弱で、肉体・機能とも未成熟なため、癰腫によって気道が閉塞されやすい。さらに痰涎が壅盛になると容易に排出できなくなり、窒息して危険な状態になりやすい。

［証候分析］風熱邪毒が侵襲し、咽喉に結び付いて気血が凝滞すると、しまいには咽喉が発赤腫脹する。火毒が粘膜を灼くと化膿する。咽頭部が腫れて塞がると、開口障害、嚥下困難となる。口峡は呼吸や飲食物が通過する孔道であり、上は頏顙（こうそう）に通じているため、飲食を嚥下できないと頏顙へと逆流して鼻孔から流出する。咽は耳竅に通じており、手少陽三焦経は頸部沿いに耳内へと入っているため、邪が盛んになると痛みが耳竅まで連なる。裏喉癰は咽頭後壁に生じるため、気機を阻害しやすい。さらに熱が津液を損傷し、煎じつめるようにして煉ると痰を生じる。痰涎が壅盛となると痰鳴がし、呼吸が促迫してむせび、窒息に至る場合もある。上顎癰腫では舌の伸縮障害を起こし、また舌で癰腫部を舐めると痛みがひどくなるため会話や食事の障害となるが、頭を上に向けていると癰腫の下垂感が軽減される。顎部は上方では頏顙に通じており、癰が内部で潰れると鼻孔から膿血が流出する場合がある。

初期には外邪によって肺衛が侵犯されるため、発熱悪寒、頭痛、舌質紅、苔薄白または微黄、脈浮数などの風熱表証がみられる。邪熱壅盛となって胃腑の熱と結び付き合うと、高熱が出て、頭には腫れぼったい痛みを覚え、口には灼熱感があり、口臭がして、胸苦しさや腹部膨満感を生じる。熱が下焦に鬱結すると大便秘結、小便黄となる。苔黄厚、脈洪数有力は胃腑熱盛の現れである。壮熱煩躁〔高熱を発して、熱のために手足をバタつかせる〕、意識障害や譫語などがみられるものは、邪熱が営血に内陥して心神を擾乱したためである。舌は心の苗であり、熱が営陰を灼くと舌は乾絳〔濃い紅〕で少苔となる。喉は呼吸の通路であり、喉癰の腫脹がひどくなると気道が阻まれ、さらに痰涎壅盛となって気道が閉塞すると、痰鳴がして呼吸が促迫し、呼吸困難などが引き起こされる。油汗が出る、煩躁不安、唇が青く顔が黒い、脈微欲絶となるのは、陰陽離決の危険な状態である。

［治　　療］

（1）内治法：

※初期には邪は表にある。

治法：疏風清熱、解毒消腫。

方剤：五味消毒飲加荊芥・防風・白芷。

五味消毒飲	清熱解毒・消腫止痛。
荊芥・防風・白芷	疏風消腫。

※熱毒が裏に伝わって裏熱壅盛となると、膿が蘊醸されて重証となる。

治法：清熱解毒、利膈消腫。

方剤：清咽利膈湯。

熱を下焦から排泄することによって宣散できれば、消散することも可能となる。

※痰涎が壅盛であれば僵蚕・胆南星を加えて豁痰消腫する。
※膿がすでに形成されている場合には、清熱解毒・活血排膿する。
方剤：仙方活命飲加減。

※熱毒が営血に侵入して心神を擾乱し、高熱が出て煩躁し、意識障害を生じて譫語を発する場合：
治法：清営涼血・解毒を主とする。
方剤：犀角地黄湯。さらに安宮牛黄丸・紫雪丹などを選択して、開竅安神する。
※痰鳴があって呼吸が促迫し、呼吸困難な場合：急喉風に基づいて処置を行ない、必要時には気管を切開して気道を確保する。
※誤治・失治のために陽証の咽喉癰が陰証へと転じると、癰が潰れた後にも創口が収斂せず瘻孔を形成する。『外科理例』には「もし潰れると必ず口内に膿が出る。命の心配はないが、冷瘻となって生涯の痼疾（こしつ）〔慢性病、後遺症〕となる」と述べられている。この場合には参苓散・十全大補湯を使用して、補気養血、生肌収口するのがよい。
生薬：熱毒壅盛の場合には蒲公英・苦地胆・羊蹄草・魚腥草・穿心蓮などを水煎して服用する。
（2）外治法：
①吹薬法：氷硼散・氷麝散などを毎日６～７回患部に吹薬する。解毒・去腐消腫の作用がある。
②含漱法：漱口方で含嗽法を行なう。
③外敷法：顎下部の発赤腫脹には如意金黄散を外敷し、紫金錠を搽（ぬ）る。また木芙蓉葉60g・黒砂糖６gを搗いて泥状にして外敷する。清熱解毒散結の効果がある。

④排膿法：喉癰で膿を生じている場合には、すぐに膿液を排出させて症状を軽減させ、癰腫が自然に破裂して膿液が気道に入るのを防止する。『外科正宗』巻２では「喉癰で膿を放出しない……これは正しい治療法ではない」と強調している。

〈排膿方法〉空の注射器または長穿刺針を使用し、針の先端を癰腫の最高点から刺入して膿液を全て抽出する。一度に抽出できない場合には、状況に応じて翌日再び行なう。また三稜鍼で癰腫を破ったり、小型尖刃刀で癰腫を切開したりして膿液を排出し、さらに吸痰器で膿液をきれいに吸引する。裏喉癰の場合には癰腫の部位が低いため、膿液のドレナージを行う際に膿液が気道に入らないよう注意が必要であり、充分な準備をした上で切開排膿する。

（3）鍼灸療法：少商・商陽に刺鍼して出血させ、熱毒を泄らす。まだ癰腫に膿ができていない場合には、三稜鍼で局部の粘膜を５～６回浅刺して出血させ、泄熱・消腫・止痛する。

（4）擒拿法：咽喉癰が生じており、咽喉が腫れて塞がり、激しい痛みがあり、スープを飲むことができない場合に適用する。（方法は1.4「咽喉疾患の治療概要（P213）」を参照）

【看護と予防】

（1）食べやすく消化しやすい食物を与える。燥熱性の食品、乾燥した硬い食品は禁忌とする。

（2）内服薬は冷えてから服用させるのがよい。

（3）症状の変化に注意しながら仔細に観察する。

（4）喉癰の小児患者の場合、充分な準備をした上で検査や排膿を行ない、膿液による突然の気道閉塞を防止する。

(5) 膿の抽出および切開時期を十分に理解した上で排膿を行なう。

【参考資料】

『続名医類案』巻18：李王の皇女が喉癰を患い、腫れて痛み、数日間飲食できなくなった。医官を呼んだところ、刃物で切開して破潰する必要があるという。皇女は刃物を使うと聞くと、泣き出して手術を受けようとしなかったが、痛みのために食事ができない。突然一人の民間の医者が現れると、メスを使わなくても筆先に薬をつけて癰の上に塗るだけでたちまち潰れるという。皇女は喜んで、すぐにその医者を呼んだ。薬を２回塗ったところで癰が潰れて膿血が１盆余り出ると、痛みはすぐに軽減し、２日後に瘡は消失した。医者がいうには、針を筆の中心に隠れるように固定して、腫れた箇所を軽くつついて膿を散じたとのことである。

2.6　陰虚喉癬

本病は咽頭部や喉頭部に発症し、形態が苔癬に似ており、また陰虚証に属することから陰虚喉癬と呼ばれる。これは咽喉頭結核に類似するもので、肺結核患者に併発することが多く、治療は困難である。『咽喉経験秘傳』喉症十二字薬方には「癬症の原因は肺余〔肺陰〕を損傷したものであり、斑状になって蝦の皮のような苔癬を生じ、発熱して頻繁に嗽（しわぶ）き、顔が赤くなって声がかすれる。命の危険がある」と記載されている。

【病因病理】

普段から陰虚体質であったり、労損〔主に過労による内傷〕によって陰を損傷したりして腎陰を虧耗すると、水不済火（すいふせいか）〔腎水が心火を制御できなくなる〕となり虚火が上炎して肺金を損傷する。津液が灼かれると咽喉を濡潤できなくなり、咽喉が潰爛して喉癬の証となる。

【診断要点】

本病は咽喉が乾燥して痛み、棘があるようで、嚥下痛のために嚥下できず、また嗄声や発声が困難になることを主症状とする。咽喉が潰爛し、周辺部は不揃で、上部に灰黄色の汚穢な腐敗物の付着をみる。肺結核歴は診断の参考となる。

【辨証施治】

［主　　証］本病は咽頭部および喉頭部に発症するが、局部症状にはわずかな違いがある。

※咽に発症した場合：咽が乾燥し、棘があるようで、微かに痛む。嚥下痛があり、潰爛が悪化すると疼痛も激しくなって耳部へと放散する。飲食の障害となり、常に口から涎を流し、口臭は腥（せい）臭がして、夜間にひどくなる。

所見：咽頭部の粘膜は晦暗色で、紅白色の斑点があり、紅色の毛細血管で満ちて海棠葉の背部のようになる。粘膜が潰爛し、境界は不揃いで、さらに灰黄色の汚穢な分泌物があり、時間が経過すると次第に糜爛し、壊死して深部に達するとエビの皮のように重なる（絵13）。

※喉に発症した場合：嗄声を生じ、喉が乾いて灼熱感があり、いがらっぽくて咳嗽し、嚥下痛があって飲食に影響する。ひどくなると嚥下痛が激しいために嚥下困難となり、失声症、さらに

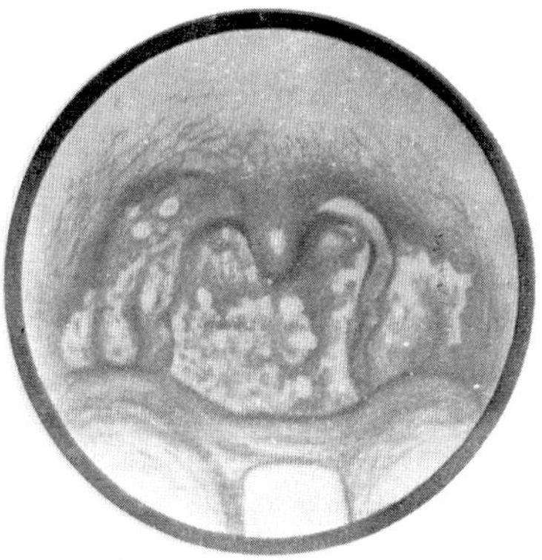

絵13　陰虚喉癬
咽頭結核潰瘍

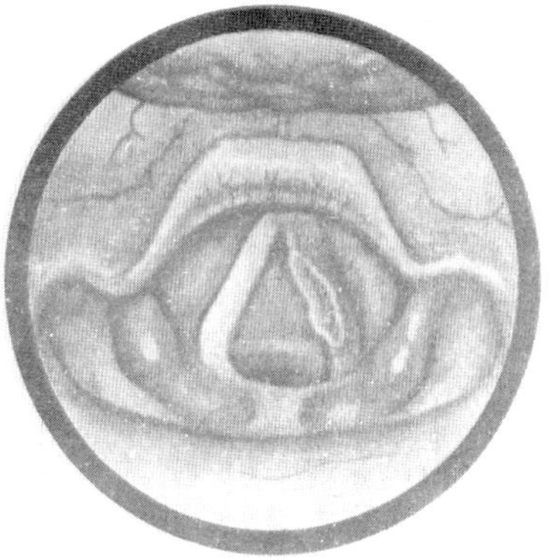

絵14　陰虚喉癬
喉頭結核潰瘍

は呼吸困難を生じる。

所見：喉頭部の粘膜は淡紅色で、初期には粘膜に凹凸を生じて平らでなくなり、周囲は紅色または腫脹し、続いて潰瘍を形成して陥凹する（絵14）。

※共通する全身症状：咳嗽し、痰がすっきりと出ず血が混じる、または潮熱を発する、盗汗が出て頬部が紅色となる、手足心熱、身体消瘦、頭暈耳鳴、腰膝がだるくて力がない、舌質紅嫩、脈細数、などといった陰虚労損の症状が現れる。

［証候分析］肺は金に属し、腎は水に属し、金は水を生じる。腎は元陰であり、腎陰が虚すと肺陰も虚する。肺が生化の源を失うと咳嗽して痰がすっきりとしなくなり、虚火が脈絡を損傷すると痰に血が混じる。肺・腎の脈はいずれも上って咽喉を循（めぐ）っており、陰虚火亢により津液が枯渇して上部を栄養できなくなると、咽喉が乾燥して痛み、充血した毛細血管でいっぱいになる。虚火によって焼灼されると、肉が腐ってエビの皮のように重なり、汚穢

物が付着し、口からは腥臭がして嚥下困難となる。声は肺から出るが、その根本は腎にある。肺腎が枯渇すると咽喉を栄養できなくなるため嗄声や失声症となる。虚火内擾により津液が外泄すると盗汗となる。陰虚火旺となると、潮熱を発して頬部が紅色となり、手足心熱、身体羸痩、頭暈耳鳴、腰膝がだるく力が入らない、舌質紅嫩、脈細数となる。これらはいずれも陰虚労損の証である。

［治　　療］

（1）内治法：滋陰降火、養血潤燥。

方剤：知柏地黄湯合四物湯加減。

知柏地黄湯	滋養腎陰、潤燥除熱。
四物湯	養血潤燥。
気津不足の場合	生脈散を配合して益気養陰・生津する。
症状が重くなり、身体羸痩、呼吸が浅く力がない、声が低く沈んで力がない、潮熱・盗汗がある、または潰爛し、陥凹して汚穢である、などといった気血両虧の証がみられる場合	黄耆・阿膠・首烏・黄精・女貞子・馬勃・白芨などを加えて補気益血、除腐生肌する。
肺燥となり咳嗽する場合	四陰煎により滋養肺陰、清熱化痰する。
喀血する場合	側柏葉・茜草根・藕節などを加えて涼血・斂血・止血する。

『辨証録』巻３には「腎中の水を補うことが必須であり、それにより肺気を益してやる。そうすることによって化源を滋（ま）し、兼ねて殺虫薬によりその癬を治す」と述べられている。このため臨床では、上記した辨証に基づいて加減法を行ない、さらに鼠粘子・白芥子・白薇・百部などを配合して清熱涼血、解毒殺虫する。また適量の柿霜・黒砂糖を煮詰めたものが常用されているが、これ

には潤肺生津、止咳化痰の効果がある。

生薬：

①細金牛草・五指毛桃・入地金牛根・龍盤草・灯龍草根。各30gを水煎して服用する。

②十大功労30g、牛大力30g、石仙桃15g、鉄包金30g、穿破石30g。水煎して服用する。

（2）外治法：

①吹薬法：珠黄散・氷硼散を患部に吹薬し、去腐生肌、解毒止痛する。

②含法：少量の柿霜1味をしょっちゅう口内に含ませ、潤肺生津・止咳化痰する。

（3）鍼灸療法：肺兪・膈兪・照海・手三里などに浅刺し、養陰清熱・止痛する。

【看護と予防】

（1）積極的に肺結核を根治する。

（2）あっさりとして水分の多い食品を多く摂るようにし、辛い食品は禁忌とする。

（3）過度の発声を避け、咽喉頭部に対する刺激要因を減らす。

（4）隔離治療をして伝染を避ける。

（5）食事、日常生活、適切な運動など、全身面における保養を行なう。

【参考資料】

『景岳全書』巻28：来宅した30歳前後の女性。虚損を患っており、さらに喉癬があって痛み、多くの医者にかかったが効果がなかった。私が脈を診たところ数で無力であった。その証を察するに、大便溏泄であった。今までの治療法を尋ねたところ、どれも退熱清火の方剤を使用しており、しかも清火するにつれて喉がますます痛みだした。この病の根本はすでに実火ではなくなっており、しかも寒涼剤を使用し過ぎたために肚腹が実していない。これは格陽の類の疾患である。そこで専ら理陰煎および大補元煎の類を服用させ、加減法を行なって治療したところ、半月もしないうちに喉痛は軽減し、半年もかからず病は完治した。

2.7 急喉瘖

急喉瘖は暴瘖とも呼び、声に張りがなくなり、ひどくなると嗄声や失声症を生じるもので、喉瘖に属する疾病である。急に発症し、病程が短いことから名付けられた。現代医学の急性喉頭炎に類似する。

【病因病理】

本病の多くは風寒または風熱の邪毒が肺金を侵襲して生じたもので、「金実不鳴」と呼ばれているものである。『景岳全書』巻28には「瘖唖の病〔失声症〕は虚実を明らかにしなければならない。実証の場合、病は標にあり、竅が閉じて瘖となる……竅閉のうち、風寒によって閉じたものは外感証であり、火邪によって閉じたものは熱が肺に乗じたことが原因である」と解説されている。ここでは以下のように分類する。

1．**風熱侵襲**：風熱邪毒が口や鼻から入り、内で肺を損傷すると肺気が宣発されなくなり、邪熱が上蒸して喉嚨に鬱結する。気血が壅滞して脈絡痹阻となると、喉頭部の粘膜が発赤腫脹して声門の開合ができなくなって喉瘖となる。邪熱が盛んになり津を灼いて痰を生じたり、普段から痰熱があったりすると、痰熱の邪毒が喉嚨に結聚して気道を壅塞し、急喉風へと進行する。小児は臓腑が矯嫩（きょうどん）であり、また喉頭腔が狭いため、本病に罹ると急喉風を引き起こしやすい。

2．風寒外襲：風寒の外襲によって肺気が壅遏（ようあつ）されると、気機不利となって風寒の邪が喉に凝聚し、声門の開合ができなくなり発症する。『備急千金要方』巻８には「風寒の気が中に侵入し、停滞して発散できなくなると、声が低く小さくなり、喋ることができなくなって瘖啞失声〔失声症〕を生じる。いずれも風によるものである」とある。

【診断要点】

声に張りがなくなり、さらに嗄声や失声症を生じることが本病の主要症状である。一般に急に発症し、他の邪を感受した症状を伴う。局部所見では、声帯の発赤腫脹が主たる診断根拠となる。肝鬱失声症と鑑別する必要があり、肝鬱失声症の場合も突然失声するが、声帯には発赤腫脹はみられず、全身症状として他の肝気鬱結症状がみられるので鑑別の参考となる。

【辨証施治】

1．風熱侵襲

［主　　証］初期には喉内に不快感があり、乾燥して痒感があって咳が出る。声は低くて粗くなり、発声しづらく、また喉内に灼熱

痛がある。さらに発熱、悪寒、頭痛、肢体倦怠感、関節痛などがあり、舌辺微紅、苔は白または黄を兼ねる、脈浮数などの症状がある。

邪熱が裏に伝わって胃腑の熱が盛んになると、症状が悪化して嗄声を生じ、ひどくなると言葉を発することができなくなり、喉痛が激しくなって嚥下困難となる。身体から壮熱を発し、口渇して飲みたがり、口臭、腹脹、痰は黄稠、小便黄赤、大便秘結、舌質紅、苔黄厚、脈洪大で数となる。

所見：口峡および口峡外の発赤腫脹は鮮明ではないが、喉頭部は発赤腫脹し、声帯は淡紅色となる。邪熱が裏へ伝わると喉頭部の発赤腫脹が増し、声帯は鮮紅色または黄白色の点状の分泌物が表面に付着し、発声時には声門の開閉不全を生じる（絵15）。

［証候分析］喉は肺系に属し、音声の門戸である。風熱の邪毒が肺に壅滞すると、肺気が下降できなくなって上逆するため、喉は乾いていがらっぽくなり、咳が出る。邪熱が喉に蘊結して脈絡が痹阻すると、声門の開閉が障害されるため声は低く荒くなり、また声が出にくくなって、ひどくなると嗄声を生じて言葉を発せなくなる。熱が粘膜を灼いて気血が瘀阻すると、不通則痛となって喉頭部が発赤腫脹して灼熱痛を生じ、痛みがさらに激しくなると声帯は淡紅色から鮮紅色へと変わる。喉頭部に黄色の点状分泌物があるのは、裏熱熾

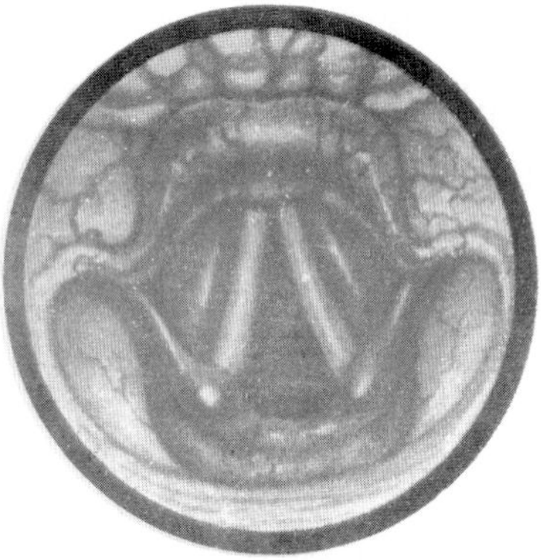

絵15　急喉瘖
急性喉頭炎

盛により津液が煎じ煉られたためである。喉頭部の発赤腫脹が咽頭部に波及すると嚥下困難を引き起こす。病は咽喉の深部にあるため、口峡および口峡外の発赤腫脹は不鮮明である。病の初期には風熱の邪は肺衛にあるため、営衛不調となると発熱悪寒、頭痛、肢体倦怠感、関節痛を生じる。舌辺微紅、舌苔白または黄を兼ねる、脈浮数は風熱在表の現れである。邪熱が裏に伝わって胃腑の熱が盛んになると、身体からは壮熱を発し、口臭があり、腹部には膨満感を生じる。熱が津液を損傷すると口渇して水を飲むようになり、痰は濃く黄色くなる。熱が下焦で鬱結すると小便黄赤、大便秘結となる。舌紅・苔黄厚、脈洪大で数は裏熱熾盛の現れである。

［治　　療］

（1）内治法：

※風熱邪毒が肺衛にある場合：疏風清熱、利喉開音。

方剤：疏風清熱湯加蝉衣・千層紙。

荊芥・防風	祛風解表。
金銀花・連翹・黄芩・赤芍	邪熱を清める。
玄参・浙貝母・天花粉・桑白皮	清肺化痰。
牛蒡子・桔梗・甘草	散結解毒、清利咽喉。
蝉衣・千層紙	利喉開音。

※邪熱壅盛、胃腑熱盛の場合：泄熱解毒、利喉開音。

方剤：清咽利膈湯加蝉衣・千層紙・胖大海。

瀉火解毒して通便することにより、熱を下焦より泄らし、清利咽喉、消腫止痛・開音の目的を達する。

便秘はない、または服薬により大便が通暢している場合	大黄・芒硝を去る。

熱がすでに裏に伝わっており、表証がない場合	荊芥・防風を去る。

※痰涎が多い場合：貝母・天竺黄・瓜蔞・前胡・竹茹などの清熱化痰薬を加える。呼吸困難があれば、急喉風に基づいて処置する。

生薬：解表清熱、解毒消腫するのが適切であり、穿心蓮・野菊花・五指柑・金鎖匙・苦地胆を各15g、土牛膝根・羊蹄草を各30g、水煎して服用する。

（2）外治法：

①吹薬法：氷硼散・珠黄散などを毎日５～６回、喉頭に吹薬して清熱消腫、化痰利喉する。

②含法：六神丸または鉄笛丸を毎日３～４回含服して、解毒消腫、止痛利喉する。

③含漱法：漱口方で含嗽法を行ない、咽喉を清潔にする。

④蒸気吸入法：薄荷・藿香・佩蘭・金銀花・菊花。各適量を水煎し、蒸気を吸入して芳香通竅、疏風清熱する。毎日１～２回、毎回20～30分。

（3）鍼灸療法：

①刺鍼：合谷・尺沢・天突など。瀉法を行なって瀉肺・利喉・開音する。

②耳鍼：神門・咽喉・肺・平喘などから毎回２～３穴を選び、刺鍼して15～20分置鍼。

2．風寒外襲

［主　　証］突然声に張りがなくなり、ひどくなると嗄声や失声症を生じ、または咽喉に微痛を伴う。嚥下困難、咽喉に痒感があり、

咳嗽してもすっきりしない、鼻塞して清涕が出る、悪寒、発熱、頭痛、無汗、口は渇かない。舌苔薄白、脈浮。

所見：口峡および口峡外に発赤腫脹はみられず、喉頭部は微かに発赤腫脹し、声帯は淡白色または淡紅色で、開閉不全。

［証候分析］風寒邪毒が肺を壅遏すると肺気は宣発できなくなり、寒邪が喉に凝聚すると声門の開閉が障害される。そのため突然声に張りがなくなり、ひどくなると喋れなくなる。気血は冷えると凝滞するため、喉頭部は微かに発赤腫脹し、声帯の色は淡くなる。寒邪が咽に波及すると、咽喉に微かな痛みがあり、嚥下が障害される。肺気不利となって上逆したものなので、咳嗽してもすっきりしない。鼻は肺竅であり、風寒が肺を侵犯すると鼻竅不利となるため、鼻閉して透明の鼻汁が出る。肺は皮毛に合し、寒が肌表を拘束すると衛陽が鬱して宣泄できなくなり、悪寒発熱、無汗、頭痛、口不渇などといった風寒表証を生じる。舌苔薄白、脈浮は風寒在表の現れである。

［治　　療］

（1）内治法：辛温散寒、疏風解表、宣肺開音。

方剤：六味湯加蘇葉・杏仁・蝉衣。

荊芥・防風・蘇葉・薄荷	祛風解表、辛散風寒。
桔梗・甘草・杏仁・僵蚕	宣肺化痰・利咽喉。
蝉衣	祛風開音。
咳嗽して痰が多い場合	法夏・白前を加える。

（2）外治法：蘇葉・藿香・佩蘭・葱白。各適量を水煎し、蒸気を吸入する。芳香通竅・疏風散寒の作用がある。

（3）鍼灸療法：合谷・尺沢・列缺などに瀉法を行ない、風寒を散じる。また懸灸法を行なう。

【看護と予防】

発声を控え、特に大声を出さないようにして声門を休ませ、症状の悪化を防止する。辛くて乾燥性の刺激物や、苦寒性の食物は禁忌とする。

【参考資料】

1．『雑病広要』瘖：突然声がまったく出なくなり、異常なまでに咽が痛くなる。または咳をしようとしても咳ができなかったり、無痰であったり、清んだ痰が上に溢れたりする。脈は弦緊となることが多く、または数疾無倫〔数(さく)疾なことこの上ない〕。これは強力な寒が腎を侵犯したものである。麻黄附子細辛湯で温め、さらに蜜で炮製した附子を口に含ませる。軽々しく寒涼剤を与えてはならない。

2．『続名医類案』巻18：張路玉は西方からの客人を治療した。寒い時期に蘇州に来たところ、忽然と喘逆して声が出なくなり、咽喉が腫れて痛むようになった。身体を観察したところ体格はがっちりしており、飲食は正常、切脈すると脈は浮軟で、按えると力がある。これは寒包熱邪となって、肺絡を犯したものに間違いない。そこで麻杏甘石湯加半夏・細辛、さらに大量の葳蕤を加えたところ、２剤服用すると喘が止まり、声が出るようになった。呼吸および声に微かに異常がみられたので、二陳湯加枳実・桔梗・葳蕤を与えたところ、２剤服用して調理でき落ち着いた。

3．『慈溪魏氏験案』：ある正月、慈溪〔浙江省寧波〕から濾〔四川省の県名〕へと赴いた。船中で風を感受したために鼻閉して身体がだるくなった。自分では虚だと思い、補法を行なおうと考えた。ちょうど手元に友人が贈ってくれた関東参汁糖があり、その性は大補であるし、また好物でもあったので、毎日それを食べていた。しかし甜粘滋補の食品は邪を留めてしまうことを知らなかったため、肺に邪が侵入したまま壅滞して去らなくなった。そのため咽喉が閉塞して、呼吸はすっきりとせず、声には張りがなくなり、微かに咳をして痰が出る。目はやや黄色く、脈軟舌紅、苔薄白となり、ついには肺痹気塞から失声症を起こしてしまった。いわゆる「金実則不鳴」である。この病は傷風に対して誤って補法を行なったものであるから、軽清開上により治療するのがよい。さらに滋補を行なうと、虚労へと進行する恐れがある。冬瓜仁４銭、生苡仁４銭、桃仁３銭、淡竹葉３銭、蟬衣１銭半、薄荷１銭、瓜蔞皮３銭、川貝母１銭半、枇杷葉３片（毛を取る）。

〈第２診〉肺痹気塞、声はかすれて張りがない、胸悶、悪寒発熱、脈軟、舌質淡紅、苔薄白。清軽開閉を行なう。水芦根８銭、冬瓜仁４銭、生苡仁４銭、桃仁３銭、全瓜蔞５銭、桑葉３銭、苦桔梗１銭、生甘草１銭。

〈第３診〉嗄声はやや改善された。肺燥から気逆を生じており、清粛機能が失調している。甘寒生液、潤燥開音法を行なう。生蛤殻４銭、生玉竹３銭、原麦冬３銭、大生地４銭、天冬３銭、生甘草１銭、地骨皮３銭、牛蒡子３銭、粉沙参３銭、知母２銭、天花粉３銭、紫菀３銭。

〈第４診〉咳は止まり、声には張りがもどり、嚥下は正常となり、食欲も増えた。脈滑舌紅。清補肺胃陰液、軽宣気機を行なう。北沙参３銭、生甘草１銭、冬瓜仁３銭、川貝母２銭、桑葉２銭、紫菀３銭・玉蝴蝶七対、掛金灯７個。

２剤服用したところ声は明瞭となり、病は治癒した。

2.8　急喉風

急喉風は喉風の一種であり、急速に発症すると、症状が急激に悪化することから名付けられた。咽喉が発赤、腫脹して痛み、呼吸困難を生じ、痰涎壅盛となって言葉を喋りづらく、また液体を飲み込めなくなることから緊喉風とも呼ばれる。牙関拘急し、錠をかけられたかのように口を噤（つぐ）むなど、危篤な症状を現すものを鎖喉風と呼ぶ。本病は急性喉頭閉塞に属する。

歴代文献中において喉風の名称は非常に多く、意味もまた同じではないが、一般に咽喉疾患全般を含んでおり、口・歯・唇・舌の病証までも包括している。『喉科心法』巻上では「昔の喉症の名称について考えてみると、総合した名称を喉風としている」と解説している。喉風について、『喉科秘旨』では12症、『図注喉科指掌』では16症、『経験喉科紫珍集』では18症、『重樓玉鑰』では36症にそれぞれ分類している。本節では急喉風について解説する。

【病因病理】

本症は咽喉癰および各種急性咽喉疾患が進行したもので、一般に小児急性喉頭炎、ジフテリア性喉頭炎に併発することが多い。これは痰涎火毒または疫癘の邪が熾盛となって喉に結聚し、気血が凝結して脈絡を瘀阻し、痰涎が壅盛となったために気道が閉塞されたものである。

このほか喉の外傷により気血が喉に凝聚する、肝鬱気滞のために血凝痰聚して喉菌〔喉頭癌の類〕を生じる、異物により喉頭腔が塞がれる、などの原因によって気道が狭搾・閉塞して発症する場合もある。

【診断要点】

臨床症状、特に喉頭性呼吸困難、痰涎壅盛、喋りづらい、水を飲みにくいなどといった特徴がある。急性咽喉疾患から進行して上記の症状が現れた場合は明確に診断できる。

【辨証施治】

［主　　証］咽喉の疼痛、嚥下障害、喉頭部の緊縮感があり、喉頭病変呼吸困難を生じる。これは吸気性の呼吸困難で、深呼吸すると天突（胸骨上窩）・缺盆（鎖骨上窩）・肋間の３部位が陥凹する三凹症を生じ、同時に喘鳴を聞く。咳をすると痰鳴音がする。嗄声または言語を発しづらくなり、痰涎が壅盛になるとノコギリをひくような音がする。

局部所見：咽喉が激しく発赤腫脹する、または口峡や咽頭部の発赤腫脹はみられなくても喉頭部や声帯の発赤腫脹が顕著で、痰涎が多く、また腐物をみる。

全身症状：憎寒壮熱、または高熱が出て精神状態が極めて不安定となり、雨のような汗をかき、口が乾いて飲みたがる、大便秘結、小便短赤、舌質紅または絳（こう）、舌苔黄または膩、脈数または沈微欲絶などが現れる。呼吸困難の程度により４段階に分類される。

第１度：安静時には呼吸困難はないが、運動時または泣き騒ぐと喉鳴および鼻翼煽動がみられ、天突および缺盆が軽度に陥凹する。

第２度：安静時にも上記の呼吸困難が現れる。

第３度：第２度の呼吸困難以外に、さらに煩躁不安を呈し、自汗があり、三凹症が顕著となる。

第４度：第３度の呼吸困難以外に、呼吸が浅く速くなり、唇は青く顔は黒く、額からは珠のような汗が流れ、身体中から雨のように汗をかく。ひどくなると四肢が厥冷し、脈沈微欲絶となり、意識障害を発して窒息に瀕する。

［証候分析］喉は呼吸の気が出入りする通路である。火毒が結聚したために気血が凝結して喉頭腔を狭搾し、その上痰涎が気道を閉塞するために呼吸困難を生じ、特に吸気時が困難で力を要する。狭搾した喉頭腔を空気が通過するために喉中に音を生じ、咳をすると空気が喉頭に響いて喘鳴音を生じる。吸気時には空気が喉頭部をスムースに通過できないまま気管や肺に入るため、肺気が不足して、胸腔内の陰圧が増加する。そのため吸気時に天突・缺盆・肋間などが陥凹する三凹症が現れる。邪が喉頭腔に侵入すると、声門の開閉が障害されるために嗄声となり、また言葉を喋りづらくなる。痰涎が壅盛となると気道を阻害し、また痰涎が気と共に上下するとノコギリをひくような音がする。咽喉が腫れて痛むため呼吸困難となり、嚥下が障害され、ひどくなると水分すら飲めなくなる。唇が青く顔が黒くなり、額から油汗が流れ、身体中からは雨に降られたかのように汗をかき、四肢が厥冷し、意識障害を生じ、脈沈微欲絶となるのは、窒息寸前で陰陽離決となった危険な徴候である。病位は主に喉にあるため、局部所見では喉頭部や声帯の発赤腫脹が顕著であるが、口峡や咽頭部は発赤腫脹する場合とそうでない場合とがある。

［治　　療］呼吸困難の状況に注意し、病因に応じた適切な対処を行なって呼吸困難を解消する。第３度・第４度の呼吸困難を生じている場合には、ただちに気管挿管して痰涎を吸引し、気道の通暢を確保しなければならない。

（1）内治法：泄熱解毒、祛痰開竅。

方剤：清瘟敗毒散。

犀角	主薬。
玄参・生地・赤芍・丹皮	犀角と共に泄熱·涼血·解毒して血分の熱を去る。
黄連・黄芩・梔子・石膏・知母・連翹	清熱瀉火解毒して気分の熱を去る。
桔梗・甘草	肺気を宣通して咽喉を通利する。
痰涎壅盛の場合	天竺黄・貝母・瓜蔞・葶藶・竹茹などの清化熱痰散結薬を加える。さらに六神丸・雄黄解毒丸・紫雪丹・至宝丹などの清熱解毒、祛痰開竅薬を配合する。
大便秘結の場合	大黄・芒硝などを考慮する。

（2）外治法：

①吹薬法：氷硼散・珠黄散など、清熱解毒・消腫祛痰の薬物を頻繁に吹喉する。

②蒸気吸入法：金銀花・菊花・薄荷・藿香・佩蘭・葱白・紫蘇などを選び、適量を煎出し、患者にその蒸気を吸入させて祛風清熱、消腫通竅する。

③含漱法：咽頭部が発赤・腫脹する場合には漱口方で含嗽法を行なう。局部を清潔にすると同時に解毒消腫の作用がある。

（3）鍼灸療法：

①刺鍼：合谷・少商・商陽・尺沢・少沢・曲池・天鼎・扶突・豊隆などから毎回２～３穴選び、瀉法を行ない置鍼はしない。また少商・商陽から出血させて泄熱する。

②耳鍼：神門・咽喉・平喘などに刺鍼し、15～30分置鍼する。毎日１～２回。

（4）その他の治療法：症状に基づき、擒拿法および提刮法（1.4「咽喉疾患の治療概要（P212, 213）」を参照）を行なう。

第３度・第４度の呼吸困難の場合には気管切開術を行なう。

喉頭腔異物、喉頭の外傷、喉頭がんなどにより気道が閉塞されて呼吸困難を起こしている場合には、病因に応じた治療を行なう。重篤な呼吸困難の場合、必要時には本病を参照にして気管切開術を行なう。

【看護と予防】

先人が「走馬看喉風〔喉風は急激に進行するので、馬を走らせてでも治療する〕」といっているように、本病の症状は危急であり、急速に変化するため、瞬く間に窒息して死亡に至る場合がある。そのため看護上でも注意が必要である。

（1）症状の変化を詳細に観察し、随時救急処置ができるよう充分準備を整えておく。

（2）呼吸困難の症状が悪化するのを防ぐため、しっかりと休息させ、運動は控える。

（3）痰涎が多い場合には半臥位をとらせる。

（4）薬物はゆっくりと服用させる。局部への薬物の停留時間が長くなると効果も大きくなる。

（5）燥熱性の食品および甘い物、油濃い物は禁忌とし、火勢を助長したり、痰湿が滋生したりして症状が悪化するのを防ぐ。

本病を予防する上では、各種咽喉疾患を予防し、適切な処置を行なって本病への進行を防止することが重要である。

【参考資料】

張汝偉医案：江北の李婦人が、夜半に門を叩いて治療を求めてきた。来たものは３人で、門を開けてなかへ入れる。婦人の喉からはノコギリをひくような音が聞こえており、喉を指差すが、身動きすることができない。呼吸が促迫しており、このままではきっと朝を待たずして息ができなくなって死ぬだろう。そこでくいしばっている歯をこじ開け、開関散に烏牛散を配合して吹入したところ、一瞬のうちに糊のような粘稠な膩痰を吐き出した。湯のみ半分位の量の痰を出すと、少し喋れるようになった。続いて吹秘薬[6]に珠黄散[7]・柳華散[8]・中白散を合し、さらに烏牛散[9]を加えた。脈診すると滑数、苔は膩で厚であった。応急処置として、陳胆星・九節菖蒲各１銭、竹半夏・象貝母・光杏仁・全瓜蔞・炒丹皮各３銭、生枳殻１銭半、炒姜蚕３銭、薄荷葉７分を処方する。１剤を服用させた後、夜が明けてから再診を受けるようにいいつけた。しかし数日経ってもやって来ないので、どうしたことかと心配していた。その矢先、当人が別の婦人に付き添って突然やって来ると、肝胃が痛いので診て欲しいという。彼女によれば……1剤を煎じて飲んだところすぐに楽になり、２剤服用したところ治癒したとのことだった。経済的な理由から調理法は行なわなかった。（『国医万病自療叢書』咽喉病より抜粋）

---

6 自製霹靂散と思われる。酢煅牙皂角60 g、薄荷葉15 g、皂礬３ g を研いで粉末にしたもの。

7 珠黄散：犀牛黄・氷片・珍珠・煅石膏。

8 柳華散：生蒲黄・甘中黄・烏牛糞尖各30 g、人指甲３ g、水飛青黛30 g。各々を研いで粉末にし、細かい篩いにかけ、梅片1.5 g を加えて保存したもの。

9 烏牛散：烏牛糞尖（瓦上で焙って燥かしたもの）60 g、生石膏（尿に1年浸したもの）30 g、飛青黛３ g、氷片0.9 g。一緒に研いで保存しておく。

4．咽喉科

2.9　慢喉瘖

慢喉瘖（まんこういん）とは、声に張りがない状態が長期化し、さらに嗄声や失声症を生じたものをいう。久瘖とも呼び、喉瘖の一種である。現代医学の慢性喉頭炎に類似する。

【病因病理】

本病の多くは肺・脾・腎の虚損により生じたものである。声は肺から出るが、その根本は腎にある。肺は気を主り、脾は気の源であり、腎は気の根である。腎精が満ち溢れていれば肺・脾の気は旺盛となり、清んで張りのある声を出すことができる。逆に肺脾腎が虚損すると、声瘖の証となる。慢喉瘖は次のように分類できる。

1．**肺腎陰虚**：平素からの虚弱体質、過度の疲労、長患いなどの原因から、栄養が失調して肺腎陰虧となると、肺金の清粛機能が行なわれず、腎陰は上部を濡養できなくなる。また陰虚から内熱を生じ、虚火が上炎して喉を蒸灼すると、声門に異常を生じて瘖となる。

2．**肺脾気虚**：過度の発声のために肺気を耗損したり、慢性疾患によって肺脾気虚となったりすると、声門を動かす力がなくなるため、声は弱々しくなり瘖となる。

3．**気滞血瘀痰凝**：咽喉疾患の後に余邪が尽きず喉に結聚する、また過度の発声により気陰を耗損して喉嚨の脈絡が損傷すると、いずれの場合も気滞・血瘀・痰凝を生じる。そのため声帯が腫脹して消失しなかったり、小結節やポリープを生じて発声を障害したりして瘖となる。

妊娠後期に嗄声や失声を生じるものは肺腎と関係があり、子瘖またた妊娠失音という。これは胎児が次第に生長するために陰津が不足し、腎精が上部を濡養できなくなって生じたものである。

【診断要点】

声に張りのない状態が長期間続き、それがひどくなって嗄声や失声を生じることが診断の主たる根拠となる。局部検査により、暗紅色に肥厚した声帯、小結節やポリープ、声門の開閉障害がみられる。

喉癬〔喉頭結核〕と喉菌〔喉頭がん〕が原因のものは除外しておく必要がある。

喉癬による瘖	肺結核の併発症であり、病証は重く、声帯の潰瘍を主とする。全身性の結核症状が顕著である。
喉菌による瘖	声帯に大きな菜の花のような腫瘍ができ、頸部には悪核〔種のような硬結が肉中にでき、押すと動き、痛みがあり、発熱、悪寒する証〕を生じる。

【辨証施治】

臨床では肺腎陰虚によるものが多く、気・陰がともに虚したり、気滞・血瘀・痰凝を兼ねていたりする場合がある。治療では養陰を主として、益気開音または行気活血祛痰することにより開音する。

1．肺腎陰虚

［主　　証］声は低く沈み、喋るのが大変で長時間話すことができず、ひどくなると嗄声を生じてなかなか治癒しない。疲労や話し過ぎにより症状が悪化する。喉頭部には微痛、不快感、乾燥して

灼熱感があり、喉が痒く、乾咳して痰は少ない。「痰を喀出しようとする」のが習慣になっており、「がー」とすると喉間〔咽喉頭部〕がすっきりする。

所見：声帯が微かに発赤腫脹し、辺縁が肥厚し、口峡や咽頭後壁は発赤する場合、発赤しない場合がある。

全身症状：頬部が紅色で唇が赤い、頭暈耳鳴、虚煩してあまり眠れない、腰膝がだるく力がない、手足心熱、舌紅少苔、脈細数。

［証候分析］肺腎陰虚により喉が濡養されなくなると喉の機能が衰弱し、さらに虚火が上炎することによって声帯の開閉機能が障害される。そのため声は低く沈み、喋るのに苦労し、嗄声を生じる。声帯を酷使すると気陰が耗損されるため、長く話すことができない。喉頭部の微痛、不快感、乾燥して灼熱感がある、喉がいがらっぽい、乾咳して痰が少ないなどの症状は、虚火が喉嚨を攻撃したことによる。虚火が津液を灼くと痰が形成されるため、声帯や喉間には常に少量の痰涎が付着するが、「がー」と喀痰を試みると付着した痰涎が除かれるので、喉間の不快感はなくなる。虚火が長期間喉間に鬱滞し、加えて過度の発声により声門の脈絡にまで損傷が及んで気滞・血瘀・痰凝を生じると、声帯や喉間が微に発赤腫脹し、辺縁が肥厚する。病は喉嚨にあるため、口峡や咽頭後壁は発赤する場合、発赤しない場合がある。頬部が紅色で唇が赤くなる、頭がくらくらして耳鳴がする、虚煩による不眠、膝腰がだるく力が入らない、手足心熱〔手足のほてり〕、舌紅少苔、脈細数などはいずれも肺腎陰虚、虚火上炎の現れである。

［治　　療］

（1）内治法：滋養肺腎・降火利喉開音。

方剤：百合固金湯加減。

百合・生地・熟地	滋養肺腎。
麦冬・玄参	滋陰降火して咽喉を通利する。
当帰・白芍	養血和陰。
桔梗・甘草・貝母	利咽喉・化痰。
蝉衣・木蝴蝶を加える	開音。
虚火旺盛の場合	黄柏・知母を加えて降火堅陰する。

※咽喉が乾燥していがらっぽい、咳嗽、灼熱感などを主とする陰虚肺燥証の場合：甘露飲により生津潤燥降気する。

(2) 外治法：鉄笛丸や潤喉丸を含服する。

(3) 鍼灸療法：合谷・曲池・足三里・天突など。毎日１回、中程度の刺激を与えて、20～30分置鍼。耳穴では咽喉・肺・扁桃体などに７～10日間埋鍼する。

2．肺脾気虚

[主　　証] 嗄声が長引き、疲れると悪化し、午前中が顕著である。言葉は低くて微かで、話をするのに苦労し、長く話すことができない。

所見：咽喉粘膜の色は淡、声帯は弛緩して無力で、閉鎖不全を生じる。

全身症状：呼吸が弱い、懶言、倦怠乏力、食が進まない、便溏、唇や舌は淡紅色、舌体胖、苔白、脈虚弱。

[証候分析] 肺脾気虚のために声門を動かす気が不足すると、声帯は弛緩して力がなくなり閉鎖不全となる。そのため言葉は低く微かになり、会話するのに苦労し、長く話をすることができず、ひどくなると嗄声を生じる。疲れると気を耗損して虧虚が増すため、疲労により悪化する。午前中は陽気が昇り始めたばかりで盛

んになっていないため、気虚のものは午前中に症状が顕著となる。気が少ないため四肢にまで達しないと、倦怠脱力感を生じる。脾の健全な運化がなされないため、食は少なく、便はゆるくなる。唇舌が淡紅色、舌体胖、苔白、脈虚弱はいずれも肺脾気虚の証である。

［治　　療］

（1）内治法：補益肺脾、益気開音。

方剤：補中益気湯加訶子・石菖蒲など。

補中益気湯	肺脾の気を補益する。
訶子	肺気を収斂して、利喉開音する。
石菖蒲	通竅開音。
湿が強く痰が多い場合	法半夏・茯苓・扁豆などを加えて去湿除痰する。

（2）外治法：鉄笛丸や潤喉丸を含服する。

（3）鍼灸療法：合谷・足三里などに棒灸で懸灸法を行なう。毎日1回、毎回15～20分。また直接灸を各穴に7～10壮施灸する。

3．気滞血瘀痰凝

［主　　証］嗄声が長引いており会話に苦労する。喉内に不快感や異物感があり、常に「がー」と喀痰しようとしている。胸悶、舌質暗滞、脈渋。

所見：声帯の色は暗滞で、小結節やポリープがみられ、表面には常に粘っこい痰が付着している（絵16）。

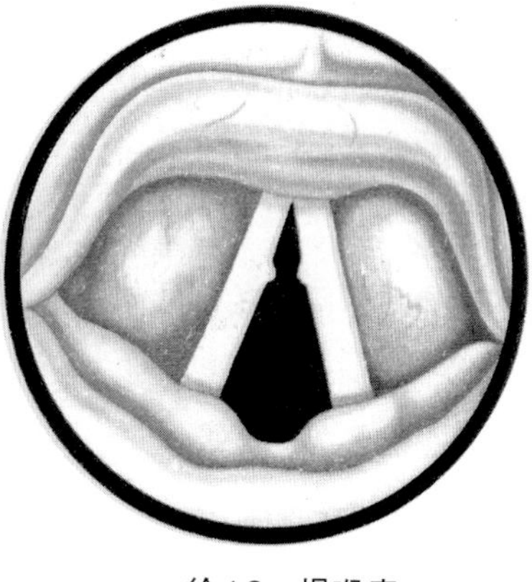

絵16　慢喉瘖

慢性喉頭炎による声帯小結節

［証候分析］慢性化すると気血が瘀滞して脈絡不利となる。そのため声帯は暗滞色となり、小結節やポリープができ、しかも嗄声の症状が重くなって会話に苦労する。喉内に不快感や異物感があり、痰凝が声帯上に粘着するために常に「がー」として痰を排除しようとする。胸苦しさは気滞の証であり、舌質暗滞、脈渋は血瘀の証である。

［治　　療］

（1）内治法：行気活血・化痰開音。

方剤：会厭逐瘀湯加減。

桃仁・紅花・当帰・赤芍・生地	活血去瘀。
柴胡・枳殻	行気理気。
桔梗・甘草・玄参	佐として宣肺化痰・清利咽喉により開音する。
痰が多い場合	川貝母・瓜蔞仁・浮海石などを加える。
肺腎陰虚または肺脾気虚の状況に基づいて、それぞれ百合固金湯や補中益気湯などを配合する。	

（2）外治法：鉄笛丸や潤喉丸を含服する。

（3）手術療法：手術により声帯の小結節やポリープを摘出する。

【看護と予防】

日常生活を規律正しいものとし、疲労が蓄積して気陰が耗損するのを防ぎ、虚火が上炎して症状を悪化させないよう注意する。発声や大声で叫ぶことは極力避け、声帯の脈絡が損傷しないようにして気血瘀滞の状況が悪化するのを防ぐ。炒め物や焼き物料理、酒やタバコなどによる刺激は禁忌とする。

本病の多くは急喉瘖の発作を繰り返したり、治療が不徹底であったために生じたものなので、早急に急喉瘖を治療することが本病を予防する上での鍵となる。

【参考資料】

1.『景岳全書』声瘖：瘖啞の病では、虚実を理解しなければならない。実証の場合、病は標にあり、竅が閉じて瘖を生じる。虚証の場合、病は本にあり、内奪されて瘖となるのである。……内奪による瘖について、色欲によって奪われたものは腎を損傷する。憂思によって奪われたものは心を損傷する。ひどく驚き恐れることにより奪われたものは胆を損傷する。飢餓疲労により奪われたものは脾を損傷する。この時、安易に声のしわがれを回復させようとして、各々が何に属するのかを明らかにしないまま大補元気を行なうと、損傷が残ってしまい再発する。これはみな虚邪によるもので難治である……。

声の病のなかでは虚損が原因で瘖を生じる場合が最も多く、辨証して治療する必要がある。色欲により陰を損傷し、病が腎にある場合には六味地黄丸・桂附八味丸・左帰丸・右帰丸・人参平肺湯・大補元煎の類がこれを主る。また肺火を兼ねる場合には一陰煎・四陰煎・人参固本丸の類を選択して使用する。飢餓疲労により中気を大いに損傷して瘖を生じた場合には、その病は脾にあるので帰脾湯・理陰煎・補中益気湯・補陰益気煎・温胃飲などの類がこれを主る。憂思過度により心脾を損傷して瘖を生じた場合には、七福飲・帰脾湯の類がこれを主る。咳が慢性化して声が出なくなった場合には、必ず元気がひどく損傷して肺・腎の両方が傷ついているので、肺気を補い、腎水を滋養し、養金潤燥してやると声は自然と出るようになる。また訶子・百薬煎などの類を少し加えて収斂させると、標の治療を兼ねることができる。先本後標により治療すれば、すべて安全である。仮熱に惑わされて寒涼薬を過用したり、痰盛の状態を妄りに消耗させようとしても、いまだ治ったものはいない。

２．喉痹失音治験：李君は失声症を患って１年、中西医治療を受けたがまるで効果がなく、治療を求めてやってきた。しっかりとした話しぶりと態度であった。まず喉を視るために舌圧子で舌を押さえつけると、鳴鳴（ミンミン）という音がひどく響いて聞こえ、口を思い切り開かせるとまた音がする。続いて喉頭蓋の上下、および口蓋垂まで観察すると、毛細血管が燃える様に充血しており、その間には細い白点がみえ、中には食物や咽津が挟まっており、微かに閉塞されて痛みがあった。私は李君に「言葉は心の声であり、心の脈は腎を貫き、舌本に繋がっており、舌は発声の器である。あなたは陰の虚が重いため、精が動揺し、精が虧すにつれて火がますます旺盛になっている。徒（いたず）らに滋陰を行なっても、痰気を宣発しないと無益なことである」と告げた。彼はこれを聞くと、もっともですと頷いた。そこで南沙参・細生地・川貝母・鵝管石・光杏仁・冬瓜仁を各３銭、淡天冬・橘白絡・京元参各１銭半、仙半夏２銭、青芦尖２尺（節を剪り去る）を水煎して服用させ、外治法として中白散・柳華散に秘薬を少し加えた。10日後再診したところ、白点はすでになくなり、「鳴鳴」という音も弱く小さくなっていた。そこで方剤を改めることにする。西洋参半銭、金石斛３銭、淡天冬・橘白各１銭半、柏子仁・冬瓜仁・川貝母・大生地・京元参・肥玉竹各３銭、山萸肉２銭。別に紫蛤殻１両を先煎し、これを水代わりとして煎じる。計６回診察し、本処方の加減により治療したところ、長年の頑固な病はけろりと治った。（『国医万病自療叢書』咽喉病より抜粋）

2.10　梅核気

本証は咽喉に梅の種が詰まっているような違和感があり、喀出することも飲み込むこともできないことから名付けられた。七情鬱結、気機不利と関係があり、女性に多発する。

『金匱要略』婦人雑病脈証併治における記載が最も古いもので、「婦人、咽中に炙臠（しゃれん）がある如し」として症状が描写されている。明代の『赤水玄珠（せきすいげんしゅ）』巻3には、梅核気（ばいかくき）という病名を挙げ「生生子〔孫一奎（そんいっけい）の号。『赤水玄珠』の著者〕は『梅核気とは、喉中が塞がったようで気にかかり、また痰が結ばれて塊となって喉間にあるため、吐こうとしても出ず、咽（の）もうとしても下らない』と述べている」と記載されている。本証は咽喉頭ノイローゼまたはヒステリー球〔咽喉頭異常感症〕に該当する。

【病因病理】

肝は疏泄を主り、性は調達を喜ぶ。情志によって肝が損傷すると、肝の調達機能が失調して肝気が鬱結し、経を循って上逆し、咽喉に結ばれる。また肝病が脾に影響して肝鬱脾滞となると、運化機能が失調して津液が輸布されなくなり、積聚して痰ができ、痰と気が咽喉で結び付くことによって発症する。『直指方』に述べられているように、本病は「七情が原因で気が鬱し、結びついて痰涎を生じ、それが気と共に積聚する」ことにより発症したものである。女性は閉経前後になると肝の疏泄調達機能が失調しやすくなるため、気機が通暢しなくなり、気滞痰凝となって本病を発症しやすい。

【診断要点】

本病は咽内の異物閉塞感を主症状とするが、食事の障害にはならず、また検査をしても異常は認められない。

診断時には虚火喉痹と鑑別する必要がある。

虚火喉痹	咽内の異物感	咽頭部の充血、また顆粒状の隆起〔リンパ濾胞〕が増殖して、すだれの珠のようになっていることが多い。
梅核気		咽喉局部には異常な病変はみられず、症状は感情変化と関係する。

診断時には咽喉や食道の腫瘍を除外する。咽喉や食道に腫瘍がある場合には進行性嚥下障害がみられるが、本病では異物感はあるが嚥下障害はみられない。局部検査およびX線バリウム検査も鑑別診断材料となる。

【辨証施治】

［主　　証］咽喉に異常な感覚があり、何かが塞がっており、喀出しようとしても出ず、呑み込もうとしても呑み込めず、痛みはなく、飲食の障害はない。症状は感情の波によって時に軽く、時に重くなる。咽喉を検査しても異常はみられず、また変異があってもごく軽微である。

全身症状：精神抑鬱、疑い深い、胸脇脹満、食欲減退、疲労倦怠感、消瘦、便溏、女性では常に月経不順がある。舌質暗滞、脈弦。

［証候分析］肝経の経脈は咽喉に上行している。情志が抑鬱されると肝を損傷し、肝鬱気滞となると経絡の気が舒暢しなくなり、経に随って上逆し、咽喉に鬱結する。そのため梅の種のようなものが詰まっている気がするが、実物は存在しない。肝病が脾に波及すると肝鬱脾滞となり、津液が輸布されなくなると積聚して痰を

形成する。痰気が経を循って咽喉で結び付くと、咽喉に物が塞っているようで、喀出しようとしても出ず、呑み込もうとしても呑み込むことができず、しかも飲食には影響がない。肝は条達を喜び抑鬱を悪むため、症状は感情の波によって変化し、軽い時もあれば重くなる時もある。無形の気によるものであるため、検査をしても異常はみられない。

情志によって肝が損傷し、その調達機能が失調したものであるから、精神抑鬱がみられ、疑い深くなる。足厥陰肝経の脈は胸部・脇部を循行しており、肝気が鬱滞すると胸脇部に膨満感を生じる。肝気乗脾となって脾の運化機能が失調すると、食欲減退、疲労・倦怠感、羸痩、便がゆるくなるなどの症状が現れる。肝は血を蔵（おさ）めており、肝鬱気滞となると血脈が瘀阻されて月経不調となる。舌質暗滞、脈弦も肝気鬱結、気機不利の現れである。

［治　　療］

（1）内治法：疏肝解鬱、行気導滞、散結除痰。

方剤：半夏厚朴湯。

半夏・生姜	辛味により散結し、苦味により降逆する。	気が舒びやかになり、痰が去れば、病は自然と治癒する。
厚朴	行気導滞。	
茯苓	半夏の佐薬として利飲除痰する。	
紫蘇	芳香性により気鬱を疏通する。	

これは『医方集解』理気之剤において「気が鬱すると痰が聚まる、ゆえに鬱を散じるには必ず行気化痰を先に行なう必要がある」と述べられている。

情志が抑鬱し、胸脇脹満、鬱結が明らかな場合	越鞠丸などを加え、行気開鬱の作用を増強する。
肝気横逆により脾が侵犯され、肝鬱脾	逍遥散などを配合して疏肝理脾する。

虚もみられる場合	

（2）外治法：氷硼散または氷麝散を毎回0.5g、毎日6～7回ゆっくりと飲ませる。局部の違和感を軽減できる。

（3）鍼灸療法：

合谷・内関・太衝	疏肝理気。
豊隆	化痰散結。

さらに廉泉に、鍼尖を上向きに舌根部に向けて刺鍼し、患者に嚥下動作を行なわせる。異物感が消失するまで行なう。

【看護と予防】

（1）注意深く諭し導くように心配事を取り除いてやり、自信をつけさせる。

（2）炒め物、焼き物、辛い食品は少なめにする。

（3）運動をして体力を増強する、または咽喉頭部の導引法を行ない鍛錬する。

【参考資料】

『治咽喉経験点滴』：范○○、50歳、月経が止まっては再び来潮する。溢れるように淋漓（りんり）することもあれば、時にポタポタと滴るといった具合で、途切れ途切れの状態が続いている。さらに喉中に違和感があり、呑もうとしても呑み込めず、吐こうとしても吐き出せない。これは『金匱要略』にいう「喉に炙臠の如く」の証である。1カ月経過しても治らず、次第に気が咽喉を衝（つ）くような感じがするようになった。脈渋。加えて家庭内に心配事があり、肉体的、精神的にも疲労したため、次第に少食となり羸痩してきた。半夏厚朴湯加甘草を３剤服用したところ咽が通じ、胸が楽になった。その後、逍遥散・帰脾湯で調理して治癒した。（『広東医学』祖国医学版1964年第２期より抜粋）

2.11　骨鯁

骨鯁（こっこう）とは、魚の骨などが咽喉や食道に刺さったものをいう。疼痛、嚥下障害を生じ、ひどくなるとこれが原因で邪毒に感染し、咽喉の粘膜が腐敗、糜爛、化膿し、さらに悪化すると窒息を引き起こす危険性がある。本病は咽喉頭異物の原因としてよくみられる。

【病因病理】

食事中、不注意から魚骨などの異物が咽喉や食道に刺さり、また筋肉を損傷する。邪毒が機に乗じて侵入すると気血が凝滞し、熱毒により熏蒸されると咽喉粘膜が発赤、腫脹し、さらに腐って爛れ化膿すると癰を生じる。

【診断要点】

魚類など骨付きの食物を食べた直後に咽喉頭部に疼痛や異物感を生じ、飲食が障害されるようであれば骨鯁の可能性がある。咽喉頭部を検査して骨が刺さっていれば確定診断できる。疼痛部位が低い場合にはX線バリウム検査を行なって診断の補助とする。

【辨証施治】

［主　　証］骨鯁が小さければ咽喉の異物感のみ、または嚥下時痛があり、粘膜の血絡を刺傷すると唾液中に血が混じる。骨鯁が大

きいと顕著な症状が現れ、異物感があって激しく痛み、嚥下困難を生じる。骨鯁が喉上部の声門区にあれば、咳込んで失声症を引き起こし、窒息を招く場合もある。口蓋扁桃・喉頭蓋谷・梨状陥凹などの部位を重点的に検査すると、刺さっている骨や損傷部位を発見できる。

骨鯁を生じてから時間が経ち過ぎると、患部が発赤、腫脹、腐爛、化膿して痛みがひどくなり、嚥下困難などを引き起こし、また全身性の発熱をみる場合もある。

［証候分析］咽喉や食道は水穀の通路であり、食事中の不注意から魚の骨などが刺さると、粘膜を傷つけて痛みを生じ、特に嚥下時に痛む。血絡を刺傷すると唾液に血が混じる。口蓋扁桃・喉頭蓋谷・梨状陥凹などは骨が刺さりやすいため重点的に検査する。

骨類による粘膜の刺傷が長引くと患部は気滞血瘀となり、瘀がひどくなると熱に変化し、邪毒が機に乗じて侵襲する。邪熱が蘊積すると粘膜の血脈を焼灼し、ひどい場合には腐って化膿する。そのため患部が発赤・腫脹・腐爛し、膿が溢れ出すと疼痛が激化して嚥下困難が悪化する。患部に壅盛となっている邪熱が全身に波及すると、全身性の発熱を併発する。

［治　　療］

（1）ピンセットで骨を取り出す：咽喉頭部を検査して刺さっている骨が確認できたら、ピンセットで取り出す。部位が低い場合には喉頭鏡または食道鏡により骨を探し、異物鉗子で取り出す。

（2）骨を柔らかくする：骨は確認できるが鉗子で取り出せない場合に行なう。威霊仙30gを２碗分の水で半碗分になるまで煎じ、白酢を半碗加えてゆっくり咽に含ませる。または砂仁・草果・威霊仙・烏梅各10g、白糖30gを水煎し、３～４碗を連続して飲み尽くせば、骨が柔らかくなって抜け落ちる。

（3）骨を粘着物に付ける：飴糖・韮などを呑み込ませ、骨を粘着させて落とす。この方法は現在ではほとんど使用されない。

※骨による刺傷から毒に感染し、患部が発赤腫脹し、腐爛して化膿している場合：清熱解毒、消腫止痛を行なう。三黄涼膈散を使用し、さらに金銀花・甘草の煎液で含嗽法を行なって清熱解毒する。また氷硼散や珠黄散を患部に吹薬して清熱解毒、化腐生肌する。

【看護と予防】

（1）食事時には注意して咀嚼し、談笑したりせず、骨を飲み込まないように気をつける。小児の場合には、事前に骨を取り除いてやることが望ましい。

（2）咽喉に骨鯁を生じたら病院で治療を受けるべきであり、自分でご飯などを飲み込んだりすると、かえって骨が深く刺さる場合もある。

（3）咽喉が骨により損傷した場合には、1日間は流動食とするのがよい。痛みを軽減でき、また感染予防にもなる。

【参考資料】

『威霊仙による諸骨鯁の治療』：威霊仙により骨鯁を治療した104例を紹介する。90例（87.6%）は服薬後に骨鯁がきれいに消失し、14例（12.4%）は服薬が無効だったため、喉頭鏡や食道鏡により骨鯁を取り出した。動物実験の結果と総合すると、威霊仙による骨鯁治療の機序として次のようなことが考えられる。(1) 平滑筋の収縮状態を直接変化させる。すなわち興奮性を増強し、律動性収縮から蠕動性収縮へと変化させる。(2) 骨鯁を生じるとヒスタミンの作用に拮抗して局部が攣縮するが、威霊仙を使用することによって即座に弛緩状態となって蠕動運動に変わるため、骨鯁が緩くなって脱落する。(3) 服薬後には咽喉や食道の分泌物が酸性を帯びるため、治療効果を発揮する補助となる可能性がある。(『新医学』1973年第３期より抜粋)

5. 口腔・歯科

1. 口腔・歯科概論

口・歯・唇・舌は人体を構成する重要な一部分であり、水穀を取り込む、五味を辨つ、津液を分泌する、穀物を磨く、消化を助ける、発音や発声などといった機能があり、いずれも胃系に所属する。『世医得効方』巻17には「口は身体の門であり、舌は心の官であり、五味を嘗めることを主り、それによって五臓に布散する」、『血証論』巻6には「口は胃の門戸である」と記載されている。『難経』では口・歯・唇・舌の生理解剖に関して詳細に論述しており、『難経』42難には「口の幅2寸半、唇から歯までの長さ9分、歯の後から喉頭蓋まで深さ3寸半、容積5合。舌の重さ10両、長さ7寸、幅2寸半。咽門〔飲食物の通る門。下は食道と気管に連なる〕の重さ12両、幅2寸半、胃までの長さ1尺6寸」と記載されており、前人が口・歯・唇・舌の解剖学を重視していたことが理解できる。

1.1 口歯と臓腑経絡の関係

口・歯・舌・唇は経絡によって臓腑と密接に連携しており、五臓六腑では脾・心・腎・胃・肝との関係が強い。

脾：口は脾の外竅である。『素問』陰陽応象大論篇には「脾は口を主る……竅は口である」、『霊樞』五閲五使には「口唇は、脾の官である」、『霊樞』経別には「足太陰の正……舌中を貫く」として、口・唇・舌と脾の関係について説明している。脾は運化を主り、脾の機能が正常であれば津液は上って口腔に注がれ、唇は紅色で潤沢となり、舌下の金津・玉液の２穴から津液を分泌して消化を助ける。このようにして口・歯・唇・舌と脾は生理上相互に協力しながら、水穀を腐熟して精微を輸布するという機能を果たしている。このことを『霊樞』脉度では、「脾気は口に通じており、脾が和んでいれば口は五穀の味を知ることができる」と述べている。脾に病変を生じると、常に口・歯・唇・舌が影響を受けて病を生じる。『世医得效方』巻17には「脾が閉じると雪のような白胎（苔）ができる、これは舌の病である」「脾が冷えると口甜（こうてん）となる」、『医学正傳』巻５には「脾が熱すると口のなかが甘くなる」、『証治準縄』雜病・第８冊には「風熱が脾に伝わると、唇が腫れて裂ける、または藺唇（けんしん）を患う」など、様々な病理変化が記載されている。臨床では唇・舌の状態によって脾の病変を診断できることから、『霊樞』師傳では「脾は全身の衛外を充実することができ、飲食物を迎え入れる。唇や舌の色艶をみれば、予後の吉凶を予測できる」と解説している。

心：舌は心の苗（びょう）であり、『素問』陰陽応象大論篇には「心は舌を主る……竅（きょう）は舌である」、『霊樞』五閲五使には「舌は心の官である」として、心と舌の緊密な関係について指摘している。また『霊樞』邪客に「心は五臓六腑の大主であり、精神の舎（いえ）である」とあるように、心は神明を主っており、心経が正常であれば舌は五味を辨（わか）つことができる。それゆえ『霊樞』脉度において「心気は舌に通じ、心が和めば五味を知ることができる」と述べられており、心と舌の生理関係について理解することができる。また心火が偏盛となったり、心陰が虧損したりすると、口舌に病変を生じることについて、『素問』脉要精微論篇では「心脈の拍動が堅く長いものは、舌が丸まって喋ることができない」、『外台秘要』巻22では「舌は心を主り、臓に熱があれば舌は瘡を生じて裂けて破れ、唇はむき出しになる」として、心と舌の病理関係について説明している。

腎：腎は骨を主り、歯は骨の余りであり、腎の経脈は上って歯に繋がっている。歯の生理機能と病理変化は腎の盛衰と関係があることについて、『素問』上古天真論篇には「男性は８歳になると腎気が実して、髪が長くなり歯があらたまる」「24歳になると腎気が充実して、筋骨は堅強となり、智歯が生え、成長が極まる」「40歳で腎気が衰えると、髪が堕ち、歯は槁れる」と述べられている。また腎臓に病理変化を生じると、よく歯に病変を生じる。これは『素問』痿論篇に「腎に熱があれば、顔は黒くなり歯は枯槁する」とあり、また『直指方』では「歯は骨の絡うところであり、髄によって栄養され、腎が実することによりこれを主る。そのため腎が衰えると歯が裂け、精が盛んであれば歯は堅くなり、虚熱があると歯は動く」と指摘している。

胃：胃は食道・咽を経由して口・歯に直通しており、これらは胃系に所属する。脾と胃は表裏関係にあり、両者が協力し合うことによって脾胃の生理機能が完成されるため、口・歯と胃の間には緊密な関係がある。足陽明胃経は、舌本に連なって唇・口を絡(まと)っており、胃の機能が失調すると口・歯の疾患が引き起こされる。臨床でよくみられる口腔・歯科疾患には胃腑熱盛によるものが多い。

肝：肝経の支脈は唇内を環(めぐ)り、その筋脈は舌本を絡い、経気は上って舌唇に通じており、それぞれ緊密な関係にあるため、肝臓の機能が失調すると口腔の病変が引き起こされる。『素問』痿論篇には「肝気が熱すると、胆が泄れて口が苦くなる……」、『世医得效方』巻17には「肝脈は舌本を絡う……肝が壅がると涌くように出血する」とあり、また『丹溪心法』『医学入門』『景岳全書』においても「肝熱があれば口が酸っぱくなる」などとして、病理関係について提起されている。

口腔疾患は胃、小腸、膀胱などの機能失調とも関係がある。歯痛は脾胃の熱が歯齦を灼腐したものであり、また口糜〔口内炎の類〕は膀胱湿熱によって引き起こされる。

口腔を循行する経脈は比較的多い。

手陽明大腸経：口を挟み下歯中に入る。

足陽明胃経：上歯中に入り、出て口を挟み、唇を環る。

足太陰脾経：食道の両傍を挟み、舌本に連なり、舌下に散じる。

足少陰腎経：喉嚨に沿って上行し、舌根の両側を挟む。

足厥陰肝経：支脈は頬裏を下行し、口唇を環り繞う。

督脈：下行して齦交に至る。

任脈・衝脈：咽喉を経て上行し、口唇を環り繞う。

足陽明経別：上って循り、口に出る。

足太陽絡：別れて舌中を貫く。

手太陽経・手少陽経・足少陽経：いずれも頬部を循行する。

1.2　口腔・歯科疾患の病因病理概論

口・歯・唇・舌の疾病は、風・熱・寒・湿などの邪毒が、脾・胃・心・腎・肝などの臓腑に侵襲して生じた病理変化と密接に関係している。ここではその病因病理を分類して解説する。

1．邪毒侵襲：口腔は脾胃の外竅であり、脾胃の機能が失調すると口・歯・唇・舌は正常に機能しなくなる。毒邪が機に乗じて侵犯し口・歯・唇・舌に壅結すると、気血の滞留を引き起こし、脈絡の流れが阻まれて発症する。侵犯する邪毒には風熱と風寒がある。
※風熱邪毒の侵犯による場合：口腔粘膜や歯肉を蒸灼して気滞血瘀となり、発赤、腫脹、痛痒および歯痛を生じ、温めると痛みが増し、冷やすと痛みが軽減する。
※風寒邪毒の侵犯による場合：寒邪により凝閉されて脈絡痹阻となると、口腔粘膜や歯肉が蒼白となって浮腫を生じる。冷えると歯痛が増し、温めると軽減する。

2．脾胃熱盛：脾は運化を主り、精微を輸布し、胃は水穀の受納腐熟を主る。炒め物や焼き物料理を過食すると脾胃に熱が蘊（つ）もり、熱毒が裏で壅盛となったり、外感した邪熱が壅盛となって胃腑まで伝わったりすると、熱が中焦を困（まど）わして火に変化する。火には炎上する性質があるため、火熱が経を循って口・歯・唇・舌を炎（も）やすと、粘膜が発赤・腫脹し、潰爛（かいらん）〔潰れて爛れる〕して疼痛を生じる。さらに熱が血脈を損傷すると歯衄、舌衄となる。火熱が粘膜を灼いて腐敗すると、化膿して癰を生じる。また脾経に蘊熱があるため湿濁を変化させることができず、長期間蘊もったままで熱に変化したり、膀胱湿熱が脾胃に氾濫したりすると、いずれも湿熱が上って口舌を蒸し、粘膜が糜爛して表面に腐敗物が多くなる。火熱と痰湿が舌下に凝結すると、痰包（たんぽう）〔舌下にできる塊で、表面は滑らかで軟らかく、内部に黄色い卵白のような粘液がある。第6章（P339）を参照〕を生じる。湿熱が口・歯に結び付いて長期間鬱したままでいると、腐敗して歯自体が腐蝕され齲歯となる。

3．心火上炎：過度の思慮や熱病のために心陰を内傷して心陰不足となると、心火が循経して上炎する。口舌が灼かれると粘膜が潰爛し、心煩、不眠、口渇、舌尖紅、苔黄、脈数などの症状を伴う。邪毒が内に蘊もって心経が熱を受け、心火が舌を上攻し、熱邪が津を損傷すると、痰が生成されて痰熱が舌に結聚する。その結果、舌体は腫れて肥大し、硬く強ばり、言葉が不自由になり、同時に憎寒壮熱を発する。

4．腎陰虧損：腎精が虧損して上部を濡養できないと、口腔は滋養されなくなって機能が失調する。さらに陰虚から火旺となって虚火が上炎すると、虚火牙痛や口瘡の発作を繰り返す。腎が虚すと、髄が弱って骨は軟化し、歯を堅固にできなくなるため、齲歯を生じやすい。邪毒が侵犯し、歯齦に滞留して時間が経過すると、粘膜を侵蝕し、血脈が収縮して萎縮する。

1.3　口腔・歯科疾患の辨証要点

口・歯・唇・舌疾患の辨証は耳・鼻・咽喉科の場合と同様、四診を参考にして、八綱辨証と臟腑辨証を融合させて総合的に行なう。

ここでは主要な局部症状ごとに要点を簡潔に解説する。

1．辨潰爛

<table>
<tr><td colspan="2">潰爛点が黄濁色で、周囲の粘膜が紅色。</td><td>実熱証。</td></tr>
<tr><td colspan="2">潰爛点が灰白色または汚濁しており、周囲が淡紅色。</td><td>陰虚証。</td></tr>
<tr><td colspan="2">潰爛が薄片状となって口腔に分布し、表面がやわらかく、糜粥のような灰白色の腐敗物で厚く覆われ、周囲が発赤腫脹する。</td><td>膀胱湿熱または脾不化湿のため、湿熱が上蒸したもの。</td></tr>
<tr><td colspan="2">唇が腫れ、破裂して潰爛し、滲出液がある。</td><td>脾不化湿によって湿熱困聚となったもの。</td></tr>
<tr><td rowspan="2">歯齦が萎縮し、辺縁が爛れ、歯根が露出し、萎縮する。</td><td>紅色に爛れている</td><td>腎虚による虚火上炎。</td></tr>
<tr><td>爛れた部分が淡い</td><td>気血虧損。</td></tr>
<tr><td colspan="2">唇舌が裂け、嫩紅色、または線形にひび割れる。</td><td>脾虚血少風燥の証。</td></tr>
</table>

2．辨疼痛

<table>
<tr><td rowspan="2">病の初期の疼痛は、外邪侵犯による場合が多い</td><td>激しい痛みがあり、患部が発赤腫脹する</td><td>風熱邪毒に犯されたもの。</td></tr>
<tr><td>疼痛が軽微で、患部の発赤がない</td><td>風寒邪毒に侵襲されたもの。</td></tr>
<tr><td colspan="2">冷やすと患部の痛みが軽減する</td><td>風熱の証。</td></tr>
<tr><td colspan="2">熱すると痛みが軽減する</td><td>風寒の証。</td></tr>
<tr><td colspan="2">疼痛が軽くなったり重くなったりする</td><td>正虚邪実の徴候。</td></tr>
<tr><td colspan="2">持続性疼痛</td><td>邪毒が脈絡を壅阻し、気血が凝聚した実証。</td></tr>
<tr><td colspan="2">疼痛が長引き、朝に軽く夜に重くなる</td><td>多くは陰虚の証。</td></tr>
<tr><td colspan="2">痛みが朝は重く、夜に軽くなる</td><td>多くは陽虚の証。</td></tr>
</table>

3．辨発赤・腫脹

歯齦・唇・舌が発赤腫脹して痛む	風熱または胃火実熱。
歯齦が腫れて痛むが発赤はない、または歯齦の腫れも発赤も微かで、歯が浮いて動き、噛むと痛みがあり、午後に悪化する	陰虚火旺。
舌が紅色で、大きく腫れる	肝脾に熱があり、血熱が上逆して脈絡に瘀滞したもの。
舌体が硬く強ばって思うように動かせない	風熱により煽動されたもの。
患部が腫脹するが、紅色ではなく、軟らかい	痰涎湿濁凝聚の証。

4．膿血

膿が多く、黄色で濃く、臭いがある	脾胃火熱により蒸灼されたもの。
膿は稀薄で臭いがない、または膿の滲出が長期間続く	脾腎虚損、気血不足による。
歯齦が潰爛し、常に血液が滲出している	多くは腎虚に属する。
歯齦が発赤腫脹し、多量の出血がある	脾胃実熱。

1.4　口腔・歯科疾患の治療概要

口・歯・唇・舌疾患の治療は耳・鼻・咽喉科の場合と同様、臓腑病変によって臨床症状が異なってくるため、それぞれ違った治療法が行なわれている。ここでは常用される治療法を紹介する。

1．内治法

(1) 疏風清熱：風熱の外邪に侵犯されて生じた口腔・歯科疾患、たとえば風熱牙痛、牙癰、口瘡などに適用する。

※発熱・悪寒を生じる風熱表証の場合：疏風清熱薬により、表邪を散じ、熱毒を清める。

常用方剤：薄荷連翹方、疏風清熱湯など。

薬物：牛蒡子・菊花・桑葉・連翹・金銀花・薄荷・地丁など。

(2) 清心涼血：心火上炎により、口舌が熏灼されたものに適用する。

※口舌の潰爛、心中煩熱、顔が紅色、舌質紅、苔黄などの場合：清心降火、涼血解毒。

方剤：黄連解毒湯。

薬物：黄連・梔子・丹皮・生地・紫草・淡竹葉・蓮子心など。

(3) 清利湿熱：脾が湿を化すことができず、湿熱が熏蒸して生じた口・歯・唇・舌疾患、または湿熱が膀胱に蘊結して気化機能が異常となり、湿熱が上熏して引き起こされたものに適用する。

※口内粘膜の発赤腫脹、口中の糜爛、疼痛、食欲減退、口臭、または発熱する、小便黄赤、苔黄膩、脈濡数などの証がみられる場合：清熱利湿薬により、上蒸している湿熱を下から滲出する。

常用方剤：加味導赤散、加味四苓散。

常用薬物：沢瀉・車前子・茵蔯・冬瓜仁・木通など。

(4) 利膈通便：裏で熱毒が壅盛となって熱困脾胃となり、裏熱が上部を灼いて引き起こされた口や歯の痛み、口腔の爛れ、または発赤腫脹、口熱、口臭があって便秘・腹脹を伴うものに適用する。瀉下薬により、壅盛となっている裏熱を下焦から排泄する。

方剤：大承気湯。

常用薬物：大黄・芒硝・番瀉葉など。

※表証を兼ねる場合：涼膈散などの解表薬を同時に使用する。

※患者が平素から虚しているため、気陰が虧損して裏熱を生じている場合：火麻仁・郁李仁などで潤下通便して裏熱を除去する。

(5) 清化痰濁：痰濁の停聚により口腔が腫脹するものに適用する。例えば痰包（たんぽう）や舌の腫脹には、化痰行気、清利湿濁薬を使用して凝聚した痰濁を清除する。

方剤：加味二陳湯。

常用薬物：瓜蔞・貝母・竹茹・半夏・桔梗など。

(6) 滋養陰液：腎陰不足による虚火上炎、または胃津虧虚によって生じた口歯疾患（虚火口瘡、虚火牙痛、腎虚牙宣など）に適用する。

常用方剤：六味地黄湯・知柏地黄丸など。

薬物：熟地・女貞子・旱蓮草・亀板・五味子など。

(7) 補益気血：気血虧損により口歯唇舌が濡養されなくなって生じた疾患に使用する。例えば牙宣・牙齦・口瘡などには補気養血薬を使用し、正気を扶助することによって祛邪外出の補助とする。

方剤：補中益気湯・八珍湯。

薬物：黄耆・党参・枸杞子・黄精・熟地など。

(8) 散瘀排膿：口腔や歯に癰腫を生じ、灼熱感があって腫脹して痛む場合に適用する。例えば牙癰、牙齩癰、骨槽風などには清熱解毒、活血散瘀、托毒排膿するのがよい。

方剤：仙方活命飲。

薬物：穿山甲・皂角刺・白芷・当帰尾・赤芍・金銀花・貝母など。

※虚弱体質なため、正気が邪気に勝てず、膿瘍が潰れてなかなか治らない場合：扶助正気、補托排膿・生肌を行なう。

方剤：托裏消毒散。

2．外治法

外治法による治療法は非常に多いが、一般に次のようなものが常用されている。

(1) 吹薬法：薬粉を口・歯・唇・舌の患部に吹きかけ、清熱解毒、消腫止痛、祛腐生肌の目的を達する。局部に常用される有効な治療法である。

方剤：氷硼散、細辛散、珠黄散、牙疼散など。

(2) 敷薬法：薬物を患部や穴位に敷貼して治療効果を得る。

※患部が発赤腫脹している場合：清熱解毒、消腫止痛薬を敷貼する。例えば牙癰が顎や顔面部に波及して腫脹する場合には、如意金黄散を顎の腫脹部位に敷貼する。

※虚火上炎により口腔や歯齦を熏蒸する場合：降火薬を用いて虚火を下降させ、腫痛を消す。例えば虚火牙痛には、龍眼白塩散を歯齦の疼痛部位に敷貼する。また呉茱萸を搗きつぶして両足

の湧泉に敷貼することで、浮遊上炎している火を下行させて引火帰原する。

(3) 含漱法：薬液で口腔を漱ぎ洗うことにより患部を清潔にし、また清熱解毒作用を発揮させる。

常用方剤：漱口方。

※潰瘍部に腐物が多い場合：馬勃・升麻（等量）の煎液で含嗽法を行なって解毒祛腐する。蜂房湯で含嗽法を行ない、齲歯による歯痛を治療する。

(4) 刺割〔穿刺〕法：成熟した癰瘡や突然発生した血泡に対しては、消毒した尖刃刀や三稜鍼で刺し破り、膿液や血液を流出させることによって消腫止痛の目的を達する。

(5) 抜歯法：保存できなくなった歯は抜歯する。

3．鍼灸療法

(1) 鍼灸：多くは歯痛治療に適用する。

※実証の場合：瀉火止痛。一般に足陽明胃経と手陽明大腸経から、合谷・頬車・内庭・下関・太陽などを選択し、刺鍼して捻転瀉法を行なう。

※虚証の場合：補虚止痛。足少陰腎経の穴位から、太溪・陰谷・照海などが常用される。弱刺激で補法を行ない、さらに懸灸法を行なう。

(2) 耳鍼：上頜・下頜・屏尖・神門などが常用される。強刺激を与えて10～20分間置鍼、または埋鍼する。

(3) **穴位注射**：慢性口腔疾患に常用される。口腔粘膜が潰爛する場合には、頬車・手三里にビタミンB_1を各0.5ml、または当帰注射液を各0.5ml、隔日1回注入することにより調補気血を行なう。

4．穴位指圧止痛法

拇指で穴位を按圧したり揉んだりして、局部にだるい・しびれる・はれぼったい・重いといった感覚が生じれば、3～4分後には疼痛が消失または軽減する。合谷・頬車・下関などが常用され、多くは抜歯痛や歯痛の止痛に使われる。

2．口腔・歯科疾患

2.1　牙痛

牙痛〔歯痛〕は口腔・歯科疾患でよくみられる症状で、歯または歯周のどちらの疾患でも牙痛を生じる。牙痛の原因は非常に多く、症状も異なってくるため病歴を詳細に尋ねる必要がある。牙痛は病因病理から、風熱牙痛、胃火牙痛、虚火牙痛に分類される。

【病因病理】

1．風熱侵襲：風火の邪毒が侵犯して歯および歯肉を損傷し、邪が集まって散じなくなると、気血が滞留して脈絡が瘀阻され発症する。『外科正宗』巻４には「歯の病には、風によるもの、火によるもの、また陽明湿熱によるものがあり、いずれの場合も歯の病が引き起こされる。風によって痛む場合は、風に遭って浮腫を起こし、その後に痛くなる。消風散で治療する」と述べられている。

２．胃火上蒸：普段から胃火が盛んな人が、辛い食品を好んで食べていたり、風熱邪毒に外から侵犯されたりすると、胃火を動かして経を循って上り、歯齦を蒸して歯齦が損傷し、さらに脈絡に波及することにより発症する。『辨証録』巻３には「歯の激しい痛みに耐えられず、涕と泪が一緒に出る場合がある。これは臓腑の火が旺盛となり、歯まで上行して痛みを発したものである」「歯の疼きが長引き、上下の歯齦が尽く腐敗して爛れ、飲食ができなくなり、昼夜を問わず泣き叫ぶ場合がある。これは胃火だけが盛んとなり、上昇はするが下降できなくなったものである」と記載されている。

３．虚火上炎：腎は骨を主り、歯は骨の余りである。腎陰が虧損し、虚火が上炎して歯齦を灼くと、骨髄が空虚となって歯が栄養されなくなるため、歯は浮き動揺し、痛みを生じる。『辨証録』巻３では「歯が疼痛し、夜になるとひどくなり、呻吟して眠れない場合がある。これは腎火が上衝するからである。上衝する腎火は実火ではない」と解説している。

【診断要点】

牙痛は一症状であり、歯の痛みを主症状とする場合はいずれも牙痛と診断できる。臨床では牙痛の発生した病因病理、およびその所属する疾病を明確に辨つ必要がある。

【辨証施治】

1. 風熱牙痛

［主　　証］歯痛発作を繰り返す。風に遭うと発作を起こし、患部を冷やすと痛みが減り、温めると痛みが増す。歯齦が発赤腫脹する。

全身症状：発熱・悪寒、口渇、舌紅、苔白乾、脈浮数など。

［証候分析］風熱の侵襲により火が歯齦に鬱し、脈絡を瘀阻するために歯痛を生じる。風に遭うと発作が起こり、歯齦は発赤腫脹する。風熱は陽邪なので冷やすと痛みは減るが、温めると風火を更に助けることとなり痛みが増す。風邪が表を外襲して熱と結び付くと、発熱、悪寒、口渇、舌紅、苔白乾、脈浮数などが現れる。

［治　　療］

(1) 内治法：疏風清熱、解毒消腫。

方剤：薄荷連翹方。

薄荷・牛蒡子	疏風清熱。
金銀花・連翹・竹葉・緑豆衣・知母・生地黄	清熱解毒、涼血止痛。

または薄荷15g、白蒺藜15g、露蜂房15gを水煎して服用することにより、清熱解毒、祛風止痛する。

(2) 外治法：祛風清熱、消腫止痛。

方剤：竹葉膏。歯痛部位を擦る。

竹葉	清解風熱。
生姜・白塩	佐として辛散鹹寒薬による降火の力を借り、消腫止痛する。

(3) 鍼灸療法

①刺鍼：合谷・下関・頬車・風池・太陽・内庭・太谿・行間・太衝・牙関（手掌面で第3・第4中手骨間にあり、手掌横紋から1寸にある。〔感情線から1寸の位置。みずかきから1寸との

説あり〕)。毎回2〜3穴を選び、強刺激の捻転瀉法を行なう。毎日1〜2回。

②耳鍼：面頬・屏尖における圧痛敏感点を取穴する。捻転した後15〜30分置鍼。止痛効果を持続させたい場合には耳鍼を埋蔵する。

③指圧法：

上歯の前3本の痛み	迎香・人中	初めは軽く、次第に強くなるよう、計15〜20分指圧する。
下歯の痛み	承漿	
上歯の後5本の痛み	下関・頬骨突起の陥凹部	
下歯痛	耳垂と下顎角を結ぶ線の中央・頬車・大迎	

④穴位注射：魚腥草注射液または柴胡注射液を、合谷または患側の下関に注入する。各穴0.5〜1 ml。

2．胃火牙痛

［主　　証］激しい歯痛があり、歯齦の発赤腫脹がひどく、膿血が滲出することもある。腫れは頬部や顎部にまで波及し、頭痛があり、口渇して飲みたがり、口臭は穢臭がする。大便秘結。舌苔黄厚、脈洪数。

［証候分析］足陽明胃経は循行して歯に入っているため、胃火が熾盛であると経を循って上り、歯齦を蒸す。「人身の火では、胃が最も激烈である」といわれており、火が歯まで昇ると歯が痛み、歯齦の発赤腫脹がひどくなる。火が盛んになり、脈絡を損傷すると血が滲出し、粘膜を傷つけると腐敗して膿ができる。火熱が結聚して散じないと、頬部や顎まで腫れてくる。邪熱が上って擾乱すると頭痛を生じる。熱が津液を損傷すると、口渇して飲みたが

り、便秘となる。口臭、舌苔黄膩、脈洪数はいずれも胃腑熱盛の現れである。

［治　　療］

（1）内治法：清胃瀉熱、涼血止痛。

方剤：清胃散。

黄連・石膏	清胃瀉火。
丹皮・生地	養陰清熱、涼血止血。
升麻	陽明の火を散じる。
当帰	血を調和する。
胃腑困熱による大便秘結	大黄を加えて通裏瀉熱する。
腫れが頬部に及ぶ場合	板藍根・蒲公英・地丁を加える。

※胃火が上って蒸し、血絡を灼傷して歯齦から出血する場合：清胃涼血。鮮芦根・西瓜翠衣・竹葉・緑豆・絲瓜絡・薄荷。さらに石膏・鮮地黄・金銀花などを選択する。

（2）外治法：清熱辟穢（へきわい）、消腫止痛

①含漱法：漱口方または薄い塩水で含嗽法を行なう。または黄芩45g・玄参15g・地丁30gの煎液で含嗽法を行なう。清熱・解毒・消腫の効果がある。

②擦歯法：竹葉膏で歯齦の疼痛部位を擦る。清熱辟穢・止痛の効果がある。

③敷薬法：頬部や顎まで腫れる場合には、如意金黄散を水で調合して敷貼する。解毒消腫の効果がある。

（3）鍼灸療法：「風熱牙痛」を参照。

3．虚火牙痛

［主　　証］隠隠とした痛み、または微痛があり、歯齦は微紅色で、

腫れは微かである。長引くと歯肉が萎縮し、歯が浮いて動揺するようになり、咀嚼する力がなくなる。午後に痛みがひどくなる。

全身症状：腰痠痛、頭暈・かすみ眼、口は乾くが飲みたがらない。舌質紅嫩、濁苔はない。脈は細数のことが多い。

［証候分析］腎陰虚から虚火が上炎して歯齦に鬱結すると、歯がなんとなく痛み続ける、または微かな痛みがあり、歯齦は微紅色で、微かに腫れる。虚火によって長時間灼かれると歯肉が損傷し、濡養されなくなって萎縮する。腎は骨を主り、歯は骨の余りであるため、腎虚によって濡養されなくなると歯齦は萎縮し、歯は堅固でなくなり、歯根が浮き動揺して咀嚼力が弱くなる。陽明経の気が旺盛となる午後になると、虚火上炎を助けることとなり痛みが重くなる。腰は腎の府であり、腎陰虚のために腰にだるい痛みを生じる。陰虚により髄海が不足すると、頭がくらくらして眼がかすむようになる。虚火により津を損傷すると、咽は乾くが多くを飲もうとはしない。舌質紅嫩、濁苔なし、脈細数は陰虚の現れである。

［治　　療］

（1）内治法：滋陰益腎、降火止痛。

方剤：知柏八味丸加狗脊。

知柏地黄丸	滋陰降火。
狗脊	健腎壮筋骨・治腰痛の作用を増強する。
脾虚を兼ねる場合	左帰丸により滋陰・補腎・健脾する。

（2）外治法：宣降虚火。

方剤：龍眼白塩方。歯齦の疼痛部位に貼布する。

龍眼肉	滋陰補腎。
白塩	虚火を降ろす。

　　または薄い塩水で含嗽法を行なう。
（3）鍼灸療法：「風熱牙痛」を参照。

【看護と予防】

食事や食物刺激によって歯痛がひどくなるため、食事面での考慮が必要である。食事は熱過ぎたり、冷た過ぎたりするものは避け、栄養豊富で消化によいものとし、流動食や半流動食が最適である。味付けはあっさりとし、辛い物、焼き物や炒め物、酸っぱすぎる物、甘すぎる物は禁忌とする。

口腔衛生に注意し、少なくとも朝晩1回は歯を磨き、歯の表面や歯間の汚れ、食物残渣を除去し、歯を清潔に保つことが歯科疾患予防にとって重要である。『直指方』には「あらゆる養生法のなかでも、口・歯を第一とする。漱いだり洗ったりしないと、虫によって損傷する。暑毒・酒毒が常に口歯間に潜伏している場合には、こまめに洗ったりうがいしたりするのがよい」と述べられている。また『外台秘要』には「毎朝、塩を一つまみ口に入れ、お湯を口に含み、塩で歯を100回擦る。長く続けると口歯は堅牢で密になる」とあることからも、歯科疾患の予防・治療には、歯みがきとうがいが重要であることが理解できる。

【参考資料】

『張子琳医療経験選輯』：風火牙痛。范○○、女、27歳、1972年2月20日初診。この1年来、右側の奥歯が繰り返し痛み、歯はすでに腐蝕して欠けている。今回の痛みは20日余り止むことなく続いており、浮いて動揺する感じがあり、歯を噛み合わせたくない。歯齦は発赤腫脹して右下顎部まで腫れて痛み、熱感があり、項部には腫大した臖核(きょうかく)があって圧痛がある。テトラサイクリンを服用したり、マイシリンなどを注入したが止まらなかった。脈弦数。脈と症状を総合して風火牙痛と診断する。清熱祛風を行なう。

〈処方〉生石膏15g、細辛２g、升麻2g、槐花10g、丹皮６g、地骨皮10g、酒黄芩10g、白芷６g、荊芥６g、防風６g、甘草６g、薄荷６g、板藍根12g。水煎して服用する。

〈再診〉２月25日。上方を２剤服用したところ腫痛は顕著に軽減したが、臖核は全く消失しなかった。脈は弦。上方から升麻・細辛を去り、夏枯草10gを加え、煎じて２剤服用したところ遂に腫痛が止まった。努めて歯磨きとうがいを行なわせ、口腔衛生に注意するよう指導した。

〈考察〉牙痛証の多くは風火虫虚によるものである。足陽明の脈は上歯中に入り、大腸手陽明の脈は下歯中に入るため、実証の場合は陽明風火が原因であることが多い。歯は骨の余りであり、腎は骨を主ることから、虚証の多くは腎虚火炎によるものである。本症例の下顎の腫れは風によるもので、牙痛は火によるものである。脈弦は風であり、脈数は火であることから、これは風火実証である。そこで石膏・黄芩・板藍根などで清熱瀉火し、槐花・丹皮・地骨皮で涼血清熱し、白芷・防風・升麻・細辛などで祛風止痛したところ、２剤で効果があり４剤で治癒した。もし臓腑経絡、虚実寒熱を辨じなければ、小さな病であろうとも治すことは難しい。

附録：齲歯牙痛

齲歯(うし)とは歯の組織が蝕まれ、次第に破壊されて崩壊し齲窩(うか)を形成したもので、口腔に多発する疾患である。治療が遅れると侵蝕が深部へと進行し、疼痛を引き起こす。齲歯牙痛とも呼ばれる。齲歯がひどくなると咀嚼機能に影響して咀嚼不能となり、同時に病巣がその他の口腔・歯科疾患を引き起こす場合もあり、人類に対する危害も大きい。このため齲歯に対しては予防、早期発見、早期治療が非常に重要である。中医学の歴代文献における齲歯に関する記載は少なくなく、数多くの治療法が提起されている。本病の病名は繁多であり、虫蝕牙歯、蛀蚛（蚛（ちゅう）：虫が物を食べること、蝕む）、蚛牙、歯蚛、蛀牙、虫牙、爛牙などは、いずれも齲歯の別名である。

5. 口腔・歯科

【病因病理】

普段から口腔衛生に注意してないために歯が汚れており、食物残渣が歯の隙間に詰まる、また甘い物、肉や油濃い物の過食によって、胃腑に蓄積した熱が口歯間に上衝する。湿気がこれに乗じ、湿熱となって散ぜず口歯に長期間鬱結すると、腐敗して歯が腐蝕され齲窩ができる。損傷が歯自体に及ぶと絡脈を損傷する。『辨証録』巻３には「油濃いものや甘いものを多食したために歯が破損して疼き、右往左往するものを虫疼という。……油濃いものや甘いものの過食を問わず、熱気が胃にあるため胃火が口歯間に上衝し、湿気がこれに乗じて湿熱が鬱結して散じないと、歯に虫を生じる」と記載されている。古人は当時の限られた条件のなかで牙虫を生じると考えたが、実際には胃火湿熱が原因である。このほか腎虚によって歯が濡養されなくなることも齲歯形成と関連性がある。

【診断要点】

齲歯によって歯痛を生じたものであり、診断は難しくない。検査すると歯の齲蝕がみられ、歯の表面はざらざらして黒褐色で、齲窩があり、ひどくなると崩壊して残根が遺留する。

【辨証施治】

［主　　証］歯が齲触されて齲窩ができ、刺激されるため痛みを生じる。軽い場合には症状はなく、まただるい感じがすることもある。重くなると歯痛が起こったり止まったりで、冷・熱・酸・甘などの刺激により痛みが悪化する。ひどくなると痛みに耐えることができず、涕（てい）と泪（るい）が同時に出て、眠れなくなる。

所見：歯に齲窩がみられ、齲窩は白亜色（はくあいろ）・黄褐色・黒褐色を呈する。食物が齲窩内に挟まるようになり、齲窩が深くなると接触時痛があり、さらには歯が崩壊して残根が遺留する。

［証候分析］油濃い物や甘い物を過食したために胃に熱気を生じると、胃火が歯間を衝き、湿気がこれに乗じる。歯に湿熱が結び付くと、歯が腐蝕されて空洞ができる。齲窩が浅く、歯の絡脈を損傷しておらず、外邪の侵入がない場合には明らかな症状はみられない。齲窩が深くなって外邪が脈絡に侵入すると、冷・熱・酸・甘などの刺激によって痛みが悪化する。齲窩の損傷が歯の絡脈に波及すると、外邪と胃火により蒸灼されて耐え難い痛みを生じ、鼻水と涙が同時に出て、眠れなくなる。不潔にしていると食物が齲窩内に挟まって刺激するため、疼痛が誘発されて症状が悪化しやすくなる。

［治　　療］

（1）内治法：清胃瀉火、去湿止痛。

方剤：清胃湯加露蜂房・海桐皮など。

清胃湯	清胃瀉火・去湿の作用がある。	止痛効果がある。
露蜂房・海桐皮	解毒殺虫・祛風を助ける。	

（2）外治法：

①清熱辟邪（へきじゃ）、辛散止痛の薬物を齲窩内に入れる。

方剤：牙疼散。

蓽茇・細辛・高良姜・白胡椒	辛散辟邪・止痛。
白芷	消腫排膿・止痛。
氷片・薄荷	祛風清熱、散邪止痛。
雄黄	解毒殺虫。

また牙疼散を患側の鼻腔内に入れても止痛効果がある。

②50％の両面針根[10]アルコール溶液を綿花につけて、齲窩内に入れる。

③花椒粉末・巴豆１粒を研いで膏とし、綿花で包んで齲窩内に入れる。

④露蜂房・金銀花（等量）を水煎して、含漱法を行なう。

（3）鍼灸療法：

上歯痛	太陽・下関・合谷など。
下歯痛	地倉・頬車・合谷など。

（4）補綴（補牙）：齲窩がみられる場合には、すぐに補填して齲蝕の進行を防ぐ。深くて痛みがある場合には齲窩を清潔にして治療し、痛みがなくなってから補綴（ほてつ）する。補綴処置は専門医に任せる。

（5）抜歯：齲歯の損傷がひどくなって咀嚼できなくなり、歯を保存する術がない場合には抜歯する。

【看護と予防】

朝晩の歯磨きを徹底させ、口腔衛生の習慣を身につける。齲歯を

[10]両面針：ミカン科の植物（P66参照）。アルカロイドを含む。入地金牛・山虎（Radix Zanthoxyli）。

みつけたら早めに治療する。

2.2 牙癰

牙癰とは歯齦に癰腫を生じて痛み、膿が溢れるものをいい、牙棋風とも呼ぶ。『瘍医大全』には「牙癰……初期には歯齦肉上に小さな塊が上・下、内・外に生じ、高く腫れる。紅くなって灼熱感があり、悪寒発熱して痛む」と記載されている。

【病因病理】

日常の歯のケアが不適切であると、歯が齲蝕されたり裂損したりして、風熱の邪毒に侵襲される。風熱邪毒が脾胃の積熱を動かし、経を循って上衝し、風熱と胃火が交わって歯齦を蒸すと、肉が腐敗して膿ができる。『咽喉脉症通論』牙癰には「この症は労心過度または食物の熱毒により、陽明胃火が発動されて歯齦に発症したものである」と述べられている。

【診断要点】

歯齦に限局性の発赤腫脹がみられ、初めは硬いが後に軟らかくなって耐え難い痛みが生じる。4～5日経つと潰れて膿が出て、それに伴って痛みは軽減する。その主症状から診断は難しくない。

本病と牙鮫癰の鑑別。

牙鮫癰	尽牙処〔智歯と歯齦の境界部位〕に生じるため開口困難を起こす。
牙癰	一般に開口・閉口障害はみられない。

『瘍医大全』では「牙癰は歯齦が発赤腫脹するが、口の開合はできる。牙鮫癰は、牙関緊閉を生じて、口を開けることが出来なくなる。

これによって鑑別する」と解説している。

【辨証施治】

［主　　証］齲歯周囲の歯齦に多発し、初期には歯齦が発赤腫脹して堅くなり、灼熱疼痛感があり、冷やすと痛みがやや減る。咀嚼時に痛みがひどく、次第に膿瘍を形成する。歯が浮くような感じがして、患歯を叩打すると耐え難い痛みがあり、膿瘍が潰れると腫痛は軽減する。重症になると、腫れは頬部から下顎にまで及ぶ。全身症状：悪寒発熱、頭痛、口苦、舌紅・苔黄厚、脈洪数など。

瘡口がなかなか収斂せず、膿が流出する状態が続くと牙漏を形成する。

［証候分析］風熱邪毒が胃火を動かし、経を循って上炎し、歯を損傷して歯肉にまで波及すると、歯齦の気血が壅滞して通じなくなり、気血が集まって腫れる。そのため歯齦が腫脹して堅くなり、灼熱疼痛感を生じる。風火は陽邪なので冷やすと痛みは減り、火熱が歯齦を灼いて腐敗すると化膿して膿瘍ができる。膿瘍が潰れた後には、火毒は膿と共に瀉されるため疼痛は軽減する。歯根尖に癰腫を生じると、歯が浮くような感覚があり、咀嚼や叩打によって激しい痛みを生じる。火には炎上する性質があり、清竅を擾乱すると頭痛、口苦となる。正邪が争うために悪寒発熱し、火が盛んになると舌紅苔黄、脈洪数となる。長期間治らず、瘡口が塞がらないものは、気血が虚しているためである。

［治　　療］

（1）内治法：清熱解毒。

方剤：五味消毒飲。

胃火偏盛の場合	清胃湯により清胃瀉火する。

大便秘結の場合	大黄・玄明粉を加える。

※なかなか治らず、膿が繰り返し出て瘡口が収斂しない場合：

治法：補気益血、托裏排膿。

方剤：托裏消毒散・八珍湯。

生薬：猫眼草・火炭母・十大功労・崩大碗。各30gを水煎して服用する。清熱利湿、消腫の作用がある。

(2) 外治法：

①化膿していない場合には、局部を氷硼散で擦る。または痛む部位に六神丸を１～２粒入れる。清熱解毒・止痛の効果がある。

②発赤腫脹が頬部や下顎部に波及している場合には、如意金黄散を外敷する。

③すでに化膿している場合には膿瘍切開術を行なう。腫れや痛みが退いたら、徹底的に治療を行ない、必要時には抜歯して再発を予防する。

(3) 鍼灸療法：合谷・頬車・下関など。刺鍼して瀉法を行ない、10～20分置鍼して、疏通経絡、瀉熱消腫止痛する。

【看護と予防】

(1) 口腔を清潔にして衛生に注意し、特に食後には口を漱ぐ。

(2) 消化しやすい物を食べるようにし、硬い物、炒め物、燥熱性の食物は禁忌とする。

(3) 口腔衛生に注意する。牙癰予防には齲歯の予防、早期治療が大切である。

2.3 牙皷癰

牙皷癰（がこうよう）とは尽牙処（智歯と齦皷との境界部）に生じた癰腫であり、発赤・腫脹・疼痛・潰れて膿が出るなどといった症状以外に、常に開口困難を伴う。『嚢秘喉書』巻上には「膿が盤牙尽処〔歯と歯齦の連結部分〕に結び付いたものを牙皷といい、腮（さい）〔頬部〕周辺に結び付いたものを托腮といい、歯根に結ばれたものを牙癰という。急いで治療しないと、いずれの場合も骨槽風へと転じる」と記載されている。『重樓玉鑰』で「合架風」「角架風」と述べられているものも本疾患を指しており、『重樓玉鑰』合架風には「この症は上下の歯齦の、両方の根の先が曲がって合わさるところに生じ、紅色の核〔結節〕ができて腫れて痛み、牙関緊閉となって口を開くことができなくなる」と解説されている。現代医学の智歯周囲炎に該当する。

【病因病理】

本病は尽牙処、すなわち智歯に生じたものである。通常であれば智歯は20歳前後に萌出するが、時期が遅れたり、位置が異常であったりすると萌出の障害となる。そのため風熱邪毒が機に乗じて侵襲しやすく、また胃火が循経して上炎すると歯齦の気血が壅滞し、火熱が粘膜を灼いて腐敗するため、化膿して癰を形成する。

【診断要点】

牙皷癰は一側の尽牙処に発生し、局部が発赤腫脹して癰を生じ、さらに潰れて膿ができると疼痛、開口困難などの症状が現れる。症状と検査により診断は難しくない。

牙皷癰および牙癰はどちらも歯齦部位に生じた癰腫であるが、位置に違いがある。

牙齩癰	尽牙処に生じるものをいう	開口困難を生じることが多い。
牙癰	歯齦のあらゆる部位に発症する	開口困難はあまりみられない。

【辨証施治】

［主　　証］一側の尽牙処が痛み、咀嚼時に痛みがひどく、牙関緊急となり開閉障害を生じる。

所見：一側の下顎の智歯の歯齦（まれに上歯にも生じる）が発赤腫脹し、圧すると疼痛があり、膿が溢れる。智歯は位置異常、または萌出が阻害されている場合が多く、ひどくなると腮・頬部が発赤腫脹して疼痛する。

全身症状：発熱憎寒、頭痛、口渇して飲みたがる、口臭は穢臭がする、また大便秘結となる。舌紅、苔黄厚、脈洪数など。

［証候分析］風熱の外邪の侵襲により陽明胃火が上炎し、風火が経を循って上り智歯の歯齦を壅ぐため、気血が壅滞して腫れる。風火は陽邪であるため、発赤腫脹して灼熱痛を生じ、火毒が盛んになると頬部が発赤腫脹して痛む。発赤腫脹の部位は、上下歯齦の両根の先端が曲がって合わさるところであるため、歯をくいしばって開閉障害を起こし、咀嚼できなくなる。火毒により腐敗すると、膿を生じて膿が溢れる。正邪が争うため全身に発熱・憎寒が起こり、清竅を擾乱すると頭痛を生じる。熱が津を灼いて損傷すると口渇して水を飲みたがり、胃腑の熱が盛んになると口臭を生じて、大便秘結となる。舌紅、苔黄、脈洪数は火熱の現れである。

［治　　療］

（1）内治法：風熱外邪に起因するもので、発熱悪寒があり、脈浮数の場合、初期には疏風清熱する。

方剤：薄荷連翹方。

※胃火が盛んな場合：清胃湯で清胃瀉火する。

※大便秘結の場合：涼膈散で利膈通便する。

※頬部まで腫れる場合：板藍根・地丁・苦参などを配合して苦寒泄熱する。

(2) 外治法：

①茶または酢で如意金黄散を調合して外敷し、涼血解毒・清熱消腫する。

②黄芩・金銀花・竹葉・白芷（等量）を煎じて、漱口法を行なう。清熱解毒、消腫止痛の効果がある。

③黄芩煎液で局所を洗浄し、局部を清潔にする。

④すでに化膿している場合には膿瘍切開術を行なう。

⑤腫れが退いたら智歯の生え具合を観察し、位置異常や歯の萌出障害がみられる場合には抜歯する。

(3) 鍼灸療法：発赤・腫脹・疼痛する場合は、合谷・頬車・下関などに刺鍼し、瀉法を行なって10～20分間置鍼する。

【看護と予防】

(1) 口腔衛生に注意して清潔にし、食後にはしっかりうがいをして食物残渣を残さないようにする。

(2) 食事は流動食または半流動食とし、硬い物、炒め物、辛くて乾燥性の食物は禁忌とする。

(3) 歯の位置異常、また歯の萌出が妨げられている場合には、早急に処置をして本病の発症を防ぐ。

2.4 牙宣

牙宣とは、歯肉が萎縮して歯根が露出し、歯が動揺し、常に血液や膿液が滲出することを特徴とする病証である。治療が遅れて時間が経過すると、歯は気血による濡養を受けることができなくなって抜け落ちる。歴代の医学書には、歯齗宣露・歯牙根揺・歯間出血・歯挺・食床などの病名が記載されている。『医宗金鑑』外科心法要訣には「この証は歯齦が腫れ上がり、歯肉が日増しに腐って頽れる。長引くと削れて萎縮し、歯が露出する」と述べられている。

【病因病理】

歯は腎が主り、上下の歯齦は陽明大腸経と陽明胃経に所属しており、歯および歯齦は気血による濡養を必要とする。本病は胃火上蒸、精気虧虚、気血不足などの原因によって引き起こされたものである。

1．胃火上蒸：肉食、美食、味の濃い食事を好んだり、飲酒や辛い物を多食していたりすると、辛熱により胃を損傷する。脾胃に熱が蓄積し、その熱が循経して歯齦を熏蒸すると、熱邪が壅盛となって傷が歯齦の血絡に波及し、歯齦が腐敗して膿や血が滲出する。長引くと歯齦が萎縮して根部が露出し、歯がぐらつくようになる。『明医雑著』には「歯は腎に属するが、歯齦より生じる。上下の歯齦は陽明大腸と胃に属しており、これは木が土から生えているようなものである。胃腸が美酒、濃い味の食事、甘い物などによって損傷し、湿熱が上攻して歯齦が影響を受けると、腫れて痛み、出血したり、虫を生じたりする。そのため歯は動揺して安定しなくなり、黒く爛れて脱落する」と述べられている。また『血証論』歯衄では「歯齦には胃経の脈絡が繞(まと)っているため、衄血はすべて胃火上炎により血が火に随って動かされたものである。治法は胃火を清理することを主とする」としている。

2．腎陰虚損：腎は骨を主り、歯は骨の余りである。腎虚精虧となって髄が少なくなり、腎精が上部に到達しなくなると、歯は濡養されなくなり、骨質は萎縮して軟らかくなる。陰虚火旺を兼ねて虚火が歯齦を上炎して長期化すると、歯はまばらになって隙間ができ、動揺するようになり根部が露出する。『直指方』では「歯は骨の終わる所であり、腎が実することにより髄によって養われる。そのため精が盛んであれば歯は堅固になるが、腎が衰えると歯が裂ける。虚熱によって歯が動揺する」と指摘している。

3．気血不足：平素からの虚弱体質または長患いのため、気血が耗(こう)損(そん)して不足状態であると、精微を歯齦まで輸(おく)ることができず、歯齦が栄養されなくなる。さらに病邪が虚に乗じて歯肉を侵犯すると萎縮を生じる。気虚のため摂血機能が働かなくなると、血は経を循行せず歯齦の間から滲出して本病を発症する。『聖済総録』巻121には「歯は骨の終わる所であり、髄によって栄養され、歯肉はこれによって堅固となる。気血が不足すると、揩理する〔磨き整える〕術がなくなり、風邪が虚を襲って歯の間に侵入する。そのため肌は寒(つめ)たく、血は弱くなり、歯肉が萎縮して少なくなると次第に歯が露出し、永久に歯根に付着しなくなる」と述べられている。

【診断要点】

本病は歯肉の萎縮、血や膿の滲出、歯根の露出、歯がぐらぐらと動揺することを特徴とするため、一般に診断は容易である。

【辨証施治】

1．胃火上蒸

［主　　証］歯齦が発赤腫脹して痛み、血や膿が出る。口臭があり、煩渇して多飲または冷たいものを飲む。多食で空腹感を生じやすく、大便秘結。舌質紅、苔黄厚、脈洪大または滑数。胃火による蒸灼が長く続くと歯肉が次第に腐敗し、垢が溜って骨が爛れたかのようになり、歯根部が露出する。『医宗金鑑』外科心法要訣には「牙宣の初期には歯齦が腫れ、日増しに腐敗していき、時が経つと根が露わになる」とある。

［証候分析］胃火が循経して上炎すると、歯齦に発赤、腫脹、疼痛を生じる。歯肉が灼かれて腐敗し、損傷が脈絡に及ぶと出血して膿が流出し、それが続くと歯肉が腐敗して歯根が露出する。火熱が津を損傷すると、煩渇して多飲となる。胃内の積熱が盛んになると水穀の腐熟機能が旺盛になるため、消穀善飢（しょうこくぜんき）〔食欲が亢進し、食後すぐに空腹感を生じる〕となる。口臭、大便秘結、舌紅苔黄、脈洪大または滑数は、胃腑熱盛の証である。

［治　　療］

（1）内治法：清熱瀉火、消腫止痛。

方剤：清胃散。

黄連	脾胃の火を瀉す。
生地・丹皮・当帰	涼血和血。
升麻	陽明の火を散じる。

歯齦の発赤腫脹がひどい場合	蒲公英・牛蒡子・石膏を加えて清熱消腫の効果を強化する。
出血や膿が出る場合	馬勃・旱蓮草を加えて清熱去膿、涼血止血する。

(2) 外治法：

①氷硼散で擦り、清熱解毒・祛腐する。

②歯石を除去する。歯石とは歯に付着した黄色い汚物で、腐った骨のようなものをいう。本病の発症と進行に重要な関係があるため、歯石除去は牙宣治療において重要である。『外台秘要』巻22には、「歯に黄色い物が附着しており、腐った骨のようであるものを食床と呼ぶ。歯を治療する際にこれがある場合には、まずピンセットなどでこれを取り除き、その後に方薬により治療する」と記載されている。

③牙宣の末期には歯が緩くなって動揺し、歯根の2/3が露出するため、抜歯する必要が生じる。

2. 腎陰虧損

［主　　証］歯が疏(まば)らになり、隙間ができて動揺し、歯齦は潰爛して萎縮し、歯根が露出し、潰爛部の周辺は微かに発赤腫脹する。また頭暈、耳鳴、手足心熱を生じ、腰がだるくなる。舌質微紅、少苔、脈細数。『外科大成』巻3には「腎経が虚するものは、血が点滴するように出て、歯も長々と痛む。口臭はなく、歯がぐらぐらして脱落する場合もある。治療では安腎する」とある。

［証候分析］腎陰が虚すと精髄が少なくなるため、骨は濡養されなくなり、歯は疏らになって隙間ができ、堅固でなくなり、ぐらぐらして咀嚼力がなくなる。歯齦が虚火により長時間熏蒸される

と、潰爛して萎縮し、歯根が露出する。虚火によるものなので、潰爛した周辺部の発赤腫脹は微かである。腰は腎の府であり、腎が虚すと腰がだるくなる。陰虚により内熱を生じると手足の裏が熱くなる。陰虚により腎精が上部を濡養できなくなると、頭がくらくらして耳鳴を生じる。舌微紅・脈細数は陰虚有熱の現れである。

［治　　療］

（1）内治法：

※腎陰虚の場合：滋陰補腎、益髄堅歯。

方剤：六味地黄湯加枸杞子・亀板・杜仲。

※腎陰虚に胃熱を兼ねる場合：上記の症状以外に、口や咽が乾燥して口臭があり、歯齦が腫れて膿が出る、便秘などといった症状を兼ねる。

治法：滋腎陰、清胃熱

方剤：玉女煎加女貞子・菟絲子。

石膏・知母	清胃熱。
女貞子・菟絲子	補腎益精。
熟地・麦冬・牛膝	滋陰降火・除熱。

※腎陽不足の場合：腰や四肢の冷え、小便清長。

治法：温補腎陽。

方剤：附桂八味丸。

（2）外治法：

①淡塩湯〔コップ１杯のさ湯に食塩１～２ｇを加えたもの〕により漱口法を行なう。

②旱蓮草60～120gを煎じて、含咽法を行なう。

③歯石を除去する。

④必要時には抜歯する。

3．気血不足

［主　　証］歯齦が萎縮して淡白色となり、歯根が露出する。歯がぐらぐらして、咀嚼できない。歯齦からは常に血が滲出する。歯磨きや授乳時に出血しやすい。口内が酸っぱく、顔色は晄白（こうはく）となり、畏寒（いかん）して倦怠感がある。頭昏して目がかすみ、不眠となり夢が多い。食欲がない。舌質淡、苔薄白、脈沈細。

［証候分析］気血不足のため歯齦が濡養されなくなると、歯齦の成長機能が衰え、長引くと歯齦が淡白色となって萎縮し、歯根が露出し、歯がぐらついて咀嚼力がなくなる。気虚により統血機能が失調すると、血は経を循行しなくなるため出血しやすくなる。血虚により上部を栄養できなくなると、顔色は晄白〔顔面が蒼白となった病態の容貌。脱血や陽虚により生じる〕となり、頭がくらくらして眼がかすむ。心が血による栄養を失うと、神が安定しなくなるため眠れなくなり、また夢が多くなる。気虚により身体を温養できなくなると、外では皮膚を充実させて腠理を密にすることができなくなるため、畏寒〔陽気不足により寒さを感じる〕して、倦怠感を生じる。舌質淡・脈沈細は気血不足の証である。

［治　　療］

(1) 内治法：調補気血、養齦健歯。

方剤：八珍湯。

補血・養血・行血することにより、歯肉の血行を旺盛にし、歯齦の気血を充実させることができ、養齦健歯の作用がある。

※歯齦から血が滲出する場合：阿膠・血余炭・藕節炭を配合して、養血・斂血・止血する。

※畏寒・倦怠感、食欲不振、大便溏などがみられる場合：気虚・陽虚が主であるため、十全大補湯を使用する。

（2）外治法：歯石を除去し、保存できない歯は抜歯する。

【看護と予防】

（1）歯を清潔にして衛生に注意する。朝晩の歯磨きの習慣をつけて歯を清潔にしておけば、歯は自然に破壊することはない。『金丹全書』には「1日の飲食の毒が歯の間に積もるが、毎晩歯を磨けば汚れは尽く取れるので、歯は自然に壊れることはない。……食事の後に必ずうがいをしている人は、年をとっても歯は堅固で壊れることはない」とある。

（2）辛く濃い味の食品は少なめにし、炒め物や焼き物などによる火が歯肉を上蒸することを防ぐ。

（3）導引法：揩歯法、叩歯法、また朝晩に手指またはハブラシで歯槽を2～3分間マッサージする。毎日音が出る程度に歯を30～50回咬み合わせて叩歯法を行ない、歯肉の血行を通暢させてやれば、歯は自然と堅固になる。『普済方』牙歯門には「揩歯。歯は骨の終る所であり、髄によって栄養されており、諸の穀物を破壊することから、玉池と呼ばれる。揩理灌漱、叩琢引導〔歯をみがき、うがいをし、歯を鳴らして導引する〕を行なうことによって津液を流通させ、腐気をきれいに取り除いてやれば、歯は丈夫になり、歯齦や歯槽は堅固となり、どんな疾病も生じない」と述べられている。また『備急千金要方』巻6下には「毎朝、一つまみの塩を口内に入れ、お湯を含み、指で歯を揩り、100回叩歯する。これを絶やさず行なうと、5日も経たないうちに口歯は堅牢で丈夫になる。果物や野菜を食べられなくなるのは、歯根が露出するからである。それゆえ塩湯による揩歯叩歯法を行なえば、治癒しないものはない」と記載されている。

2.5　飛揚喉

口腔内に突然血泡を生じる疾患で、上顎部に生じたものを飛揚喉（ひようこう）といい、口蓋垂に生じたものを懸旗風（けんきふう）と呼ぶ。

【病因病理】

辛い食品や濃い味の食事をとっていると脾胃に熱が積もり、火熱が上炎して脈絡を損傷すると血液が外に溢れ、口腔粘膜の下に蓄積して血泡を形成する。また硬い物を食べて擦傷したり、激しい咳によって刺激されたりして、傷が口腔の血絡に波及することによって生じる。『図注喉科指掌』巻３には「懸旗風……これは味の濃いもの、乾燥した食品、酒を多食したため、胃火が鬱して盛んになって生じたものである」と述べられている。

【診断要点】

突然口腔内に紫色または暗紅色の血泡ができ、泡壁は薄くて潰れやすい。本病の症状の特徴から診断は難しくない。

【辨証施治】

［主　　証］本病は食事中、または咳き込んだ後に突然発症する。血泡は急速に腫れて大きくなり、ブドウ大からクルミ大まで様々な大きさで、紫色または暗紅色を呈し、泡壁は紙のように薄い。破潰しやすく、潰れると流血する。感染しなければ自然に治癒

するが、感染すると創口が糜爛して灰黄色となり、疼痛が激しくなって涎液が増加する。脹痛のために飲食が障害され、ひどくなると舌を伸ばしたり喋ったりできなくなる。

［証候分析］陽盛体質のため脾胃に積熱があり、それが血分に蘊もってしまうと、血熱が上炎して口腔の脈絡を損傷する。迫血して血が外に溢れたり、偶然受けた損傷、刺激、傷が血絡に波及したりすると、紫色の血泡を生じる。血泡の大きさは外溢した血量によって決まり、血泡が大きいと腫れぼったい痛みを生じて食事の障害となる。血泡が破潰して邪毒に感染すると、腐敗して爛れ、疼痛が激しくなる。火熱が津液を煉ると、痰涎が増加する。

［治　　療］

（1）外治法：

①刺割法〔穿刺〕：血泡がまだ破れてない場合には、小尖刃刀または三稜鍼で、血泡を軽く刺して破り、積血を排出する。

②含漱法：血泡が破潰した後や患部が爛れている場合には、金銀花・甘草（等量）を水煎し、煎液で含漱法を行なって清熱解毒する。

③吹薬法：患部が潰爛している場合には、珠黄散・氷麝散・氷硼散を吹きつける。消腫止痛・化腐生肌の作用がある。

（2）内治法：常に血泡ができており、また潰れた後に感染し、潰瘍面が発赤・腫脹して爛れ、痛みがある場合には、内治法を併用して清熱瀉火、涼血解毒する。

方剤：黄連解毒湯加味。

黄連・黄芩・黄柏・梔子	清熱泄火。
生地・連翹・金銀花・蒲公英	涼血解毒薬を加える。
舌苔膩黄、口渇する場合	生石膏・天花粉を加えて清胃生津・止渇する。

大便秘結する場合	大黄・朴硝を加えて通便泄熱する。
腫痛が強い場合	当帰・赤芍・懐牛膝を加えて、活血化瘀、消腫止痛する。

【看護と予防】

(1) 血泡を穿刺する場合には、消毒して清潔にし、毒に感染しないよう注意する。

(2) 辛くて刺激性の物、炒め物、焼き物、乾燥して硬い食品は少なめにして、本病の発症を防ぐ。

【参考資料】

『続名医類案』巻18：劉雲密はある女性を治療した。年は50歳前後で、平素より血虚のために熱を生じており、血熱が風に変化して全身に遍く疙瘩（ぎつとう）〔いぼ〕を生じていた。何年経っても治らず長引いていたところ、少陽相火が陽明に加わって喉痹を患った。その勢いは急に激しくなり、喉中が突然いがらっぽくなったかと思うと嗽を生じ、気が上って咽（むせ）び込む。血泡が連なり、上顎部にできた血泡は鶏卵程度にまで大きくなって口を塞いだため、口を閉じることができなくなった。気が壅（ふさ）がれてしまうと更にはげしくなり、暫くすると血泡が全て破れて血が噴出し、口の皮膚はことごとく剥げ、喉全体が潰爛すると、異常なまでに発赤腫脹した。耐えられない程の痛みがあり、口内はとろみのあるスープや糊のような痰涎で溢れている。これは熱が上に壅がり、寒気によってひどく損傷したものである。養陰退陽・活血祛風に、止痛を兼ねた方剤を使用する。湯薬は飲みにくいので、粉末にして吹きつけたり、滴らしたりした。諸症状は次第に退いていったが、潰れた箇所にはまだ新しい肌は生じず、痛みも止まらなかった。皮膚が破損していたために、しょっちゅう嗽を生じており、それに伴い出血していたからである。そこで吹口薬に白芨を磨いた汁を混ぜて芡実大の丸剤を作り、昼夜噙化（きんか）〔口に含ませておき、最後には飲ませる〕させたところ遂に治癒した。

2.6 口瘡

口瘡とは、口腔粘膜上に発生した豆の大きさ程度の浅在性潰瘍を指し、口疳とも呼ばれる。臨床では実証と虚証に分類され、実証は心脾積熱によるものが多く、アフタ性口内炎に類似する。虚証は陰虚火旺によるものが多く、頻繁に発作を繰り返すことから再発性口瘡と呼ばれる。

【病因病理】

1．心脾積熱：辛くて濃い味の食品を過食したり、アルコール度数の高い酒を飲んでいたりすると、心脾に熱が積もる。そこに風・火・燥邪を感受すると、熱が盛んになって火に変化し、循経して口を上攻して発症する。また口腔を不潔にしていたり、損傷したりすることによって毒邪が機に乗じて侵襲すると、粘膜が腐爛して発症する。これは『聖済総録』巻118に「口舌に瘡を生じるものは、心脾経の蘊熱によるものである。口は脾に属し、舌は心に属する。心は火で、脾は土であり、心火の積熱が脾土に伝わり、二臓共に熱が蓄えられて発散できないまま上焦を攻撃すると、口舌の間に瘡を生じ、腫れて痛む」と記載されている。

2．陰虚火旺：平素から陰虚体質であり、加えて病後や過度の労傷〔主に七情や房事による内傷〕のために真陰を虧耗し、損傷が心腎に波及すると陰液不足から虚火が旺盛となり、口腔を上炎して発症する。また病が長期化すると陰分の損傷が陽分に波及し、陰血が不足する上に陽気までもが虚して心脾両虚証となる。『壽世保元』口舌に「口瘡が何年経っても治らないものは、虚火によるものである」と述べられている。先天的な陽虚であったり、また慢性化したり、寒涼薬を過用したりして陽気を耗損すると、温化機能が失調して津液が停滞し、寒湿が口腔を困窮させ、粘膜が潰爛して瘡を形成する場合もある。

【診断要点】

口腔粘膜上（多くは唇・舌・頬・歯齦）に、黄白色で浅在性の豆大の小潰瘍ができて疼き、飲食刺激によって痛む。これが本病診断の根拠となる。

【辨証施治】

1．心脾積熱

［主　　証］唇、頬、歯齦、舌面などに大豆大やエンドウ豆大の、円形または楕円形で黄白色の小潰瘍が生じ、中央が陥凹し、周囲の粘膜は鮮紅色で、微かな浮腫がある。潰瘍数は多く、ひどくなると融合して小さい薄片状になる。灼熱疼痛感があり、会話や食事によってひどくなり、発熱する場合もある。口渇して口臭があり、溲（しゅう）赤、舌質紅、苔黄、脈数などの症状がある。

『医宗金鑑』外科心法要訣には「実火による口瘡は、真っ赤になって、口中が斑状に爛れ、ひどい場合には頬部や舌までも腫れる。脈実で口が乾く」と記載されている。

［証候分析］心脾の積熱が経を循って口腔まで上炎すると、粘膜は鮮紅色となり微かに腫れる。熱が粘膜を腐敗すると、潰爛して陥凹する。熱邪が盛んになると潰瘍数が多くなり、さらに融合すると小さい薄片状となる。熱が粘膜を焼灼するために、灼熱疼痛感がある。会話や食事などの外来刺激によって痛みがひどくなる。熱が津液を損傷するために発熱し、口渇する。小便黄、舌質紅、脈数は熱盛の現れである。

［治　　療］

（1）内治法：清熱解毒、消腫止痛。

方剤：涼膈散去大黄・芒硝。

連翹・黄芩・梔子	解毒し、横隔膜より上の熱を清める。
甘草	上炎した火を緩和する。
薄荷	載薬上行し、兼ねて疏邪する。

※邪熱が盛んになると潰瘍が拡大し、融合して薄片状となり疼痛が悪化する。さらに頬部や舌までも腫れ、大便秘結などの裏熱蘊結の症状が現れる。

方剤：涼膈散加黄連・石菖蒲により、上清膈熱、下泄熱毒する。

　または黄連解毒湯加生地黄・麦門冬。

生薬：白花蛇舌草・一点紅（各60g）を水煎して服用する。

（2）外治法：清熱解毒、消腫止痛、祛腐生肌。

①吹薬法：朱黄散を１日５～６回、患部に散布して搽(ぬ)る。

人中白〔人尿の沈殿物〕・煅石膏・氷片	清熱解毒、消腫止痛。
雄黄・硼砂・朱砂	祛腐生肌。

　または氷硼散を使用する。

②含漱法：漱口方で含漱法を行なう。

2．陰虚火旺

［主　　証］口腔粘膜に点状の潰瘍ができ、数は1～2箇所と少なく、潰瘍面は灰白色を呈し、周囲の粘膜は淡紅色または発赤はない。潰瘍は融合しないが発作を繰り返しやすく、1箇所が治ると他所に生じていつまでも続く。微かな疼痛があり、飲食時に痛みが明らかであり、口渇はないが飲みたがる。舌質紅、津は無く少苔、脈細数。

［証候分析］「陰虚により内熱を生じる」ことが原因である。心腎陰虚のために虚火が上炎して口を熏灼し、それが長引くと粘膜を損傷して潰爛する。虚火による不足の証であるため、潰瘍は灰白色で少なく、周囲の粘膜は淡紅色または発赤はみられない。虚弱体質のため普段から真陰が不足していると、少し疲れただけで虚火上炎を引き起こして口瘡の発作を繰り返し、また1箇所が治ると別の所に口瘡を生じる。舌質紅、無津、口不渇、脈細数などは陰虚火旺の証である。

［治　　療］

（1）内治法：滋養陰血、清降虚火。

方剤：四物湯加黄柏・知母・丹皮。

四物湯	補養陰血。
黄柏・知母・丹皮	清降虚火を助ける。

心血虚に偏る場合	真陰が虧損して血虚火旺となると、心煩して眠れなくなり、舌光苔〔苔がなくなる〕となって亀裂を生じる。	黄連阿膠鶏子黄湯加枸杞子により滋陰養血、清虚火する。
腎虚に偏る場合	舌が燥いて咽が痛み、膝腰がだるく力が入らない。	六味地黄湯加麦冬・五味子。

気血両虚証	発作を繰り返し、長引いて治らない。	八珍湯。
心脾両虚証	怔忡、不眠。	帰脾湯。
脾胃虚寒証	腹部膨満感があって下痢し、手足が冷え、脈沈または遅。	附子理中湯。
腎陽虚証	寒がる、四肢が温まらない、脱力感、懶言。	附桂八味丸。

生薬：旱蓮草・野菊花・羊蹄草・五爪龍・土人参・鶏血藤（各30g）を水煎して服用する。

（2）外治法：

①清熱解毒、祛腐生肌：柳花散を毎日5～6回、患部に搽る。

黄柏・青黛	清熱解毒・消腫。
氷片	辟穢除腐。
肉桂	佐として引火帰原する。

②児茶・柿霜末を破潰部位に搽る。

③呉茱萸粉を酢で調合してペースト状にし、両側の湧泉に敷貼し、毎日1回交換する。引火帰原の効果がある。

（3）鍼灸療法：

①鍼灸：廉泉・足三里・合谷・曲池・頬車。毎回2～3穴を選び、交替で使用する。中程度の刺激を与え、5～10分間置鍼する。また懸灸法を行なってもよい。

②穴位注射：牽正・曲池・頬車・手三里。毎回2穴を選び、交替で使用する。各穴に当帰注射液0.5mlを注入する。

【看護と予防】

口腔衛生に注意し、嗜好を改めて刺激性の食物を避ける。日常生活では仕事と休息のバランスを取り、運動して体を鍛える。

【参考資料】

１．『老中医医案医話選』：王○○、女、40歳、幹部。口瘡を病むこと10余年、毎月月経前になると悪化し、中薬や西洋薬で治療したが、軽くなったり重くなったりで効果はなかった。1974年６月７日初診。

〈所見〉唇内側に緑豆大の潰瘍が２つあり、周囲は充血しており、また小米粒大の潰瘍が３つできていて熱痛がある。排尿時痛を生じることがあり、大便は最初が硬い。頭部に熱感を覚えることがある。苔薄膩黄、脈細数。

〈診断〉胃陰不足、虚火上炎による口瘡。

〈治療〉処方：熟地15g、生地12g、麦冬・天冬・枇杷葉各９g、枳殻６g、石斛18g、元参18g、茵蔯18g、甘草６g、肉桂1.5g。水煎して服用させる。

〈外用薬〉柏葉炭６g、氷片0.6g、五倍子0.6gを一緒に研いで粉末にし、生蜜30gで調合してペースト状とし、毎食後に漱口法を行なってから薬を塗る。

〈第２診〉６月19日。上処方を連続６剤服用したところ、唇内の潰瘍は2/3癒合し、舌尖の潰瘍、頭部の熱感、大便の出始めが硬いという症状はいずれも消失した。

処方：熟地・生地・麦冬・天冬・枇杷葉9g、枳殻・黄芩６g、石斛18g、茵蔯18g、甘草６g。水煎して服用する。

〈第３診〉６月26日。継続して６剤服用したところ潰瘍はすべて消失した。患者には停薬させ、再発するようであれば同処方を服用するよう指導した。追跡調査でも再発はみられなかった。

2.『加味導赤散による再発性アフタ治療』：

〈加味導赤散〉黄連5g、黄芩7g、黄柏7g、甘草梢5g、生地黄15g、淡竹葉5g、木通9g。水煎して、温かいうちに飲む。毎日1剤。

〈考察〉導赤散は心火旺盛が原因で生じた口糜舌瘡、小便が瀝滴する、歯を食いしばって煩躁する、心胸部の灼熱感などといった証の治療に有効な方剤である。「舌は心の苗」であり、口瘡は心脾の熱によって生じるものが多い。中国医学の「諸痛痒瘡、みな心に属す」理論によれば、再発性アフタは心火が小腸に移って生じたものと考えられる。

黄連	清心火。
黄芩	清肺熱。
黄柏	滋陰降火して下焦の湿熱を清める。
生地黄	清熱涼血。
木通	心火を降ろして小便を通利する。
淡竹葉	清心除煩。
甘草梢	清熱解毒し、諸薬を調和する。

本処方の薬味は苦寒であり、これによって心火を清めることができる。まさに口舌に生じた瘡を治療する有効な方剤である。(『遼寧中医雑誌』1980年第3期より抜粋)

2.7 口糜

口糜(こうび)とは、口腔粘膜がお粥のように糜爛して薄片状となり、特殊な臭いを発する疾病である。小児に多発し、口腔内粘膜に白屑が広がると鵝(がちょう)の口のようになることから、鵝口瘡(がこうそう)、雪口とも呼ばれる。『幼科証治大全』には「小児の鵝口瘡は……俗に雪口と呼ばれている」と記載されている。

【病因病理】

本病の多くは食事の不節制、また炒め物、焼き物、肉などの美食、味の濃い食事などにより、脾胃を損傷したために運化機能が失調して熱が蘊積する、または膀胱の湿熱が氾濫して脾胃に波及したために湿濁を変化できなくなり、時間が経過して湿熱が積聚する、などの原因によって湿熱が経を循って上り、口腔を蒸して発症する。『素問』気厥論篇には「膀胱の熱が小腸に移り、腸道を塞ぐと大便が通じなくなり、熱気が上行すると口糜を生じる」とあり、また『医方考』では「口糜の本は湿熱である」として、本病の主たる発病原因は脾胃湿熱であることを説明している。

乳児で本病に罹患するものは、胎児の時からの伏熱があり、それが心脾に蘊積し、上って口を蒸すことにより発症する場合が多い。『聖済総録』巻167では、「鵝口は、母体から穀気を偏って受けたために、出生後に心脾の気が熱し、上って口を熏じて生じたものである。心は舌を主(つかさど)っており、脾の絡脈は舌下に散じているからである」と解説している。

【診断要点】

本病は口腔粘膜が薄片状に糜爛し、表面に白色で糜粥状の腐物が附着して、口内に特殊な臭いと甜味があることが診断のポイントとなる。

白喉〔ジフテリア〕と鑑別する必要がある。

白喉	咽喉に多く、まれに鼻や口腔にもみられる急性伝染性疾患であり、白膜は厚くて堅く、充実している。

口糜	口に発症し、口内の特殊な甜味と口臭を特徴とする。乳児や慢性疾患患者に多く、白膜はやわらかく厚い。

【辨証施治】

［主　　証］本病は口腔のあらゆる部位に発生するが、特に舌、頬、軟口蓋、口底に多発する。初期には患部はやや発赤腫脹し、白色の斑点が現れ、わずかに隆起する。斑点は次第に拡大して融合すると薄片状となり、表面には白色の腐膜のようなものができて糜粥状となり、発赤腫脹して痛む。白色の腐物は拭い去りづらく、むりやり拭おうとすると出血し、その後再発する。食事に影響し、小児では授乳の障害となり、拒食や食事時に泣き叫ぶ原因となる。唾液が減少し、口腔が乾燥して灼熱感があり、口に甜味と口臭を生じる。病変が口腔全体へ拡大し、さらに咽喉にまで蔓延すると呼吸障害や授乳困難を生じ、痰涎壅盛となると顔は真っ青となり、唇は紫色になる。

全身症状：発熱、頭痛、食欲不振、大便秘結、小便短赤、苔黄膩、脈数など。

［証候分析］湿熱が上って口腔を熏じ、粘膜を焼灼して損傷すると、気血が滞留し、発赤腫脹して潰瘍を生じる。湿と熱が混じり合って蒸すために潰瘍は薄片状となり、白色の腐物の多くは糜粥状となり、粘膜が爛れて痛み、飲食の妨げとなる。津液が蒸されるために、唾液が減少して口腔が乾燥する。邪毒が壅盛となって気道を阻害すると呼吸障害を生じ、痰涎壅盛となると顔色は青く、唇は紫色となる。発熱、頭痛、食欲不振、大便秘結、小便が少なく濃い、苔黄膩はいずれも湿熱盛証である。

［治　　療］

（1）内治法：清熱解毒、利湿除腐。

方剤：加味導赤湯。

導赤散	清熱利湿。
沢瀉・茯苓	瀉湿熱の作用を強化する。
黄連・黄芩・金銀花・牛蒡子・玄参	上炎する熱毒を清解する。
桔梗	排膿。
薄荷	引薬上行により薬を病巣へ到達させる。

『幼幼集成』巻４には「口糜……膀胱の熱が小腸に移ったために膈〔横隔膜〕や腸の機能が失われ、熱が上って口糜を生じる。導赤散で小腸の熱を去り、五苓散で膀胱の熱を去る。２方を合用して治療する」とある。

※脾胃の熱が盛んとなり、発赤腫脹して潰瘍が拡大し、白色の腐物が多く、口腔に灼熱感や口臭があり、食欲不振、大便秘結などがみられる場合：

治法：清熱涼血、瀉火通便。

方剤：涼膈散。

※病後に本病に罹患し、口が乾いて津が少ない、飲みたがらない、下痢、倦怠感などの脾虚湿盛証が現れる場合：

治法：健脾益気・燥湿

方剤：連理湯。

※糜爛が咽喉まで波及し、日中は軽く夜に悪化する場合：

方剤：少陰甘桔湯加馬勃・黄連・青天葵。

生薬：火炭母草30g・入地金牛30g・金花草30g・木槵根15g。水煎して服用する。また小羅傘根・木槵根・岡梅根・山梔根・

塘辺藕を各15g、水煎して服用する。

（2）外治法：清熱解毒、祛腐止痛。

①常に口腔を清潔にしておく。成人の場合は、漱口方で漱口法を行なう。乳児の場合には、消毒ガーゼに薬液を浸して拭き取る。『外科正宗』巻4には「1枚の青紗〔青い薄布〕を新たに汲んできた水に浸し、筋肉を包むようにして白膜を拭い去る。出血しても気にせず、きれいになるまで行ない、氷硼散を搽（ぬ）る」とある。

②青吹口散を1日5～6回、患部に散布する。

煅人中白・青黛・薄荷・黄柏・黄連	清熱解毒・消腫止痛。
硼砂・氷片	祛腐生肌。

③金鎖匙を日干しにして粉末にし、患部に搽る。

【看護と予防】

口腔内を清潔に保ち、常に口を漱ぐ。乳幼児の場合には、毎朝ガーゼまたは薄い布をお湯に浸して口腔を拭く。哺乳器や乳母の乳頭は清潔にしておく。

2.8 唇風

唇風とは、唇が発赤腫脹して痛みや痒みを生じる疾病で、長引くと破裂して滲出液をみることを特徴とする。また時おり唇が瞤動するものは唇瞤（しんじゅん）と呼ぶ。現代医学の剥離性唇炎に類似する。

【病因病理】

本病の多くは辛く濃い味の食品を過食したために脾胃に湿熱が内

生し、その上さらに風邪の外襲を受けることにより、風熱が結び付いて湿熱の邪を動かし、経を循って上部を蒸し、唇部で鬱結して気血が凝滞することにより発症する。これは『医宗金鑑』外科心法要訣に「唇風の多くは下唇に生じる。陽明胃経の風火に攻撃されると、初期には痒みがあって紅色に腫れ、時間が経つと裂けて滲出液があり、火で燎かれるかのように疼く」と解説されている。

【診断要点】

唇部が発赤腫脹して痛み、長引くと破裂して滲出液があるという特徴から診断できる。

【辨証施治】

［主　　証］唇部が発赤腫脹して痒くなり、長引くと破裂して滲出液があり、火で焼かれるかのように痛く、まるで皮膚がなくなったかのようになる。口渇喜飲、口臭、大便乾燥、また口や唇が突然瞤動する。脈滑数。

［証候分析］足陽明胃経は口唇を環っており、風熱湿邪が経を循って唇部を熏蒸すると、発赤腫脹して痒くなる。湿熱により長時間蒸されると、破裂して滲出液が流れ、皮膚がなくなったようになり、火に焼かれるかのように疼く。風が盛んになって筋脈を損傷すると、口唇が突然ピクピク痙攣する。熱が盛んになって津を損傷すると、口渇して飲みたがり、口臭があり、大便は乾燥する。湿熱内盛のために脈は滑数となる。

［治　　療］

（1）内治法：疏散風邪、清熱解毒。

方剤：双解通聖散加金銀花。

防風・荊芥・薄荷・麻黄	疏解風邪。
連翹・梔子・黄芩	清熱解毒。
石膏・桔梗	気分の熱を清める。
川芎・当帰・白芍・甘草	活血養血して瘀腫を散じる。
白朮・滑石	利湿清熱を助ける。
大便秘結の場合	大黄・玄明粉を加えて通便泄熱する。
発赤腫脹が強い場合	黄連・梔子を加えて清熱解毒する。
破裂して滲出液があり、皮膚がなくなったかのようになる場合	木通・沢瀉・車前子を加えて清利湿熱する。

※口腔に熱感がある、口が甘く粘って濁る、小便は少量で黄赤色で渋る、舌は乾いて津がない、脈は数で実の場合：脾経血燥の現れである。

治法：養血・涼血・潤燥。

方剤：四物消風飲加丹皮・玄参・麦冬・石斛・玉竹。

※口唇の瞤動、発赤腫脹、破裂などの証がみられる場合：風盛と脾虚により、収斂・固摂できなくなったものである。そのため食が少ない、腹部膨満感がある、大便溏瀉、肌肉の消痩、四肢の冷え、顔色微黄、微弱呼吸や脱力感などの症状が現れる。

治法：健脾補気。

方剤：参苓白朮散加黄耆。

（2）外治法：清熱解毒、涼血燥湿。

黄連膏、紫帰油、青吹口散油膏を患部に搽（ぬ）り、清熱解毒する。

【看護と予防】

（1）酒やタバコによる刺激を減らし、辛いものや濃い味の食事は少なくする。

(2) 薏苡仁・芡実・荸薺・赤小豆のスープなど、健脾滲湿効果があるものを飲む。

2.9　骨槽風

骨槽風とは、歯槽骨の腐敗や骨壊死を特徴とする歯槽骨の病である。頬部が発赤腫脹して痛み、潰れて膿が流れ、膿に腐骨が混じり、長びいて難治となる。『重樓玉鑰』巻上には「骨槽風とは、初期には歯骨および頬の内部が痛み、発赤や腫れはないが、顔の骨まで痛みが連なるようになる。これが骨槽風である」と述べられている。穿(せん)腮毒(さいどく)・附骨・穿珠(せんじゅ)とも呼び、現代医学の顎骨骨髄炎に該当する。臨床では下顎骨に多くみられる。

【病因病理】

普段から歯のケアをしてないために歯が齲蝕され、風火の邪毒が機に乗じて侵入し、経を循って上部を灼く。邪毒が盛んになり、筋骨深部まで侵襲して歯槽骨の中に結聚すると、遂には歯槽骨が損傷し、さらに腐敗して化膿すると、穿孔して頬部から膿が流出する。

平素から虚弱体質である、また病が長期化して治らない、などの原因により邪毒を除去しきれていないと、気血が耗損して肌や骨が腐敗する。潰瘍面は収斂しづらく、瘻孔を形成する。

このほか顎骨の骨折により瘀血不行となって気血が失調し、そこに邪毒の侵襲を受けて生じる場合もある。

【診断要点】

本病は歯槽骨が腐敗して破壊した証であり、齲歯や牙癰の反復発作歴または顎骨損傷歴がある場合が多い。局部の発赤・腫脹・疼痛・膿液が顕著であり、病程は長期化して潰瘍面は治り難く、また壊死した骨片が流出する場合もある。病歴、症状の特徴、および局部検査により診断できる。

診断時には牙癰と注意深く鑑別する必要がある。牙癰の病変部は歯齦であり、歯齦が限局性に高く隆起して頬部が発赤・腫脹・疼痛するが、病は歯槽骨まで侵入していないため歯槽骨の腐敗、破壊はみられず、腐骨は形成されない。証は比較的軽いので鑑別材料となる。

【辨証施治】

症状の緩急、病程の長短、邪正偏勝から、２つのタイプに分類される。

１．邪熱熾盛

［主　　証］本病は下顎骨に多くみられる。初期には下顎骨が痛み、次第にひどくなると歯が浮いた感じがして物を噛めなくなり、噛むと激しい痛みを生じる。患側の頬部が発赤、腫脹して灼熱感があり、潰瘍が穿孔して膿が流出すると症状は軽減する。しかし潰瘍面はなかなか癒合せず、口唇には麻木感〔痺れと感覚異常〕を生じる。

全身症状：憎寒壮熱、頭痛、口臭、便秘、舌紅苔黄または黄膩、脈弦数など。

［証候分析］風火邪毒が歯槽深くに入って筋骨を蒸灼するため、下顎骨が激しく痛む。熱邪により骨質が灼かれて破壊し、長引くと化膿する。歯は歯槽骨に付いているため、歯槽骨が腐敗すると歯はぐらぐらして不安定となり、咀嚼力がなくなり、噛むと痛みが

激しくなる。歯槽骨の腐敗が頬部に波及すると、頬部が発赤腫脹して痛み、穿孔を生じて膿液が流出する。病位がやや深いため、邪毒を容易には排出し尽くすことができず難治となる。邪熱が盛んなため全身症状も鮮明で、憎寒壮熱、頭痛、口臭、便秘などを生じ、また舌や脈象にも現れる。

［治　　療］

（1）内治法：祛風散火、清熱解毒。

方剤：清陽散火湯加僵蚕。

荊芥・防風・白芷	昇散風邪。
牛蒡子・白蒺藜・升麻	疏風散熱。
黄芩・石膏・連翹	清熱解毒。
当帰	活血和血。
甘草	諸薬を調和する。

※熱が盛んな場合：黄連解毒湯合仙方活命飲加減。

（2）外治法：

①吹薬法：歯齦の発赤・腫脹・疼痛には、氷硼散を吹薬する。

②敷薬法：頬部の発赤・腫脹には、清涼膏を外敷する。

③切開法：顎や顔面が発赤腫脹して膿液が出ている場合には、切開して排膿し、さらにドレナージする。

2. 気血虧虚

［主　　証］潰瘍面がなかなか治癒せず、稀薄な膿が流れ、腐骨ができて潰瘍面から露出する。

全身症状：微熱があり、頭昏・目眩し、精神が困憊し、食が少ない。舌淡苔白、脈細弱など。

［証候分析］平素から虚弱体質であったり、病が慢性化したりして、

正気が邪に勝てず気血が損傷する。邪毒が滞留して絶えず腐蝕を続けるために、瘡面は難治となる。内に腐骨があるため膿液は稀薄である。歯槽骨が腐敗すると、歯は拠り所がなくなって最後には脱落する。気血不足のため頭がふらふらして、目眩、精神困憊などの症状が現れる。

［治　　療］

（1）内治法：補養気血、托毒外出。

方剤：中和湯。

人参・黄耆・白朮・当帰・白芍・大棗・甘草・川芎	補気補血・培元扶正。
白芷・桔梗	排膿。
川芎・当帰	和血活血。
肉桂・生姜	温中。

※陰寒が太過となり、脈沈細で身体が寒えて四肢が冷え、だるくて隠痛〔ひどい痛みではないが、痛んだり痛くなかったりが長期間続く〕があり、顔色は晄白でつやがなく、精神倦怠感がみられる場合：陽和湯。

熟地・鹿角膠	補血。
麻黄・白芥子・肉桂・炮姜	陰寒の邪を辛温祛散して、温陽散寒・斂瘡する。

（2）外治法：

①敷薬法：陽和解凝膏を外敷して解毒散結、補托排膿、祛除腐骨、斂口止痛する。また真君妙貼散を患部に敷貼する。

②切開法：潰瘍面を切開し、腐骨を刮り、壊死した骨を除去する。

③保存できない歯は抜歯する。

【看護と予防】

(1) 口腔を清潔にする。齲歯や牙癰は初期のうちに徹底的に治療し、本病への進行を予防する。

(2) 焼き物、炒め物、熱毒の食品は少なめにする。

(3) すでに本病に罹患している場合には、早急に徹底した治療を行ない、病が更に悪化することを防がねばならない。

(4) 外力による衝撃を避ける。下顎骨がすでに腐敗していると、少々の外力でも骨折して変形する恐れがある。

【参考資料】

1.『証治準縄』瘍医・巻3：問う「歯齦が腫れて痛み、悪寒発熱がひどく、腐敗・糜爛が治らない。これを疳であるとして治療しても効果がないのはなぜか？」。　曰く「これは骨槽風であり、別名を穿腮毒（せんさい）という。憂・愁・思・慮・驚・恐・悲・傷により引き起こされたものである。初期には耳下や頸項間にうっすらと生じ、皮膚の内に小さな核〔種、硬結〕ができる。次第に胡桃大まで大きくなり、日増しに発赤腫脹して上下、左右に生じると、牙関緊急となって食事ができなくなる。まずガチョウの羽毛で風痰を探吐させ、黄連解毒湯や活命飲に玄参・桔梗・柴胡・黄芩を加えて服用させる。刃物や鍼で切開してはならない」。

2.『医宗金鑑』外科心法要訣：骨槽風、本証は別名を牙叉発（がさはつ）、穿腮発ともいう。手少陽三焦経・足陽明胃経の2経の風火によるものである。耳前に発症し、頬部にまで連なり、筋骨に隠痛があり、時が経過すると腐敗して潰れるが、頬部の内外の筋骨は依然びまん性に腫れて硬く、痛みがあり、牙関拘急する。いずれも邪風が筋骨深くまで侵襲したために生じたものである。これは筋骨陰分の証であるため、初期には腫れが硬くて消失せず、潰れた後には瘡面が癒合しづらく、多くは救うことができない。初期に熱が盛んでない場合には清陽散火湯を内服し、外治療法として清胃散で歯を擦り、真君妙貼散を頬部に外敷する。初期に発表した後、体質が壮健であるために火が盛んになっている場合には、皂刺・大黄・甘草節・白芷・僵蚕でこれを下す。その後大黄を減らし、生石膏を加えてこれを清めるが、寒涼薬が過ぎると凝結してしまう恐れがある。硬く腫れて長引いて治らないもの、消失し尽くすことができないものは化膿する勢いが強いので、中和湯で托法[11]を行なう。すでに潰れていれば癰疽潰瘍門に記載されている治法に準じる。寒涼薬の服用が過ぎたため、肌肉が堅く凝結して腐臭がする場合には、理中湯に、佐として附子を使用しなければ回陽できず、また僵蚕を使わなければ捜風できない。法に従って治療すれば諸証はともに減少する。牙関拘急して口が開かない場合には、頬車穴（耳垂の下５分の陥凹部）の上に生姜片を置き、毎日27壮施灸する。同時に口内の牙尽処〔歯と歯茎との境界〕に刺鍼して出血させると、すぐに閉じていた口が開く。悪寒発熱が退かず、身体が痩せこけ、痰が盛んなために食事ができない場合、また口内が腐爛し、さらに頬部を穿ち歯が脱落する場合は、いずれも逆証である。腐爛の初期の治法は、牙疳の治療と同様であり、ただ人事を尽くすだけである。

---

11 托法：内服薬による瘡瘍治療法の１つ。虚実に基づき、補托法と透托法が行なわれる。

6. 耳鼻咽喉口腔歯科でよく見られる腫瘤

腫瘤[12]とは組織細胞が何らかの原因によって異常増殖したものであり、宿主に対する障害の程度、成長の特徴、細胞の形態から良性と悪性に分類される。

中国医学における腫瘤に対する認識の淵源は遥か遠く遡り、殷代の遺跡で発見された甲骨文に「瘤」の字が記載されている。『霊樞』刺節真邪に「筋が曲がって伸ばすことができなくなり、邪気がその間にあって治療できないでいると、筋溜〔小結節性静脈瘤様腫脹、腫脹性静脈瘤〕を発する」「凝結して日を益すごとにひどくなると……昔瘤〔宿瘤〕となる」と記載されて以降、歴代の医家たちは腫瘤に関して非常に多くの論述をしており、形態、部位の違いによって岩（巖）、瘤、癌、石疽、失栄、乳岩、喉菌、繭唇、癥瘕、痰包などの名称が使用されている。すなわち腫瘤の病因はひとつではなく、年齢、生活習慣、遺伝などと関連性があることを認識していた

[12]腫瘤：日本では、「腫瘤」は「単なる塊」という意味でしか使用されておらず、また「腫瘍」は何らかの原因により「自立的・不可逆的に増殖して宿主に影響を与えるもの」を指し、悪性と良性に区別している。これに対し中国語の「腫瘤」は日本語の「腫瘍」に相当し、良性のものを「瘤」、悪性のものを「癌」としている。本書では「腫瘤」も「腫瘍」の意味で使用する。

のであり、同時に数多くの内外治法と予防法をまとめている。

歴代医家の腫瘤に関する論述を総合すると、癌と瘤に分類することができる。

瘤：『諸病源候論』巻31には「瘤は皮肉の中が忽然と腫れ出し、初めは梅や李の大きさのものが次第に大きくなり、痛くも痒くもなく、また硬結もできず、留まって結び付き散じないことから、これを瘤と呼ぶ。適切な治療をしないと高く大きくなり、なかなか消散させることができなくなるが、命の心配はない」として、瘤の症状、進行具合、性質、危害性について詳しく説明している。これは良性腫瘍に属するものである。

癌：『仁齋直指附遺方論』では「癌とは、高く腫れ上がり、下は根が深く、岩穴のようにごつごつしており、垂れて積み重なる……毒の根は深く蔵(おさ)められ、穿孔して裏まで透る。男は腹部、女は乳に生じることが多く、また項や腕にもできて、人事不省となる」として、癌の形態と危害性について指摘している。これは悪性腫瘍に属するものである。

瘤・癌の病因病理をまとめると、肺・肝・脾の３臓が外来の発症要因による影響を受けて病変を生じ、さらに関連臓腑に波及して気血凝滞・痰濁結聚・火毒困結・痰湿流注などの病理変化を引き起こし、その結果経絡が阻害され、積聚して形成されたものである。

本章では臨床での辨証治療の参考となるよう、瘤と癌に分類して解説する。

1. 耳鼻咽喉口腔歯科でよく見られる瘤症

瘤とは人体への危害が比較的少ない良性腫瘍を指す。一般に限局性に発育し、皮膜は整っていて境界は明瞭であり、発育速度はゆっくりで停止、退化する場合もある。細胞の分化・形態・構成は本来の正常組織に類似しており、転移は起こらない。本章では、よくみられる鼻咽腔血管線維腫、鼻腔血管腫、痰包、口唇粘液嚢胞、喉瘤、耳蕈などについて解説する。

鼻腔血管腫	中医では鼻瘤に属する。
痰包	重舌・蛤蟆腫とも呼び、舌下嚢胞に該当する。
喉瘤	咽頭と喉頭の乳頭状腫瘍およびポリープに該当する。
耳蕈	耳に生じる乳頭状腫瘍または肉芽組織を指す。
口唇粘液嚢胞	中医では唇腫に属する。

これらの病因病理と治療法は基本的に同じであるため、まとめて論述する。

【病因病理】

耳鼻咽喉口腔歯科において瘤症を引き起こす病因は多く、病理変化も異なっているが、以下のようにまとめることができる。

(1) 肝気が鬱結したために疏泄機能が失調し、気機が阻滞して舒暢できなくなる。さらに長期化すると、気滞血瘀となって脈絡を閉塞し、月日とともに累積して次第に腫塊を形成する。肝鬱気滞となると往々にして脾胃を侵犯するが、脾の運化機能が失調すると痰濁が停聚し、気血と痰濁が鬱結して瘤が形成される。『外科正宗』には「肝脾の気逆により経絡が閉塞され、鬱結して堆積すると核ができる」と記載されている。

(2) 肺経が熱を受けて肺陰が耗損し、気機が通じなくなると粛降機能が失調するため、水液が内停して痰濁が内生する。営衛・気血の運行が阻まれると、痰濁が長時間経絡に停滞し、次第に累積して瘤となる。
(3) 食事の不節制や労倦〔主に七情や房事による内傷〕により脾を損傷して脾の運化機能が失調すると、水湿の運化機能が障害され、時間が経つと集まって痰を形成する。痰濁に阻滞された状態で邪熱を外感したり、火熱が内生したりすると、火は痰湿を挟んで経絡を循行して流注し、凝結して塊状となる。

鼻咽腔血管線維腫、鼻腔血管腫、喉瘤、耳蕈の病因の多くは (1)(2) であり、痰包、口唇粘液嚢胞の多くは (3) が病因である。

【診断要点】
(1) 瘤は限局性に増大し、速度は緩慢であり、境界は鮮明で可動性がある。
(2) 潰瘍および疼痛はほとんどみられず、一般に遠位への転移はない。
(3) 血管腫は暗紅色であるのに対し、痰包・嚢胞は淡黄色で軟らかい。
(4) 組織細胞検査により確定診断する。

【辨証施治】
［主　　証］
(1) 鼻咽腔血管線維腫：初期には小さくて明らかな症状はないが、鼻出血する場合がある。瘤が大きくなると鼻閉、耳鳴、耳聾、耳痛、

開口呼吸、嚥下困難を生じ、ひどくなると視覚障害、眼球突出をみる。肝火が上逆すると瘤から出血しやすく、鼻と口腔から突然の大量出血を繰り返す。検査すると咽頭鼻部に深紅色の腫瘤があり、毛細血管に覆われていて、光沢があり硬い。

(2) 鼻腔血管腫：腫瘤が小さければ一側の鼻閉だけだが、大きくなると鼻中隔を圧迫して対側へと屈曲させるため、両側の鼻閉を生じる。鼻衄を繰り返し、腫瘤は紅紫色で柔軟性があり、触れると出血しやすい。鼻汁が出て嗅覚が低下する。

(3) 痰包：舌下が袋のように腫れて、次第に増大する。表面は淡黄色で光沢があり、按えると柔軟で波動感がある。一般に痛みはないが、腫脹がひどくなると腫れぼったい痛みを生じる。舌体の運動障害を生じて会話や食事に影響する。邪熱侵襲が原因のものは淡紅色を呈し、腫脹はやや硬めとなる。腫れは自然に破裂する場合もあり、また尖刃刀で切開してみると、卵白のような黄白色の粘液が流出して一時的に縮小または消失するが、しばらくすると再び腫れてくる。

(4) 唇部粘液嚢胞：口腔粘膜によくみられる嚢胞であり、一般に下唇部に発生することが多い。米粒大から落花生大の大きさで、次第に大きくなると唇部が隆起し、微黄色で軟らかく、透明状を呈する。破裂すると微黄色や白色の液体が流出し、消失した後にまた再発する。再発を繰り返すたびに組織が肥厚し、白色で硬くなる。

(5) 喉瘤：喉瘤は、咽頭部では口峡両側や扁桃に発生することが多く、発症は緩慢である。乳頭状の瘤で、桑の実のような形をしていて、表面は毛細血管に覆われており、やや硬めである。腫瘤が大きくなると閉塞感を生じ、飲食の妨げとなり、咳嗽を生じる。

喉頭部の乳頭状瘤は、単一の場合は声帯に生じる事が多く、多発する場合は声門周囲に生じる事が多い。瘤は淡紅色で、表面は粗く、光沢はなく、また蔕があり、比較的軟らかい。声がかすれ、会話が大変になり、さらに瘤が次第に大きくなると嚥下障害を生じ、呼吸に影響し、呼吸困難となることを主要症状とする。

喉頭ポリープの多くは声帯に生じ、表面は滑らかで光沢があり、半透明な灰白色または淡紅色をしており、蔕がある。嗄声を主要症状とする。

（6）耳蕈：外耳に発症する。大小不揃いで、表面には凹凸があり、ピンク色で硬い。耳内の閉塞感があって痒く、聴力が低下する。耳膿の病歴がある。

各種腫瘤における全身症状は次のように分類できる。

（1）肝気鬱結、気滞血瘀：口苦咽乾、頭暈目眩、胸部が塞がったような不快感、噯気（あいき）、脘腹部の膨満感や痛み、脇痛、耳鳴。舌紅、舌辺の瘀点、苔黄、脈弦数または細数。

（2）肺経受熱、痰湿凝滞：頭痛、疲労感、胸脇部が満ちて苦しい、呼吸が浅く力がない、また咽がいがらっぽく咳嗽する、喀痰。苔白または微黄で膩、脈緩または弦滑。

（3）脾失健運、湿濁流注：頭重、四肢倦怠感、咳嗽、痰は稀薄・白色で多量、食が進まない、脘腹部膨満感、舌体胖、苔白膩。熱邪を兼ねる場合には舌質紅、苔黄膩、小便黄色など。

［証候分析］

気血凝滞や痰湿結聚によって経脈が閉塞され、長期化すると鬱積して結び付き塊状になる。肝気鬱結から肝火上炎となる、または肺陰の損傷によって肺火上爍となると、瘤は紅色となり、表面に毛細血管が現れ、ひどくなると粘膜を損傷して腐敗する。損傷が絡脈に及ぶと衄血を生じる。瘤が増大して咽喉を閉塞すると、不快感を生じて食事の障害となり、さらに気道を閉塞すると呼吸困難となり、声門に影響すると嗄声を生じる。鼻竅が詰まると嗅覚が低下して鼻汁が出る。頏顙（こうそう）が腫瘤によって閉塞すると、肺系の通気機能が障害されるために開口呼吸となる。腫瘤が大きくなり続けて眼球を圧迫すると、眼球突出や視覚障害を生じる。耳竅を閉塞すると聴力が低下し、耳内に痒痛を生じる。痰湿が流注し、積聚して塊を形成したものは、黄色く透明で軟らかく、潰れた後には粘液が流出する。痰湿による流注が続くと発作を繰り返す。病因により肝気鬱結、肺陰耗傷、脾失健運などの全身症状が現れる。

［治　　療］

（1）内治法：

1．肝気鬱結、気滞血瘀

治法：疏肝解鬱、養血瀉火。

方剤：丹梔逍遙散加香附・烏薬。

当帰・白芍・白朮・甘草	養血健脾。
香附・烏薬・柴胡・薄荷・生姜	疏肝解鬱。
丹皮・梔子	清肝火。

また活血・祛瘀・養血薬を選択してもよいが、その場合は行気薬を配合すること。

活血・祛瘀・養血薬	丹皮・川芎・桃仁・沢蘭・劉寄奴・五霊脂・熟地・何首烏・枸杞子・黄精・桑椹子・穿山甲・水蛭。
行気薬	青皮・香附・鬱金・木香。

気血痰濁互結の場合	法半夏・製南星・陳皮・瓜蔞実などを加える。

2．肺経受熱、痰湿凝滞

治法：清熱潤燥、疏肺散結。

方剤：益気清金湯。

貝母・陳皮・桔梗	宣肺祛痰散結。
薄荷・紫蘇・牛蒡子	疏解風邪。
梔子・黄芩	清肺燥。
人参・茯苓・甘草	補益肺気。
脾虚を兼ねる場合	消瘤丸を選択する。
痰涎が増える場合	法半夏・瓜蔞仁・葶藶子などを加える。

3．脾失健運、湿濁流注

治法：健脾燥湿、化痰散結、兼ねて清熱する。

方剤：加味二陳湯加党参。

<table>
<tr><td>党参・茯苓・甘草</td><td>健脾化湿。</td><td rowspan="4">清熱化痰・散結・消除腫瘤の作用がある。</td></tr>
<tr><td>法半夏・陳皮</td><td>行気化痰。凝聚した湿濁を消除する。</td></tr>
<tr><td>薄荷</td><td>清散。</td></tr>
<tr><td>黄連・黄芩</td><td>清熱解毒。</td></tr>
<tr><td>食が進まない場合</td><td colspan="2">神麹・麦芽・穀芽などを配合する。</td></tr>
<tr><td>火熱偏盛で、痰が淡紅色の場合</td><td colspan="2">龍胆草・梔子・車前子・木通を加え、火熱湿邪を清利する。</td></tr>
</table>

（2）外治法：

①麝香散または碧玉散を塗布、または腫瘤上に吹薬して腫瘤の消

散を促進する。耳蕈には鴉胆子油を塗って擦る。

②痰包または唇部嚢胞の場合には穿刺して粘液を排出し、さらに氷硼散を搽(ぬ)る。

③鼻腔血管腫や耳蕈による出血に対する外用薬は、鼻科 2.10「鼻衄（P182）」を参照のこと。

④摘出術を行なう。

【看護と予防】

（1）口腔衛生に注意し、舌・歯齦の損傷や刺激を避ける。

（2）食事を節制し、辛い物・炒め物・焼き物などの過食を避け、タバコや飲酒は制限し、カビの生えたものを食べないようにする。

（3）労働環境を改善し、有害物質が外に漏れないようにし、また個人的にも防護を強化する。

（4）検診を行ない早期発見、早期治療に努める。

2．耳鼻咽喉口腔歯科でよく見られる癌症

癌とは人体に大きな危害を与える悪性腫瘍をいい、発育速度が速く、浸潤性・膨張性に進行し、皮膜を形成せず、境界が不明瞭である。周囲器官に浸潤し、細胞の分化程度は低いまたは未分化であり、常に壊死して潰瘍ができ、遠位に転移する。末期には元気を消耗し尽くして死亡する。

耳鼻咽喉口腔歯科における癌は30～50歳頃に多発し、治療は比較的困難である。早期発見、早期治療により良好な治療効果を挙げ

ることが可能ではあるが、症状が現れるのは中後期であるため受診時には手遅れの場合が多い。

本節ではよくみられる鼻咽頭癌、舌岩（舌菌）、上顎洞癌などについて解説する。鼻咽頭癌は頏顙（こうそう）癌とも呼び、失栄（しつえい）〔頸部リンパ節の転移性または原発性悪性腫瘍に悪液質が現れたもの〕の範疇に属する。咽喉菌とは咽頭部と喉頭部の癌をいう。舌岩とは舌癌のことである。

【病因病理】

癌を引き起こす病因は複雑で、情志不遂〔望みがとげられない〕、邪毒外犯、飲食による損傷、不適切な嗜好、老化による気虚などがあり、これらの原因により肝・脾・腎などの臓腑に病理変化を生じて発症に至る。ここでは以下のようにまとめて論述する。

（1）情志不遂、悲・怒・憂・思により肝脾が損傷する。肝が損傷すると肝気が鬱結し、疏泄機能が失調して気機が宣発できなくなるが、肝は血を蔵（おさ）めているため、肝気が失調すると気血が滞留する。脾が損傷すると運化機能が失調し、水湿の内停により痰濁が内生して脈絡を阻滞する。それが長引くと気血が凝聚し、痰濁が困結し、堆積して鬱結すると腫塊を形成する。鬱が長期化して火に変化し、火毒が結聚すると粘膜の脈絡を灼くため、腫塊が破潰して腐爛する。肝気が鬱結して脾の運化作用が異常となったり、湿が脾に内停したりすると、気機が宣発されなくなって肝の疏泄機能が失調する。その結果、肝脾の機能が失調し、気・血・痰濁が入り混じって結び付き、塊状となる。

（2）生体の臓腑機能失調または老化が原因で、元気が虚弱となって腎精が虧損する。そこで邪毒に侵犯されると、正気がすでに不足しているため正気は邪に勝てず、邪気がそこに居座ることになり、次第に積聚して癌腫が形成される。『景岳全書』では「少年にはこの症は少ない。中年で衰え耗傷するものに多い」と述べている。
(3) 飲食による内傷、長期間にわたる辛い物、炒め物、焼き物などの過食、カビが生えている物、腐敗して有毒な物などを食べていると、脾胃が損傷して熱毒が蘊積し、頏顙・咽喉・口腔に上昇し、結聚して発症する。

癌症は各種要因によって引き起こされる。生体の臓腑機能が失調した状態、例えば平素から肝・脾・腎が虚して元気不足となっている場合に、生体の内外から各種要因の影響を受けて病理的な変化を生じ、気血凝滞または痰濁結聚が引き起こされると、経絡が阻まれて気血痰濁が積聚することにより形成される。また痞塞が長引くと積聚が壅結し、それが火や熱へと変化し、火毒が内を困窮することによって形成される。癌の末期では陰を損傷し、気を耗損し、気血が次第に衰えていくため、痩せ衰え、樹木が栄華を失ったかのように四肢は弱く皮膚は焦げたようになり、最後には元気が尽きて死亡する。

【診断要点】
(1) 癌は周囲組織に浸潤し、発育が速く、表面は粗く凹凸があり、境界は不明瞭で、周囲組織と癒着して固定される。
(2) 潰爛して腐敗物があり、臭味ある滲出液が出て、疼痛は次第にひどくなる。
(3) 常に遠位に転移し、頸部には往々にして癌の転移塊を触れる。
(4) 生体の元気を消耗するため、患者は羸痩して弱々しくなる。

（5）組織検査により確定診断できる。

【辨証施治】

［主　　証］

（1）鼻咽腔癌：鼻咽腔癌とは鼻咽腔部に生じた悪性腫瘍をいい、初期症状は不鮮明であり、症状が現れた時にはすでに転移している場合が多い。頸部に転移することが多く、硬く岩石のような腫核〔硬結〕が現れ、患者はやせこけて、気血は虧損する。失榮（しつえい）や石上疽（せきじょうそ）などの症状と類似していることから、失榮や石上疽の範疇にも属する。『外科正宗』巻4に「失榮とは、……多くは肩より以上に生じる。初期には微かに腫れ、皮膚の色に変化はないが、日増しに大きくなり、石のように堅硬で、推しても按（おさ）えても移動しない。半年から1年経つと、陰痛〔隠痛：軽度の痛みが起こったり起こらなかったりしながら長期間続く〕を生じ、気血が次第に衰えるために痩せこけ、爛れて紫斑を生じ、血が滲出する。また腫れは蓮のように広がり、昼夜止むことなく穢気（わいき）が熏蒸する。以前からあった疙瘩（ぎつとう）〔できもの、腫れ物〕が時間が経つにつれて大きくなり、潰れる度に堅くなる。この病はいずれも不治である」と述べられているが、これらの論述は鼻咽腔癌頸部リンパ節転移に類似するものである。

鼻咽腔癌の初期症状には次のようなものがある

①鼻閉：初期症状のひとつで、癌により鼻竅が閉塞されることによる。

②鼻衄：初期の出血量は少量で、鼻汁に糸状の血が混じる。症状が変化して脈絡が潰れると大出血を引き起こす。

③耳鳴、聴力低下：腫瘍が絡脈を閉塞すると清竅が蒙閉されるため、一側の耳に低音で大きな耳鳴を生じ、耳が腫れぼったくなり、

閉塞感を生じて聴力が低下する。

④頭痛：常に単側に生じ、一定部位に持続性の頭痛がある。頭蓋底骨や脳神経が侵犯されると頭痛はさらに激しくなる。『霊樞』厥病には「真頭痛では激烈な痛みがあり、もし脳全体が痛み、手足が冷えて関節にまで至るようであれば、不治の死証である」と描写されている。

⑤頸項部の悪核[13]：この種の悪核は上石疽〔頸部リンパ節腫で癌性転移に類似。石上疽〕、単瘰癧（たんるいれき）、石癭（せきろう）などと呼ばれ、悪核の大きさや数は一定でなく、拡大、融合して塊状になると、次第に堅くなっていき、最後には「石のように堅い」、「堅牢となり根がある」、「皮核相親〔皮膚と中心部が密着している〕」、「推しても移動しない」、「按えても動かない」ようになることが特徴である。

癌が進行すると、頸部以外にも肺・肝・骨髄などの遠位に転移する。脈絡を侵犯すると脈絡が閉塞されるため、目を見開いたまま動かさない、口眼喎斜（こうがんかしゃ）、眼瞼下垂、顔面のしびれや麻痺、舌が強ばって発声障害や嚥下困難を生じる、筋脈の拘急弛緩、食事をするとむせるなどの症状が現れ、また障害された脳神経に応じた脳神経症状が出現する。

鼻咽腔内視鏡検査により腫瘍が認められ、腫瘍は鼻咽腔頂壁、咽頭鼻部後壁、陰窩に好発し、菜の花状、結節状、潰瘍状を呈する。また粘膜下に浸潤して成長する腫瘍もあるため、粘膜の表面に光沢がある場合には注意して検査する必要がある（絵17）。

13悪核：核〔種〕のような硬結が肉中にでき、豆・梅・杏のようであり、推すと動き、局所が痛み、発熱・悪寒する病証。

臨床では４ステージに分類される。

Ⅰ期：腫瘍は鼻咽腔の１箇所に限局される。

Ⅱ期：腫瘍が鼻咽腔の２箇所に拡大する。または単側あるいは両側のリンパ結節が腫大し、可動性があり、大きさは３×３cm以内である。

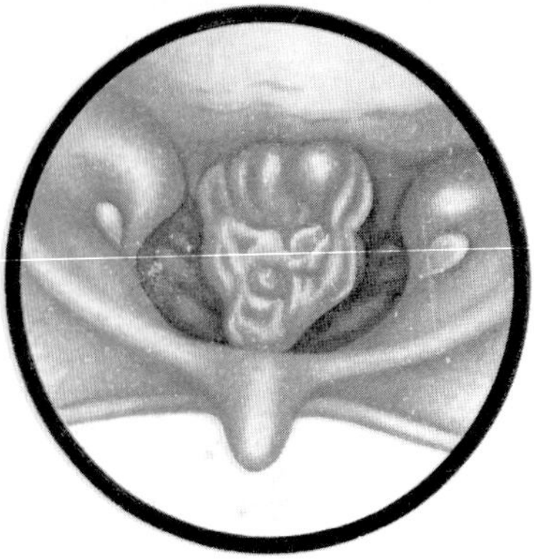

絵17
鼻咽腔癌

Ⅲ期：腫瘍が鼻咽腔外を侵犯し、①近隣の軟部組織と副鼻腔に及ぶ。②頭蓋底の骨質を破壊してⅠ・Ⅱ・Ⅲ・Ⅳ・Ⅴ・Ⅵ脳神経を侵犯する。または単側あるいは両側のリンパ結節が腫大し、固定性で、大きさは８×８cm以内である。

Ⅳ期：腫瘍が鼻咽腔を越えて近隣組織を侵犯し、同時に頭蓋底の骨質を破壊し、脳神経を損傷する。またはリンパ結節の腫脹が８×8cm以上になったり、鎖骨上窩リンパ結節に転移したりする。または遠位に転移する。

（2）咽喉菌：本病は咽喉頭部の気血痰濁が凝結して形成されたものである。塊状に隆起して凹凸があり、浮萍（ふひょう）やキノコのような外観をしていることから名付けられた。咽頭部に発生するものを総称して咽菌と呼び、喉頭部に生じるものを喉菌と総称する。すなわち咽頭癌・喉頭癌のことである。

①咽菌：咽のいかなる部位にも発生するが、軟口蓋と扁桃に生じることが多く、前者は軟口蓋癌、後者は喉核癌（扁桃腺癌）と呼ぶ。

初期には不快感しかないため気づかない場合が多い。腫瘤が次第に大きくなると嚥下障害を生じ、閉塞感があり、咽痛、耳痛、開口障害を生じて舌を伸ばすことができない、痰に糸状の出血をみるなどの症状があらわれる。重症になると呼吸困難を生じる。軟口蓋癌の場合には、飲食時に食物が鼻腔に入りやすくなり、癌腫が外に広がると同側の口峡・舌根・歯齦、さらに軟口蓋全体に波及する。検査すると腫瘍は菜の花やキノコ状に隆起し、表面には毛細血管が分布する。長引くと潰爛し、時に臭いのある液が流出する。顎下や下顎角に悪核ができ、堅くなるが痛みはない。

②喉菌：喉頭部に発生する喉頭癌と、咽喉頭部の咽喉癌を含む。喉菌の多くは声門、特に声帯に多発し、咽喉菌は喉頭蓋の両側に生じることが多い。喉菌の初期には、同時に嗄声を生じ、程度は軽かったり重かったりと様々である。長期化すると腫瘍は次第に大きくなって完全に失声し、さらにひどくなると気道が閉塞されて呼吸困難となり、窒息に至る。腫瘍が壊死して爛れると、分泌物の増加により刺激されて咳嗽が起こり、痰に血が混じる。咽喉菌の場合には嗄声が現れるのはやや遅く、しかも異物感を生じる。嚥下痛は早くからあり、頸部には悪核がみられる。間接喉頭鏡検査により喉部に凹凸のある腫瘍がみられ、菜の花状であったり、潰爛していたりする（絵18）。

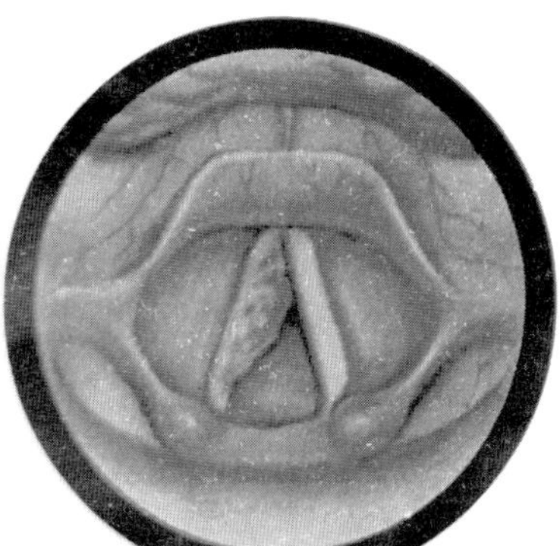

絵18
喉頭癌

(3) 舌岩（舌菌）：『外科真詮』には「舌岩は舌根が腐爛して岩のようになる、これは心火上炎によるものである……最悪の症であり、治療や養生するのは難しい」とあり、また『尤氏喉科秘書』舌菌には「気鬱により生じたもので、キクラゲやキノコのようなものが舌上に生じる」と記載されている。ここで描写されている舌岩・舌菌は、現代医学の舌癌に属するものである。

初期には舌の表面が肥厚し、斑状・塊状となって潰瘍を形成するが、他の症状がみられないため治療が遅れる場合が多い。進行すると乳頭状、キクラゲ状、キノコ状となり、表面は常に潰れており、境界は不鮮明で、潰瘍の中央は陥凹して辺縁は隆起する。腫瘍は次第に大きくなり、舌根と口底、さらに軟口蓋を侵犯する。この時点になると舌を伸ばしづらくなり、言語障害や嚥下困難を生じ、腥臭のある涎が流れ、両側の頸部や下顎部には常に悪核をみるようになる。

（4）上顎洞癌：『医宗金鑑』外科心法要訣には「鼻淵により濁涕が鼻中から流れ、久しく血が淋り、穢臭や腥臭がする」とあり、『瘍科心得集』には「鼻淵は、鼻から黄色や白色の濁涕が出て止まらず、膿状の血が混じることがある。長引いて治らないものを脳漏と呼ぶ。これは風熱が脳を爍かしたために、液が下って滲み出たものである」と記載されている。ここで描写されている鼻淵・脳漏とは、鼻腔炎以外に上顎洞の悪性腫瘍を含むものである。

上顎洞癌の初期症状は一般に不鮮明であり、その後局部に痛みが現れるようになる。患側の鼻道からは、臭いがあり血が混じった膿が出て、頭痛を生じる。鼻腔内に進行していくと鼻閉を生じて嗅覚が消失し、鼻腔内に腫瘍を生じる。前面へ進行すると頬部が腫れて痛む。下方へ進行すると、歯が痛み、歯齦が腫脹し、硬口蓋に穿孔を生じることもある。上方へ進行すると眼窩を破壊して眼球が突出し、眼球の運動障害と視力障害を生じる。さらに上って頭脳を侵犯すると、頭痛が悪化して脈絡痹阻の証が現れる。X線では骨質破壊が示される。

上述した癌腫は、その病理変化と全身症状に基づき３タイプに辨証することができる。

（1）痰濁結聚：咳嗽して痰があり、胸苦しく、体が重くて倦怠感がある。頭重・頭痛、心悸、悪心、食が進まない、大便溏。舌質淡暗または淡紅、舌体胖または歯痕がある、舌苔白または黄膩、脈弦滑または細滑。

（2）気血凝結：耳内が腫れぼったくて閉塞感があり、頭痛がして、煩熱を自覚する。胸脇部に脹痛があり、呼吸が荒くなり、便秘する。舌質紅または紫斑がある、苔白または黄、脈細・渋・弦・緩。

（3）火毒困結：ひどい頭痛があり、心煩して眠れず、咳嗽して濃い痰が出る。頬部は紅潮し、口臭があり、口が乾いて苦い。耳鳴・耳聾がして、小便は赤く少量。舌質紅または紅絳、脈弦滑数または渋。

癌患者は末期になると体がやせこけ、顔貌は憔悴し、気血が衰え敗れ、元気がほとんど尽きかけた状態となる。血脈が破裂すると出血が止まらなくなり、腫瘍が気道を閉塞すると呼吸困難となり、さらに窒息して死亡に至る。

［証候分析］

気血凝聚、痰濁結聚によって脈絡が瘀阻され、長期化するとそれが蓄積して結びつき癌となる。鬱が長引くと火に変化して火毒内困となり、火と気血が停滞して集まると癌腫が破潰して腐爛する。火毒が筋肉や脈絡を灼傷すると、肉が腐敗して脈が損傷するために、出血して臭いのある液が出る。癌腫は経脈を循行して遠位部を侵犯するが、これらの脈絡の多くは頸部を通過しているため、まず頸部に悪核を生じる場合が多い。気・血・痰・濁による瘀〔鬱滞〕が経絡を塞いで経絡が通じなくなると、「不通則痛〔通じないために痛む〕」となって痛みを生じる。火毒灼損に属する場合には、経脈が塞がれると疼痛は激しくなり、上って頭脳を侵犯すると激しい頭痛を生じる。癌腫が声門にできると発声に影響して嗄声となる。癌腫が大きくなって耳竅を蒙閉すると耳鳴がして聴力が低下し、鼻竅を塞ぐと鼻閉となる。気道を塞ぐと呼吸困難となり、窒息に至る。咽を塞ぐと何かが詰まっているような感じがして、嚥下困難を生じる。運動障害や視力低下は脈絡痹阻の証である。

［治　　療］

（1）痰濁結聚：祛痰濁、散結聚、和脾胃。

方剤：清気化痰丸に鶏内金・党参・山慈姑などを加える。

半夏・胆南星・瓜蔞仁・杏仁・陳皮	行気・化滞・祛痰濁。
枳実・山慈姑	消散結聚。
鶏内金・党参・茯苓・黄芩	和脾胃。
痰が多く、頸部に巨大な腫塊がある場合	四生散を配合して攻堅逐痰する。

（2）気血凝結：行気活血、軟堅散結、和肝養陰。

方剤：丹梔逍遙散に三棱・莪朮・穿山甲・昆布・牡蛎などを加える。

三棱・莪朮・牡蛎・昆布・穿山甲	攻堅散結。
当帰・白芍	和肝活血。
丹皮・梔子	涼血行瘀により、柴胡・薄荷の疏肝解鬱を補助する。

党参・茯苓・白朮・甘草	健脾・行気・滲湿。

症状により水蛭・虻虫・土鼈・桃仁・三棱・莪朮などを加え、破血逐瘀、攻堅消結を補助する。

(3) 火毒困結：瀉火解毒、疏肝健脾。

方剤：柴胡清肝湯に白朮・沙参・白茅根・鶏内金などを加える。

柴胡・当帰・川芎・白芍・生地	疏肝養血。
黄芩・梔子	瀉火清熱。
白朮・鶏内金・甘草	健脾・燥湿・消積。
花粉・沙参・茅根・連翹	清熱・養陰・涼血。
防風・牛蒡子	清散邪熱を助ける。
火毒盛極の場合	山豆根・青黛・苦地胆などを配合して、苦泄熱毒する。

※気血衰敗、陰血虧損の場合：帰脾湯加減を使用する。

津液耗損がみられる場合	天花粉・芦根・雪梨乾・沙参・麦門冬を加えて、養陰・益気・生津する。
脾虚が主の場合	四君子湯加減を併用して、健脾補気する。
腎陽不足の証がみられる場合	附桂八味丸により、温補腎陽する。
疼痛が激しい場合	露蜂房・三七・沈香・五霊脂・木香・蔓荊子・藁本などを配合する。または１％氷片アルコールを疼痛部位に塗布して、局部の疼痛を軽減する。

治療過程においては攻補兼施を原則とし、また先攻後補、以毒攻毒、活血祛瘀、苦泄熱毒など、いずれも症状に応じて臨機応変に行なう。本病は邪実証に属し、往々にして気血が消耗し尽くして死亡

するため、健脾培元、補養気血に重点を置いて扶正祛邪の目的を達成する。

現在腫瘍治療に使用されている中薬は、効能面から次のようにまとめることができる。

瀉火解毒：白花蛇舌草、石上柏、山豆根、七葉一枝花、蛇泡竻、老鼠竻、山海螺、虎杖、青黛、了哥王、半枝蓮。

祛痰散結：生南星、生川烏、生草烏、生半夏、猫爪草、海藻、硇砂、浙貝母、山慈姑。

活血散結：虻虫、三七末、土鼈、三棱、莪朮、葵樹子、白花丹、水蛭。

鎮痙止痛：蜈蚣、全虫、露蜂房、僵蚕、守宮、蜣螂虫。

【看護と予防】

(1) 精神状態を平常に保ち、気分をリラックスさせ、憂鬱や思慮など過度の精神刺激を避ける。

(2) 飲食物の衛生に注意し、辛い物、炒め物、焼き物などの過食を避け、喫煙や飲酒を制限し、カビの生えたものや有毒な食品は食べさせない。

(3) 環境衛生に注意し、有毒物質や発癌性物質が外に漏れないようにし、個人的にも防護を強化する。

(4) 病気があれば早期に治療するよう心がけ、時間が経過することによって癌化しないよう注意する。癌検診を行ない、早期発見、早期治療に努める。

7. 附 篇

1. 耳鼻咽喉口腔歯科の検査法

耳鼻咽喉口腔歯科の検査では、専用の検査機器と人工照明が必要となる。一般に検者は被検者と対座し（乳幼児の場合には、父母や看護師が抱きかかえて固定する）、光源（60 ～ 100W 電燈）を被検者の右側、耳よりやや高めの位置に設置する。検者は額帯鏡を装着し、鏡の中心の穴が一方の眼前にくるようにセットし、光線が額帯鏡上に投射されるように額帯鏡を動かして検査部位に焦点を合わせる。（図 4）

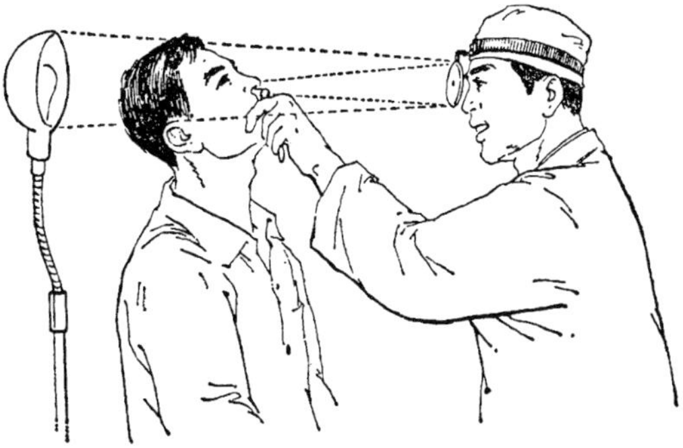

図4　光源のセット法

1.1　耳の検査法

1．外耳の検査

耳介の発赤腫脹、裂傷、滲出液、変形、先天性耳前瘻孔などの有無に注意する。耳介を牽引したり、耳珠を圧迫したりして疼痛があれば、外耳道炎や外耳道癤腫などの徴候である。乳様突起部やその周囲組織を触診し、浮腫、圧痛、リンパ結節の腫大などを検査する。

2．耳鏡による検査法

主に外耳道と鼓膜を検査する。被検者を検査椅子に座らせ、顔を一側に向けさせる。検者は額帯鏡で光線を外耳道口に反射させ、適切な大きさの耳鏡を選んで外耳道口にセットする。被検者が成人の場合には耳介上部を後方に牽引し、また児童の場合には耳介下部を後下方へと牽引すれば、外耳道が真っ直ぐになって観察しやすくなる。外耳道腔の大きさ、皮膚の色つやに注意する。腫塊がある場合には探針で硬度、疼痛の有無を確認する。耵聹、分泌物、異物などがある場合には除去する。

鼓膜の検査には臨床上重要な意義がある。鼓膜全体、特に鼓膜弛緩部は注意して観察する。検査時には次の事項に留意する。

①鼓膜の色：正常な鼓膜は灰白色で光沢があり、周辺部位はやや白く、鼓膜の前下方には反射による光錐がみられる。鼓室に急性または慢性の炎症がある場合には、鼓膜の正常な光沢や光錐が消失し、同時に充血・肥厚、石灰質の沈着、穿孔、瘢痕などの病変がみられる。

②鼓膜の位置：鼓室内に病変があると、鼓膜の位置が変化して正常な形態が消失する。鼓室に急性炎症がある場合には鼓膜が充血

し、つち骨柄、つち骨短突起および前後のひだが不鮮明となる。鼓室内に液が貯留すると、鼓膜は外方凸となる。耳管が塞がって鼓室内の気圧が下がると、つち骨柄は後方に移動して横位となるが、つち骨短突起と前後のひだはさらに鮮明となり、光錐は不完全となる。

③鼓膜穿孔：穿孔の位置、大きさ、穿孔の病理変化に注意する（図5）。外傷性穿孔の場合には、鼓膜が裂けて鋭角で不規則となる。鼓膜中央部に小穿孔がみられ、同時に拍動現象があれば、急性化膿性中耳炎、排液不全を示す。慢性膿耳患者で鼓膜中央部に小穿孔がみられる場合は、症状が軽いことを示す。鼓膜中央部の大穿孔、または鼓膜の大部分が消失して穿孔内に膿液、肉芽組織およ

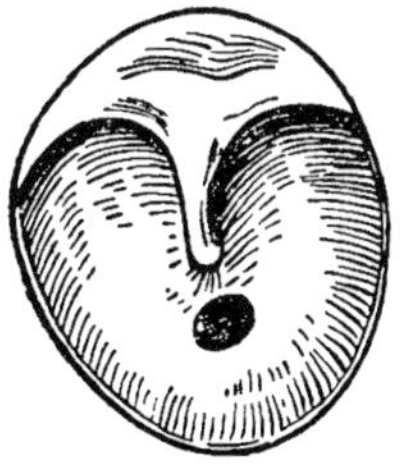
(1) 鼓膜中央性穿孔

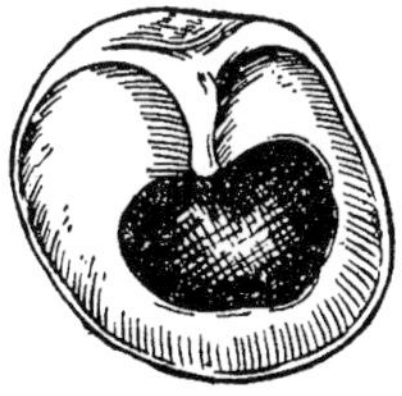
(2) 鼓膜大穿孔

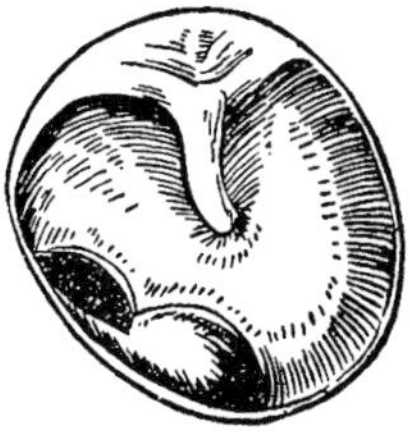
(3) 鼓膜辺縁性穿孔

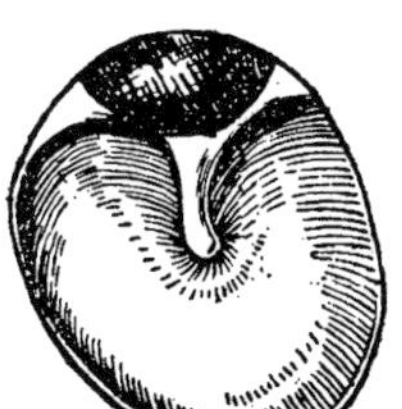
(4) 鼓膜弛緩部穿孔

図5　鼓膜穿孔部位

び腐爛した耳小骨などがみられる場合には、鼓室に重度の慢性病変があることを示す。鼓膜辺縁の穿孔、特に鼓膜弛緩部に穿孔を生じ、内部が化膿して臭気があり、真珠腫がみられる場合は、鼓室上陥凹に重い病変があることを示す。

電気耳鏡（懐中電灯に拡大鏡をセットした耳鏡）を使用すると、病変を詳細に観察することができる。

ジーグル氏通気耳鏡により、鼓膜の可動性を測定する。耳鏡の両端には大きさの異なる耳鏡を接続でき、一端を拡大鏡で密閉し、耳鏡横の小管に送気球を連結する。額帯鏡で反射させて拡大鏡により鼓膜を観察する。送気球を圧迫すると鼓膜は内側に移動し、緩めると外側に移動するが、鼓膜が癒着していれば送気球を圧迫しても移動しない。これにより瘻孔試験を行なう。

3．耳管通気法

耳管を通じて鼓室に空気圧をかけることにより、耳管が通暢しているかを検査する。また耳管が通じていることを利用して、鼓膜の細小な穿孔の有無を検査することができ、同時に鼓室の気圧を調節して鼓室の貯留液を排出し、耳小骨の癒着を防止することができる。操作方法は附篇2.2「耳管カテーテル通気法（P381）」を参照。

4．X線検査法

側頭骨のX線像は耳疾患診断および治療法を決定する際の補助となる。急性乳様突起炎では、含気蜂巣の混濁や膿腔の形成が示されることが多い。慢性中耳炎や乳様突起炎で真珠腫を併発している場合には、辺縁が整った孔洞が示される。最も識別しやすいのは真珠腫のない慢性中耳炎と乳様突起炎の場合であり、X線で海綿状または硬化した乳様突起像が現われ、骨質の破壊が示唆される。

5．聴力検査

聴力が正常であるか、また聴力障害の程度と性質を測定する。聴力検査は耳疾患の診断、治療を行なう上で極めて重要であり、静かで騒音のない環境で行なう。常用されている検査法には次のようなものがある。

(1) 言語聴力検査法：言語に対する聴力を測定し、聴覚低下の程度を推測する。被検者は閉眼して側臥位になり、検査側の耳を検者へと向け、もう一方の耳孔を手指で塞ぐ。検者は耳から6m離れて言葉を発する。内容は広州、北京、国旗、戦士、仕事、学習など一般によく知られた単語とする。被検者には言葉を反復するよう伝え、聞こえない場合には距離を短くして聞こえるまで検査を行なう。一般に健常者では6mの距離で言葉を聞くことができる。被検者が3mの距離で聞くことができた場合には、聴力を3/6と記入する。同様にもう一側の聴力も測定する。

(2) 紙試験：簡便な方法であり、おおよその聴力低下の程度を推測できる。被検者は閉眼して静坐し、手指で一側の耳孔をしっかりと塞ぐ。検者は被験者の後ろに立ち、紙を遠位から徐々に試験側の耳へと近づけ、紙の音が確実に聞こえるまで接近させる。このようにして数回試験を行ない、紙の音が聞こえた距離を記入する。聴覚が正常であれば約100cm離れた音を聞くことができるので、被験者の距離が60cmの場合には60/100と記入する。同様にもう一側の聴力も測定する。

(3) 音叉試験：聴力低下の性質を確定する主要な方法である。256Hz、または512Hzの音叉が常用される。

①リンネ試験（気導・骨導比較法）：気導時間と骨導時間を比較することにより、耳聾〔難聴〕のタイプを区別する。

〈試験方法〉音叉を振動させ、検査側の外耳孔から4～5cmの距離まで接近させて気導時間を検査する。被験者が音を聴くことが出来なければ、すぐに音叉柄を乳様突起部の鼓室洞部に接触させて骨導時間を検査する。この時被験者が音を聴くことが出来たら、骨伝導は気導より強いので、リンネ試験陰性（－）とする。再び音叉を振動させて骨伝導を検査し、被験者が音を聞くことができなくなったら、ただちに音叉を離して気導を検査する。この時被験者が音を聴くことができれば、気導は骨導より強いので、リンネ試験陽性（＋）とする。聴力が正常であれば気導は骨導の1～2倍であり、伝導性難聴の場合には骨導が気導より強くなる。感音性難聴の場合には気導は骨導より強くなるが、気導時間・骨導時間はいずれも正常な場合より短くなる。

②ウエーバー試験（両側骨導比較法）：両耳の骨伝導時間から耳聾のタイプを判別するテストである。振動させた音叉柄を被験者の頭蓋の中央に置き、被験者にどちら側に音が聞こえるかを尋ねる。正常であれば、両側の耳に音叉の音を等しく聞くことができる。伝導性難聴の場合には音が患側に偏る、または患側が強く聞こえる。感音性難聴の場合には音は健側に偏る、または健側に聞こえる。

③シュワーバッハ試験（骨導鋭力検査法）：被験者と健常者との骨導時間の違いから耳聾のタイプを区別するテストである。振動させた音叉柄を被検者の乳様突起の鼓洞部に置き、音が聞こえなくなったら、ただちに検者の鼓洞部に移動させる（検者の聴力は必ず正常であること）。この時検者が音を聴くことができたならば、

被検者の骨伝導時間は正常より短縮しており、逆の場合は延長している。聴力が正常であれば、被検者と検者の骨伝導時間は同じである。伝導性難聴では骨伝導時間は延長し、感音性難聴では骨伝導時間は短縮する（図6）。

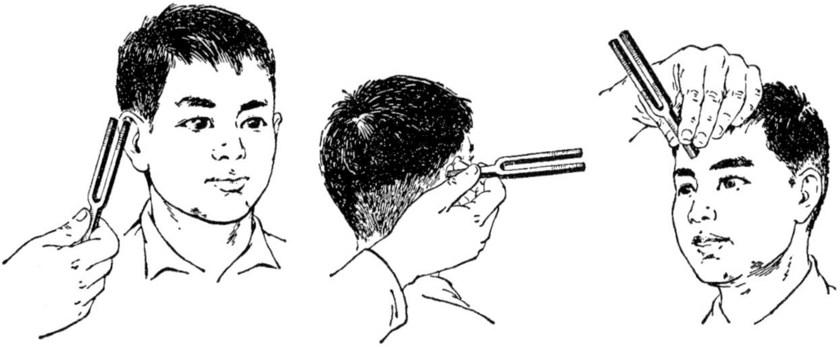

(1) 気導検査法　(2) 骨導検査法　(3) 正中骨導比較法

図6　音叉試験

④高低音限度試験：健常者の可聴域はおよそ、低音16Hz・高音20KHzである。被検者の高音と低音の限界値を測定して難聴のタイプを区別する。簡単な方法としては、64Hzの音叉を使用して被検者と検者の気導時間を比較し、可聴域下限とする。被検者の気導時間が短縮していれば低音限度は上昇する。また2048Hzの音叉を使用して被検者と検者の気導時間を測定し、高音限度とする。被験者の気導時間が短縮していれば高音限度が低下する。

これらの各種音叉試験により難聴のタイプを分類する。

音叉試験	正常	伝導性難聴	感音性難聴	混合性難聴
リンネ試験	正常（+）	陰性（−）	陽性（+）	（+）（−）（±）
ウエーバー試験	両耳とも同じ	患側に偏向する、または患側が強い	健側またはやや健側に偏向する	不定
シュワーバッハ試験	正常	増長	短縮	短縮
低音限度	正常	高くなる	正常またはやや高い	高くなる
高音限度	正常	正常またはやや低下	低下する	低下する

（4）オージオメーター検査：現在最も正確とされる検査法であり、聴力低下の種類は確定できないが、純音聴力を検査することができる。オージオメーターから異なる周波数の音を発生させ、同時に音の強弱をコントロールする。各周波数の正常聴力はいずれも0を基準として、患者の聴力欠損をデシベル（dB）で表示し、検査結果から気導聴力と骨導聴力を記録したオージオグラムを作成する。聴力が正常であれば、気導聴力と骨導聴力はいずれも0となる。伝導性難聴の場合、気導聴力の低音損失は高音と比べて顕著で、骨導聴力は正常または正常に近い。感音性難聴の場合、気導聴力の高音損失は低音と比べて顕著で、骨導聴力の損失は気導聴力の損失と等しい、または顕著である。混合性難聴では、気導聴力の低音と高音の損失は同レベルまたは高音の方がひどく、骨導聴力の低下は気導聴力の低下より軽度である。

6．前庭機能検査

前庭機能とは、主に前庭器官による平衡機能を指す。機能が障害されている場合、前庭に刺激を受けると眼振、眩暈、転倒などの症状が現れるが、これを前庭症状という。また前庭の病変によって同様の症状が出現するものを自発性前庭症状といい、自発性前庭症状の出現は前庭部の病変を示唆している。人為的方法により前庭を刺激して前庭症状を誘発させるものを前庭機能検査といい、前庭機能を確認して診断の補助とすることができる。以下に分けて解説する。

（1）自発性前庭症状検査

①自発眼振検査

〈視標追跡検査〉患者の頭部を固定して、約50cm離した検者の手指を両目で注視させ、検者が上下左右に移動させた手指を目で追わせる。移動範囲は中心から約45 ～ 50°とする。眼球が過度の斜視状態になると生理的な眼球振顫を生じるので、眼振を生じたら眼振の種類、方向、振幅、程度の軽重、振顫の周期や時間などを観察する。眼振は急速相と緩徐相に分けられる。眼振緩徐相は迷路が刺激されて生じるもので、内リンパの流動方向と一致する。眼振急速相は、皮質下中枢が眼球を反対方向に調節しようとする現象であり、内リンパの流動方向とは逆方向となる。臨床では眼振急速相がよく観察されるので、それによって眼振の方向と定義する。

眼振の程度は３段階に分類される。

第１級：患者が眼振急速相の方向を凝視すると眼振が始まるもの。

第２級：患者が前方を注視すると眼振を生じるもの。

第３級：患者が眼球をどの方向に動かしても眼振を生じるもの。

眼振は３タイプに分類され、それによって眼振の発症原因を特定することができる。

(a) 迷路性眼振：眼振は水平性または回転性であり、急速相と緩徐相がみられる。病変が軽度であれば眼振は患側を向くことが多く、重度になると健側を向く場合が多い。同時に眩暈を生じ、眩暈の軽重と眼振の程度は一致し、悪心と嘔吐を伴う場合がある。②ロンベルグ検査や③偏倚検査では、眼振緩徐相の方向へと偏る。眼振時間は数日または数週間と短い。

(b) 中枢性眼振：重度の眼振であり、振顫方向は側方注視、垂直性、回転性、傾斜性など一定でない。この眼振は中枢神経系統の疾患によるものであり、数年間または数ヶ月間続き、中枢神経系の症状を随伴する。眼球振顫の強度は、悪心、嘔吐、ロンベルグ検査、偏倚検査と無関係である。

(c) 眼疾患性眼振：各方向に眼球が非常に速く振顫することを特徴とし、眼疾患により引き起こされる。眼振は数年間続き、常に頭暈を伴い、目を閉じたり凝視を止めたりすると、頭暈は消失または軽減する。

②ロンベルグ検査：患者を閉眼させ、転倒しないよう注意しながら両足を揃えて直立させる。前庭病変によって転倒を生じる場合には、転倒方向と振顫緩徐相とが一致する。

③偏倚検査：健常者であれば眼を閉じても身体の部位の位置を察し、方向を区別することができる。視覚による補助をなくすと、前庭病変または検査刺激により位置を定められなくなることを偏倚と呼ぶ。この現象を利用して前庭機能を検査するものを偏倚検査という。〔上肢偏倚検査と下肢偏倚検査がある〕

検査方法〔指示検査〕：検者は患者の対面に座り、患者に一方の示指を伸ばしたまま上肢を真上に挙げさせ、その後水平位置まで戻させて、その位置にある検者の手指を示指で触れさせる。まず眼による注視下において行ない、次に閉眼状態で検査する。患者の上肢の動作が一側に偏るようであれば、偏倚徴候陽性とする。前庭刺激により眩暈症状を起こして偏倚を生じると、患者には周囲の物が離開していくような感覚があり、偏差を補いながら検者の手指に触れようとするため、患者の上肢は一側方向に偏ることとなる。

(2) 前庭機能検査法

①温度眼振検査：30℃と44℃の水を用意し、外耳道から直接鼓膜へ注入し、被検者の眼振の振幅、周期、方向、時間を観察する。外側半規管における前庭機能状態を検査する（図7）。

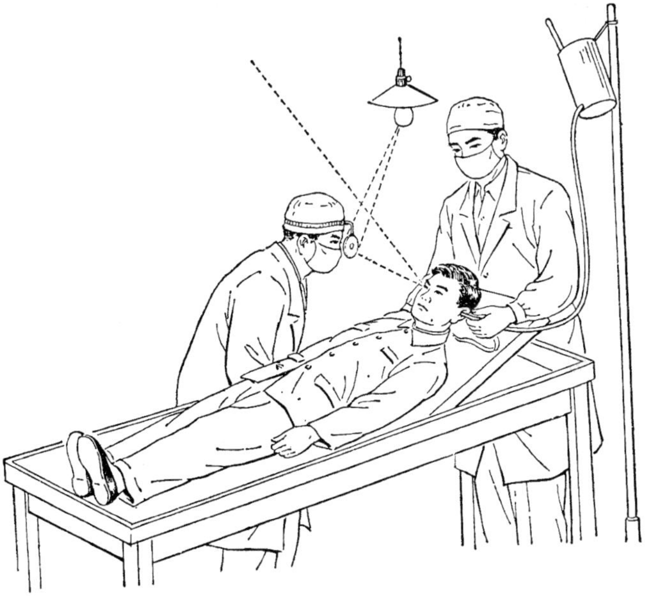

図7　温度眼振検査

②回転眼振検査：患者を回転検査用椅子に坐らせ、脚を検査用椅子のフットレストに乗せる。頭部を約30°前屈させて両側の水平半規管を水平位とし、20秒間に10回転の速度で右周りに10周させ、急に停止する。その後患者に前方を凝視させて眼球振顫の方向、タイプ、時間を観察する。5～10分休憩したら、同じ方法で左向きに回転させる。また頭部を60°後屈、または120°前屈させた位置に固定することによって、上垂直半規管と後垂直半規管を検査する。

水平半規管検査時には水平性眼振が、垂直半規管検査時には回旋性眼振が発生する。

頭部を約30°前屈し、右に回転させて突然停止すると、左側水平半規管の内リンパが半規管膨大部方向に流れるため、眼振の急速相は左向きとなる。正常な眼振の持続時間は約30秒である。眼振時間に1～3分程度の延長がみられても、必ずしも前庭部の病変を示すものではなく、前庭過敏の可能性もある。眼振時間が20秒以内であれば、前庭が刺激に対して鈍麻になっていることを示す。眼振時間の短縮も前庭病変によくみられる。

③迷路瘻孔症状検査：水平半規管の骨壁が病変（特に真珠腫による慢性中耳炎など）により瘻孔を形成し、外リンパ間隙と通じていないかを検査する。

〈検査方法〉ジーグル氏通気耳鏡を外耳道に入れてしっかりと塞ぎ、ゴム球で圧迫して鼓室の圧力を高める。瘻孔があれば膜迷路が圧力刺激を受けるため、眼振や軽度のめまいを生じ、眼球は患側方向に振顫する。瘻孔が肉芽により閉塞されていたり、迷路がすでに破壊されていたりすると、瘻孔ができていても反応はみられない。

1.2　鼻の検査法

1．外鼻の検査

主に形態、色つやの変化、損傷の有無を観察し、触診により圧痛、骨折の有無を検査する。

2．鼻前庭の検査

被検者の頭部をやや後屈させ、検者は拇指で鼻尖を圧して検査する。鼻前庭部の皮膚の発赤腫脹、潰瘍、結痂、皸裂、膿瘡などに注意する。前鼻孔が痂皮で塞がれている場合には、オキシドールで軟化させて除去した後に検査を行なう。

3．鼻腔の検査

鼻部検査における重要な検査であり、鼻鏡を使用して観察する。

〈鼻鏡の使用法〉左手で鼻鏡を持ち、拇指は鼻鏡の両アームの交差部上に置き、把持部を手掌内に置く。残りの４指で一方の把持部を持ち、鼻鏡の２つのアームを鼻底と平行にする。鼻鏡を軽く鼻前庭に入れた後、ゆっくりと鼻鏡の両アームを開いていく。鼻鏡を深く入れ過ぎて鼻域を超えないよう、また痛みを生じたり、鼻中隔を損傷して出血させたりしないよう注意する。鼻鏡を取り出す際にアームを完全に閉じてしまうと、鼻毛を挟んで被検者にいらない苦痛を与えることになる（図８）。

鼻腔の診察は、一般に鼻の下部から上部へ、鼻前部から後部へ、内壁から外壁へといった順序で行ない、見落としがないよう注意する。

被検者の頭部をやや前屈させると鼻腔底部、鼻中隔前・下部、下

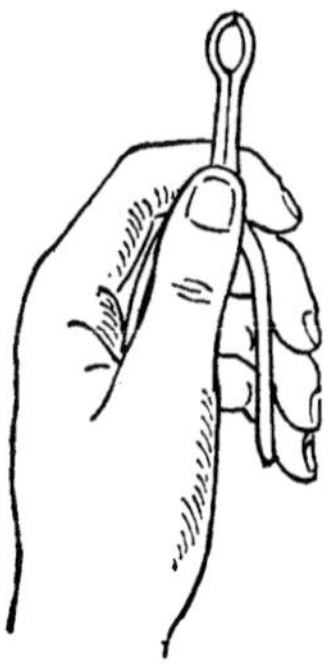

（1）正確な把持法

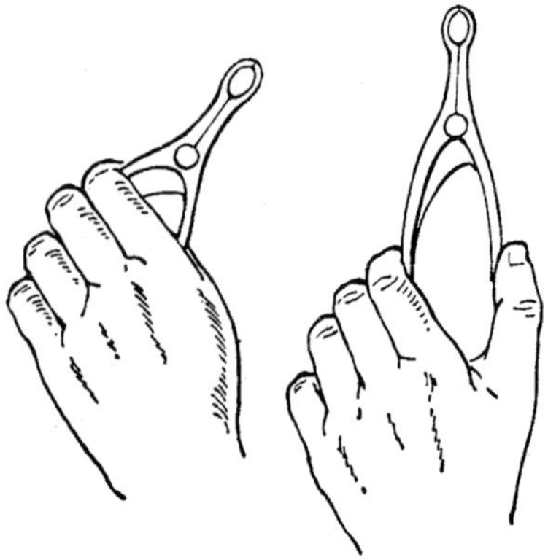

（2）誤った把持法

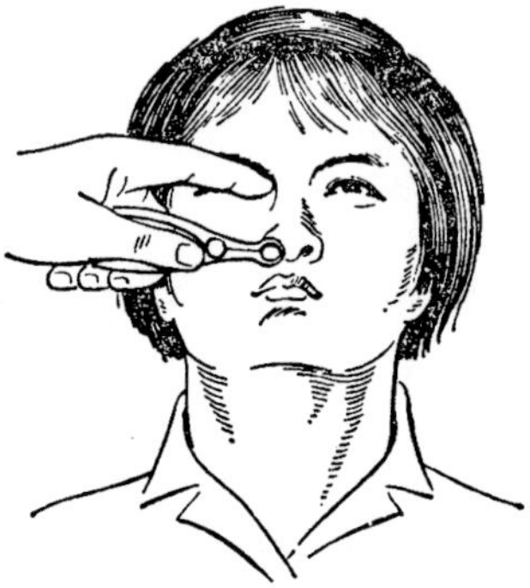

（3）鼻腔検査

図８　鼻鏡の使用法

鼻甲介下部、下鼻道を観察できる。頭部を30°～60°後屈させると、鼻中隔上部と後部、鼻堤、下鼻甲介上部、中鼻甲介、中鼻道を観察でき、少数ではあるが上鼻道を観察できる場合もある。鼻粘膜が腫脹している場合には、1～2%エフェドリン液で粘膜を収縮させてから観察する。

正常な鼻粘膜は淡紅色で、湿潤して光沢がある。鼻甲介の粘膜は柔軟で弾力性があり、鼻底および各鼻道に分泌物の貯留はみられない。

診察では次の状況に注意して観察する。

①鼻粘膜：色、腫脹、肥厚、萎縮、表面の湿潤や乾燥、潰瘍の有無、癒着など。
②総鼻道：拡張または狭搾。
③分泌物：量、色、性状、部位。分泌物の性状に関しては漿液性、粘液性、膿性、血性、混合性などを観察する。
④結痂：量、色、性状。
⑤鼻中隔：曲がり具合とその部位、出血の有無、潰瘍や穿孔など。
⑥腫瘤：腫瘤の有無、形状、大きさ、部位、色など。

4．後鼻鏡検査法

後鼻鏡を使用して鼻腔後方の咽頭腔を検査する。被検者には頭部をやや前傾させ、口を開かせ、咽頭部を完全にリラックスさせて鼻で呼吸させる。

鼻鏡をアルコールランプで加熱し、被検者の呼吸による水蒸気が鏡面に付着して検査の妨げにならないようにする。後鼻鏡を口腔へ入れる際には、手背で鏡の温度が適切であるかを確認し、鏡背による咽頭部の火傷を防止する。

検者は左手で舌圧子を持って舌背の前2/3を前下方に圧迫し、右手で鼻鏡を持ち、軟口蓋後方の口蓋垂と咽頭後壁の間に入れた後に、鏡面を上に向ける。このとき鏡が咽頭後壁や軟口蓋に接触すると悪心反射を生じるので注意が必要である（被検者の咽頭の反射が過敏な場合には、１％塩酸テトラカイン、または4%コカイン溶液を噴霧して咽頭麻酔を行なう)。鏡面を動かして鼻咽腔頂壁、耳管隆起と耳管咽頭口、咽頭陥凹、鼻中隔後縁、各鼻甲介の後端などの部位を、炎症、膿液、腫瘤などの有無に注意しながら観察する(図9)。

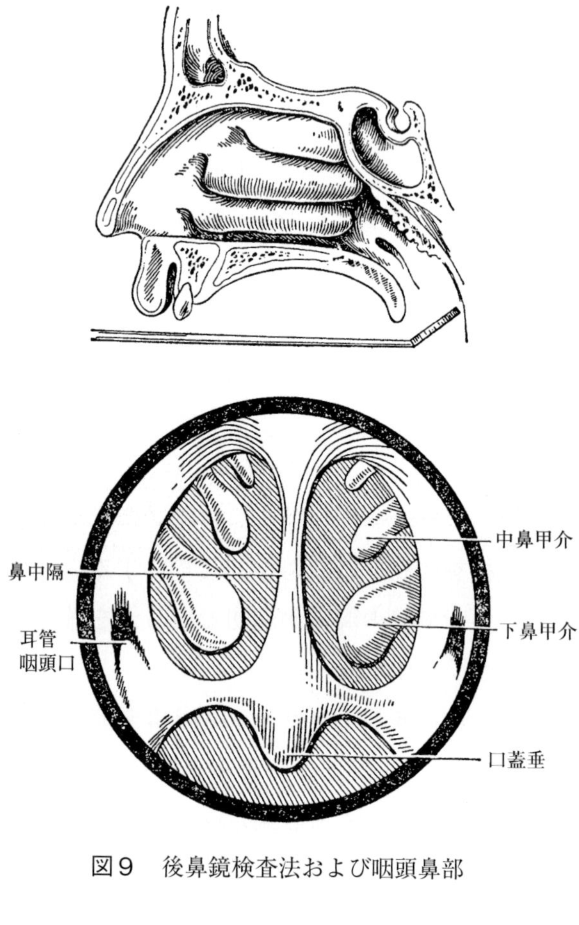

図9　後鼻鏡検査法および咽頭鼻部

5．副鼻腔の検査

(1) 触診：圧痛点の位置は、どの副鼻腔の急性炎症であるかの判断材料となる。前頭洞炎の圧痛は眼窩内上部、篩骨洞炎では眼窩内壁、上顎洞炎では犬歯窩に圧痛があり、しかも臼歯が常に感覚過敏になっており、蝶骨洞・後篩骨洞の炎症が激しい場合には、眼球に圧痛を生じる場合もある。

(2) 鼻鏡検査：鼻粘膜の変化および鼻道における排膿の様子から、副鼻腔炎の診断材料とする。前組の副鼻腔炎の場合には中鼻道に、後組の副鼻腔炎の場合には上鼻道・嗅溝にそれぞれ排膿をみる。

(3) トランスイルミネーションテスト：細長い管の一端に小さい電球を装着し、もう一端に電源を接続した筒状光源を使用し、完全な暗室内で検査を行なう。ランプを眼窩内上部に入れて光線を上向きに放射させると、前額部に前頭洞の大きさに鮮紅色の光が映し出される。消毒したランプを被検者の口に入れて硬口蓋の中部と後部に固定し、被検者に口を閉じさせると下眼瞼部に三日月形で紅色の光が映し出され、同時に同側の瞳孔内に紅色の光を発する。患者が眼を閉じると、眼内が明るくなる感覚を生じる。投射された区域が暗黒色であれば副鼻腔内に病変があることを示唆しており、粘膜の増殖肥厚、腫瘤、粘液、膿液、副鼻腔発育不良などが考えられる。

(4) 副鼻腔X線検査法：副鼻腔疾患の診断補助となる。副鼻腔X線像により副鼻腔の発育状況、形状、大きさを知ることができ、さらに粘膜の肥厚の有無、骨壁と周囲組織の破壊の有無、副鼻腔内のポリープ、腫瘤、異物、分泌物の存在を調べる。

(5) 上顎洞穿刺洗浄法：上顎洞疾患の診察で行なう。洗浄により排出された排出物の数や性質に注意し、必要時には細菌培養、がん細胞検査などを行なう。

6．嗅覚検査

小瓶に臭いの異なる各種液体、例えば酢、醤油、ゴマ油、アルコール、香水、ガソリンなどを入れておき、被検者に臭いを嗅ぎ分けさせる。この方法は一般外来や集団検診で行なわれているが、嗅覚の有無を検査できるに過ぎない。

1.3　咽喉の検査法

1．咽頭口部の検査

被検者を真っ直ぐに坐らせ、口を開かせて、呼吸を整え、舌は口底と水平になるようにする。検者は手に舌圧子を持ち、被検者の舌頭を軽く押える。舌圧子をあまり深く入れると悪心嘔吐の原因となり、また浅すぎると咽頭口部を十分に露出できないため、舌前2/3と舌後1/3との境界部に置く。また舌圧子の近位端を押しすぎると、舌圧子が歯に当たって痛みを引き起こす。反射が敏感な場合には、1％塩酸テトラカインまたは4％コカイン溶液を1～2回噴霧した後に再検査する。

咽頭口部の形態、粘膜の色つや、口蓋扁桃の大きさ、充血・分泌物・偽膜・潰瘍・新生物の有無、軟口蓋・咽頭壁および前後の口蓋弓の運動状況を注意して観察する。口唇鈍鉤で前口蓋弓を前方に牽引して開いてやると、口蓋扁桃の状態をさらにはっきりと観察できる。舌圧子で前口蓋弓を圧迫して、陰窩内のチーズ状物や膿液の有無を検査する。

2．咽頭鼻部の検査

後鼻鏡を使用して検査する。1.2「鼻の検査法（P373）」を参照。

3. 咽頭喉頭部の検査

間接喉頭鏡により咽頭喉頭部および喉頭部を検査する。被検者を端座させ、口を開いて舌を伸ばさせる。検者は左手の拇指と中指でガーゼを持ち、被検者の舌尖をつまんで口外へ引き出し、示指で上唇を押し開き、薬指と小指で顎を支える。右手で間接喉頭鏡を持ち、鏡面をアルコールランプで少々加熱した後に口内へ入れ、鏡背で口蓋垂を後上方へと推しつけ、鏡面を前下方に向ける。鏡面を左右に動かすと舌根および喉頭蓋、喉頭蓋谷、喉頭口、喉腔、梨状陥凹などを観察することができる。間接喉頭鏡には喉頭の前後が逆転して映るが、左右は変わらない点に留意すること（図10）。

咽頭部の形態、粘膜の色つや、分泌物、潰瘍、腫瘤、異物などに注意して観察する。

被検者に「イーイー」と発声させると喉頭蓋が前上方に起き上がるので、喉中央を縦に走る2本の磁白色の声帯が中線に向かって密集しているのを観察できる。深呼吸をさせると、声帯が「人」の文字のように両側に向かって開いて三角形の裂隙ができる。これが声門であり、声門を通じて気管前壁の気管環を観察できる。

声帯の充血、肥厚、結節、ポリープ、新生物、潰瘍、および声帯の運動状況（声帯麻痺のある部位）などに注意して観察する。

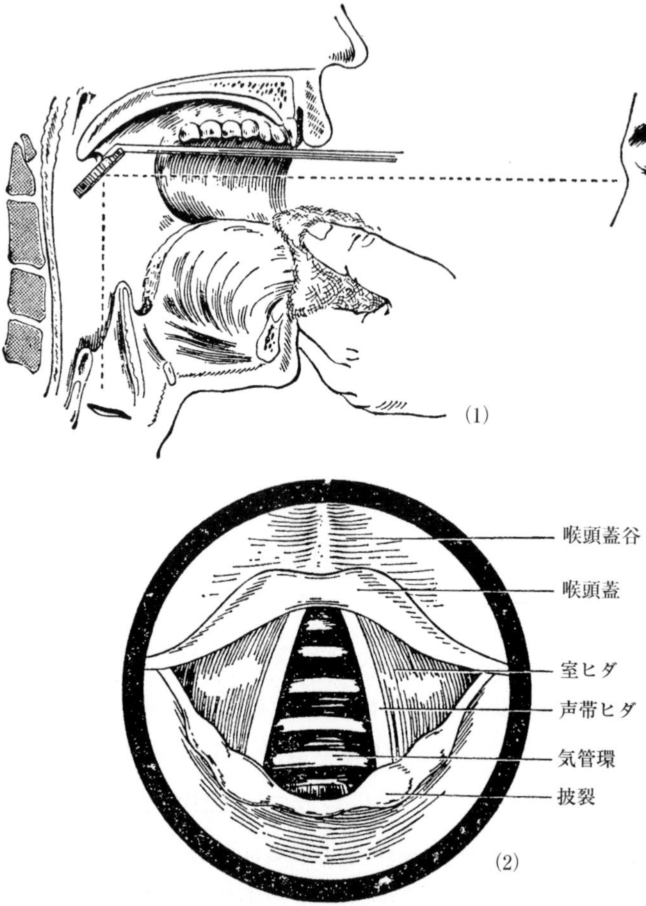

図10　間接喉頭鏡検査法および喉頭

4．直接喉頭鏡検査

ファイバースコープを使用して口腔から喉頭腔、喉頭部までを直接観察し、また喉頭内の手術を行なう。鉗子で異物やポリープを取り除く、生体組織の採取、また気管支ファイバースコープにより気管支の検査などを行なうことができる。

1.4　口腔・歯科の検査法

口腔・歯科の検査では、口腔鏡、探針、ピンセットなどの器具が常用される。

口腔鏡：唇、頬、舌などの軟部組織を牽引し、同時に口腔鏡で光を反射させて明るくする。はっきりと直視できない部分も口腔鏡により明らかになる。

探針：尖端が鋭利になっており、歯冠の裂溝、ピットカリエスや齲歯洞、象牙質の感覚状況、歯周ポケットのおよその深さ、歯肉下結石、充填物や修復物の密着具合などを検査する。

ピンセット：綿花を挟む、歯の動揺検査、歯齦の触診などに使用する。

口腔・歯科の一般検査は、以下のようにまとめることができる。

（1）望診

①顎部・顔面部：発育状態と対称性、腫脹や硬結の有無、顎関節の機能状態など。

②歯：歯の配列および咬み合わせ、数、形態、色、齲歯洞、残根、残留歯冠などの状況。

③歯齦：歯ぐきの形態（腫脹、膿瘍、萎縮を含む）、色、歯石、膿など。

④粘膜：腫脹、糜爛、潰瘍、色素沈着などの有無に注意する。

（2）探診

①齲歯：齲歯洞の部位と深さを調べる。

②歯周：歯周ポケットのおおよその深さと位置、歯肉下結石の数量

と分布面を検査する。
③瘻孔：瘻孔の方向と深度を調べる。
(3) 打診

ピンセットや口腔鏡柄の末端で患歯の歯冠を軽く叩打し、叩打痛の有無、およびその程度を観察する。

(4) 歯の動揺性検査：ピンセットで歯を挟み、軽く動かして歯の動揺性を観察する。

これらのほかにも口臭、触診、咬み合わせ検査、X線など各種検査法があり、症状に応じて必要な特殊検査を行なう。

2. 耳鼻咽喉口腔歯科で常用される手術

2.1 鼓膜切開術

1. 適応証

鼓膜内に膿が蓄積すると、鼓膜が外方に顕著に突出する。穿孔してない場合、また穿孔を生じているが膿がスムースに排出されない場合には、本法により排膿する。

2. 操作

(1) アルコールで外耳道の皮膚を消毒する。
(2) 綿花に局部麻酔剤（コカイン結晶・メントール結晶・フェノールなど等量を混合したもの）を浸し、鼓膜表面に15分置く。
(3) 鼓膜切開刀で鼓膜後下部を半円形に切開する。切開部は鼓膜臍と鼓膜辺縁との中点とし、鼓膜周囲の1/3程度の長さとする。鼓膜切開時には、深く切開し過ぎて聴小骨を損傷しないよう注意する。（図11）

（4）排出した膿液は、きれいに拭き取る。

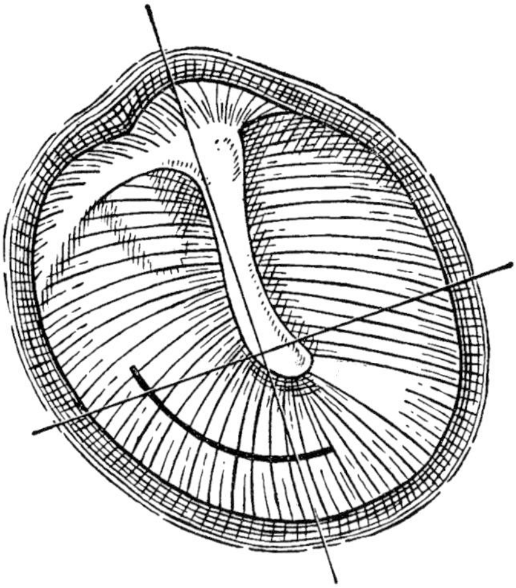

図11　鼓膜切開術の切開部

2.2　耳管カテーテル通気法

1．適応証

耳管から鼓室に空気を入れることによって鼓室内の陰圧状態を調節し、同時に浸出物を排除する方法である。また鼓室腔の癒着を分離し、耳管の腫れを消失させ、聴力を改善する作用がある。本法により耳管の通じ具合を検査し、また耳管閉塞や非化膿性中耳炎を治療することができる。

2．禁忌症

上気道急性感染による鼻咽腔の膿液が完全に除かれてない場合、また鼻咽腔に潰瘍や腫瘤などがある場合には本法は禁忌とする。

3．操作

耳管カテーテルを耳管咽頭口に挿入して空気を送り込む。同時に両端にイヤフォンが付いた細長いゴム管の一端を被検者の外耳道へ、もう一端を検者の外耳道に入れ、空気が耳管を通過する時の音を聞き、耳管が通じているかを判定する。

耳管咽頭口への挿入方法には２通りある。

(1) 鼻中隔後縁をランドマークにする：カテーテルの先端を一側の鼻腔底沿いに直接咽頭後壁に入れ、湾曲した端を内側に90°回転させ、徐々に抜きながら管の先端を鼻中隔後縁にしっかりと引っ掛ける。さらに湾曲端を外側に180°回転させると、同側の耳管咽頭口に入れることができる。

(2) 耳管咽頭口の後部隆起をランドマークにする：カテーテルを一側の鼻腔底沿いに直接咽頭後壁に入れ、湾曲端を外側に90°回転させた後に徐々に抜き出していけば、耳管咽頭口後部の隆起を通過する時に管の先端が耳管咽頭口に入る。

管の先端を耳管咽頭口に挿入したら左手でカテーテルを固定し、右手で送気球（コンプレッサー部）を持ち、管の末端から空気を送り込む。空気の送り込みが終わったら、カテーテルを離せばカテーテルは自然に落下して、ゆっくりと鼻腔から出てくる（図12）。

(1) 鼻中隔後縁を
ランドマークとする場合

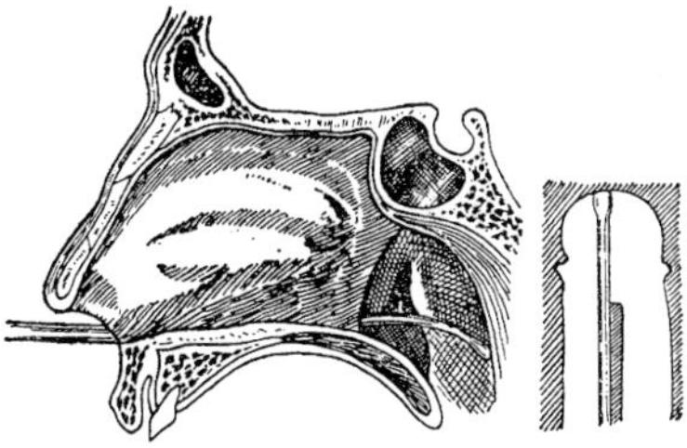

1．カテーテルの湾曲端を鼻腔底部沿いに、
咽頭後壁に到達させる。

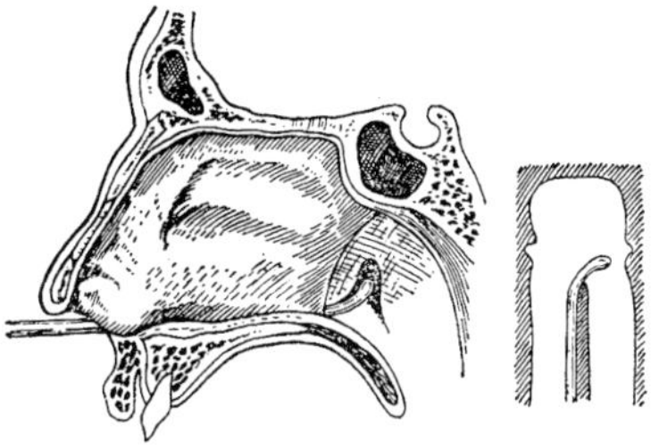

2．カテーテルの湾曲端を内側に90° 回旋し、
同時にやや外側へと引き、湾曲部を鼻中隔
後縁に接触させる。

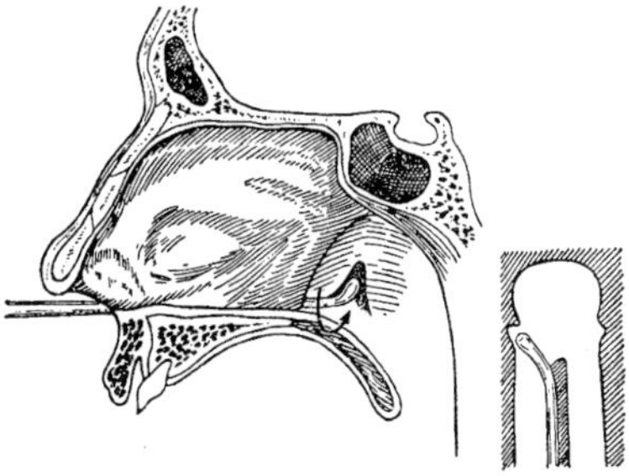

3．カテーテルの湾曲端を外側に180° 回旋し、
耳管咽頭口に進入させる。

(2) 耳管咽頭口後部隆起を
ランドマークとする場合

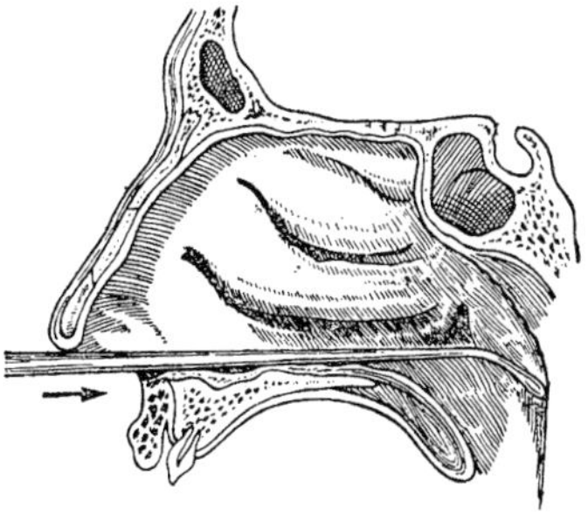

1．カテーテルの湾曲端を鼻腔底部沿いに、
咽頭後壁に到達させる。

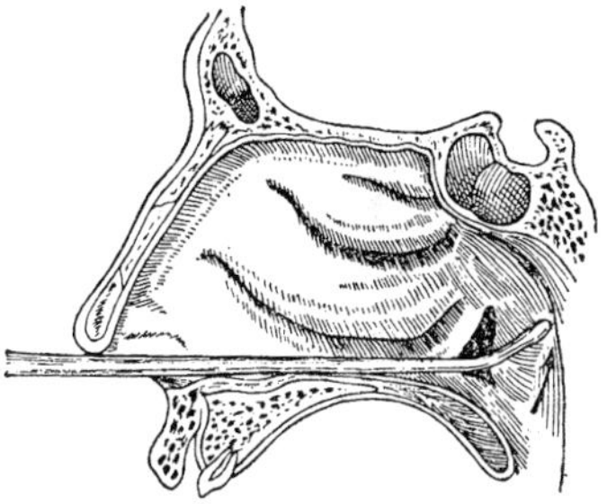

2．カテーテルの湾曲端を外側に90°
回旋し、咽頭陥凹に進入させる。

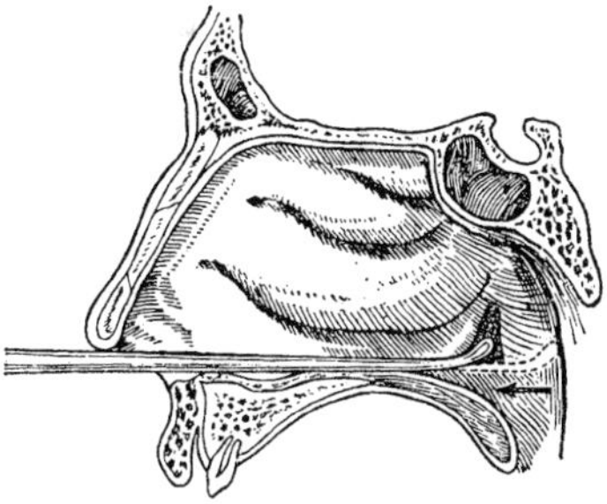

3．カテーテルを外側へと引き、カテー
テルの湾曲端を凸部から耳管咽頭口
に進入させる。

図12　耳管カテーテル通気法

2.3　下鼻甲介注射法

1．適応証

下鼻甲介が肥大しており、血管収縮剤による治療効果がない場合に適する。下鼻甲介に薬物注射をすることにより、粘膜の瘢痕組織形成が促進され、腫脹が軽減して、鼻腔の通気が改善される。

2．常用される薬物

５％石炭酸グリセリド、50％ブドウ糖溶液、20％スルファダイアジン溶液、５％肝油脂肪酸ナトリウムなど。

3．操作方法

まず２％塩酸テトラカイン溶液を綿花に付け、両方の下鼻甲介に表面麻酔をする。細い腰椎穿刺針を前端の粘膜に刺入し、下鼻甲介の遊離縁沿いに平行方向に刺入して直接後端まで到達させる。この時、後端粘膜を穿破しないよう注意する（図13）。その後、抜針しながら各側の下鼻甲介に１～２mlの注射液を注入する。注射後には局部を綿花で塞いで止血し、15～30分後に綿花を取り出す。毎週１回、５～７回を１クールとする。

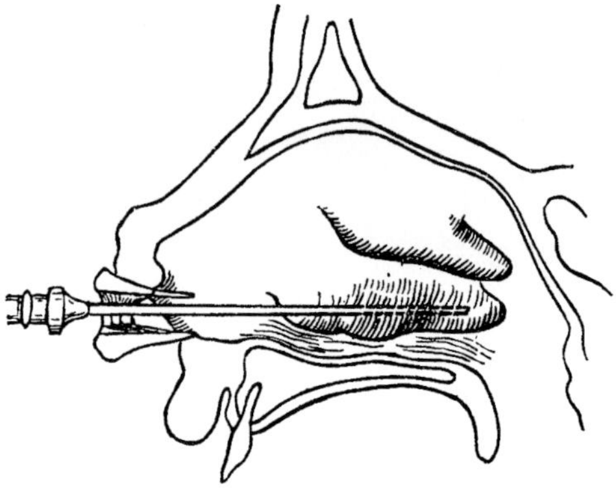

図13　下鼻甲介注射法

2.4 鼻咽腔止血法〔ベロック止血法〕

1. 適応証

鼻出血部位が後方であるため、前鼻孔填塞法では無効のものに適応する。

2. 操作方法

消毒ワセリンガーゼを、一端が大きく、もう一端が小さい円錐型になるように巻いてガーゼ球を作る。大きい方は直径約２cmで後鼻孔の大きさと同じになるようにし、２本の太い糸でガーゼ球の中央部をしっかりと縛り、前端には２本の糸を残し、後端からは１本の糸を出しておく（平常時にこの円錐型ガーゼ球を作って消毒、保管しておき、緊急時に使用する）。まず細いカテーテルを出血側の鼻道沿いに鼻咽腔に入れ、咽頭口部まで到達させたら、海綿鉗子で咽頭口部からカテーテルの一端を挟んで口外へ引き出す。引き出したカテーテルの端にガーゼ球前端の２本の糸をしっかりと固定したら、前鼻孔からカテーテルを引き出し、それと同時に中指または海綿鉗子で、ガーゼ球を口腔内に送り込むようにして、軟口蓋を越えて後鼻孔部へと入れる。前鼻孔の線の端をしっかりと引っ張ったら、細長く丸めたワセリンガーゼで前鼻孔を塞ぎ、そのガーゼ上で糸の端を結んで頬部に固定する。口中の第３本目の糸は、軟口蓋より下方で切断する（図14）。

一般に後鼻孔のパッキング時間は48時間を越えてはならない。必要時にはタンポンを取り出した後に、新たに閉塞する。パッキング時間が長くなると感染を引き起こす可能性があるため、消炎抗菌

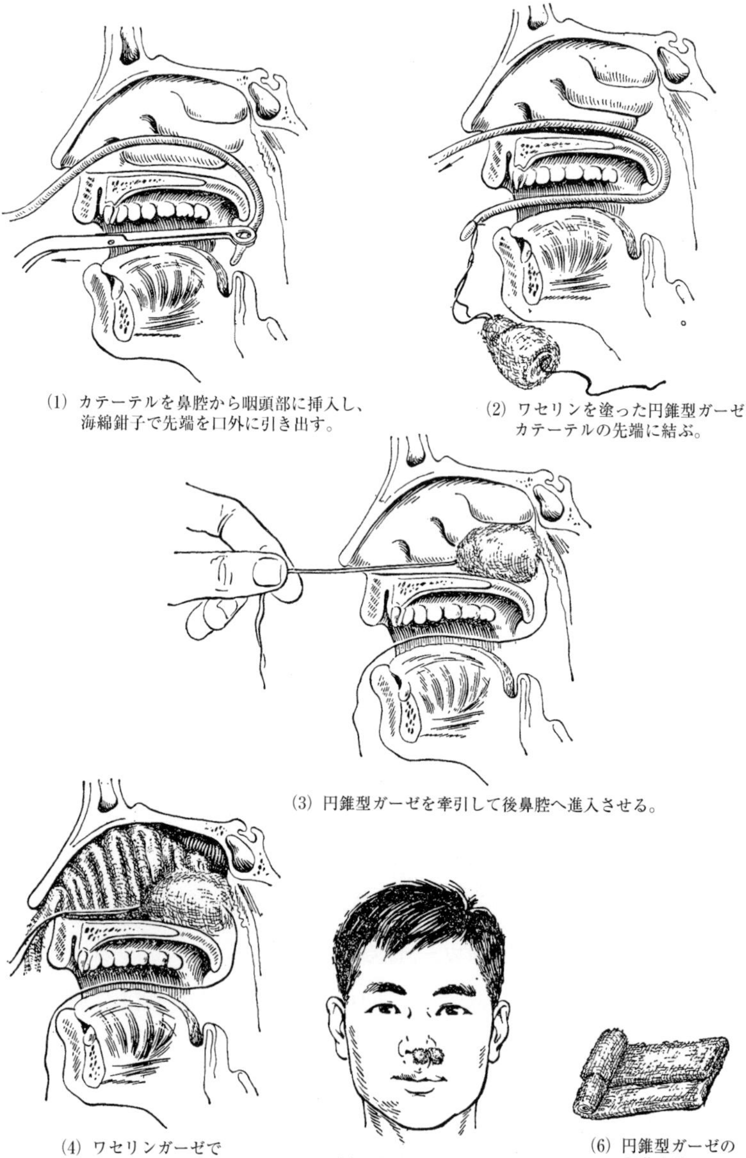

(1) カテーテルを鼻腔から咽頭部に挿入し、海綿鉗子で先端を口外に引き出す。

(2) ワセリンを塗った円錐型ガーゼをカテーテルの先端に結ぶ。

(3) 円錐型ガーゼを牽引して後鼻腔へ進入させる。

(4) ワセリンガーゼで前鼻孔を塞ぐ。

(5) 円錐型ガーゼの糸を前鼻孔で固定する。

(6) 円錐型ガーゼの製作方法。

図14　鼻咽腔止血法

剤を同時に使用する必要がある。

ベロック氏管（鼻咽腔止血タンポン誘導管）を使用してもよい。

３．ガーゼ球の取り出し方

前鼻孔で固定した線の端を切断して、前鼻孔の充填物を取り出す。血管鉗子で咽頭口部に露出しているガーゼ球の糸の端を挟んだら、糸とガーゼ球を同時に口部から引っ張り出す。

2.5　上顎洞穿刺洗浄法

１．適応証

化膿性上顎洞炎の診断補助および治療に適応する。慢性化膿性上顎洞炎に使用される場合が多いが、急性上顎洞炎の薬物治療後に依然として膿液が多い場合にも使用できる。

２．操作方法

下鼻甲介前端から約１～1.5cm離れた鼻道外側壁に、２％塩酸キシロカインをつけた綿花または綿棒を約10～15分固定して粘膜麻酔を行なう。術者は一方の手で患者の頭部を固定し、もう一方の手で上顎洞穿刺針を持ち、針尖を麻酔点上に置き、針尖の方向は同側の外眼角に向ける。回旋穿孔法で力を入れながら刺入するが、乱暴に行なうと上顎洞や他の洞壁を損傷するので注意すること。穿刺針を正確に洞内に進入できたら、スタイレットを抜き出して洗浄管を接続し、温かい生理食塩水で副鼻腔内を洗浄する。洗浄時には患者の体を前傾させ、健側の頭部が低くなるよう斜めにして、顎下から小盆で洗浄液を受けとめる。副鼻腔内の膿は水とともに排出されるので、膿液の量と性質に注意して観察する。洗浄後に消炎解毒薬を注入したら、最後に穿刺針を抜針し、消毒綿花を詰めて圧迫止血する。

洗浄時に抵抗感がある場合にはすぐに原因を調べる。患者に暈針現象が現れた場合には、即座に穿刺を停止して抜針し、患者を寝かせて休息をとらせ、必要な処置を行なう（図15）。

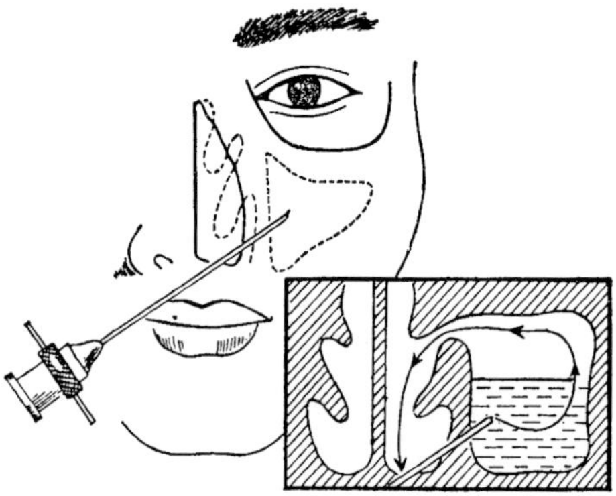

図15　上顎洞穿刺洗浄法

2.6　鼻ポリープ摘出術

中国医学では、鼻ポリープ摘出術に関する記載が早くからみられる。『外科正宗』には「鼻痔を取る方法……細い銅の箸を２本用意する。箸の先端に小さな孔をひとつ開け、絹糸をその孔に通す。２本の箸の距離は５分程度となるようにして、２本の箸の先端を鼻痔の根部上に真っ直ぐ入れる。箸の糸をきつく締め、下方に向かって引き抜くと、その痔は自然に抜け落ちる」と述べられている。現在の鼻ポリープ摘出術はこれを基礎として発展したものであり、手術器具および薬物方面でも改良がなされている。

1．適応証と禁忌証

鼻ポリープ患者の身体状況は一般に良好なので、摘出手術が可能である。しかし次のような場合には、手術はしばらく控える。

(1) 身体に急性疾患がある場合。

(2) 高血圧患者には降圧剤を服用させ、血圧が低下した後に手術を行なう。

(3) 顆粒球減少症、白血病、再生不良性貧血、血友病などの血液疾患がある場合には手術は不適切である。

2．術前準備

手術前１時間にバルビツールを0.06 ～ 0.09g服用させ、鼻毛を切っておく。

3．手術の手順

(1) 綿花に２％塩酸キシロカイン溶液、または４％コカイン溶液を付け、鼻粘膜表面麻酔を２回行なう。毎回の時間は５分とする。

(2) 鼻ポリープ用スネアーを鼻ポリープの根部にセットし、ポリープの根部から締めつけて切断し、取り出す。１回で取り出せない場合には数回に分けて取り出す。

(3) 摘出後は、細長く丸めた消毒ワセリンガーゼをタンポンとして鼻腔に詰め、圧迫止血する。

4．術後の看護

(1) 術後は安静にして休息する。

(2) 鼻腔からの出血状況に注意する。出血が少量であれば処置は必要ない。出血量が多い場合にはワセリンガーゼを取り出して新たに詰め直し、同時に止血薬を投与する。

（3）術後24時間で鼻腔内のタンポンを取り出す。出血が多い場合には１％エフェドリン溶液を綿花につけて鼻に詰め、圧迫止血する。必要時には再度ワセリンガーゼを鼻に詰める。術後数日経過しても出血がある場合には手術部位の感染が考えられるので、必ず消炎抗菌剤による治療を併用しなければならない。

（4）ガーゼを取り出した後には、鼻腔に１％エフェドリン、および5％プロタルゴール溶液などを交替で点鼻する。術後７日より硇砂散または明礬散を鼻ポリープの根部に散布し、ポリープの再発を予防する（図16）。

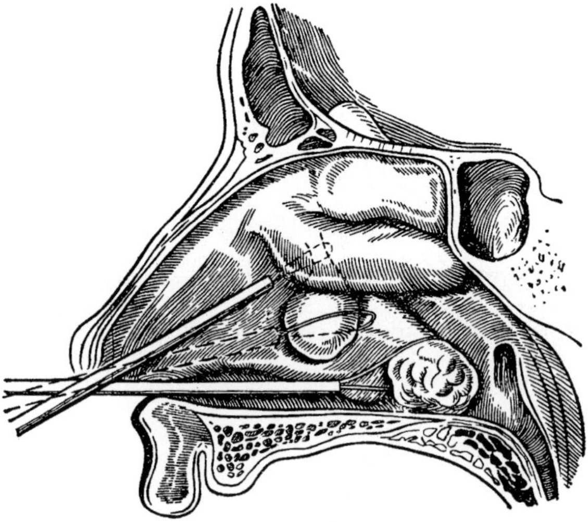

図15　鼻ポリープ摘出術

2.7　咽頭膿瘍切開排膿術

1．扁桃周囲膿瘍切開

口蓋垂根部を仮想水平線とし、また口蓋舌弓内側縁の下端から垂線をひき、２線の交点を切開点とする。切開点を決定したら、２％塩酸キシロカイン溶液を切開点の周囲に塗る。切開時には大血管が損傷しないよう、尖刃刀の深度は１cmを越えないように注意する。止血鉗子で後方に層別に分離し、直接膿腔に到達したら切り口を拡大して排膿し尽くす（図17）。

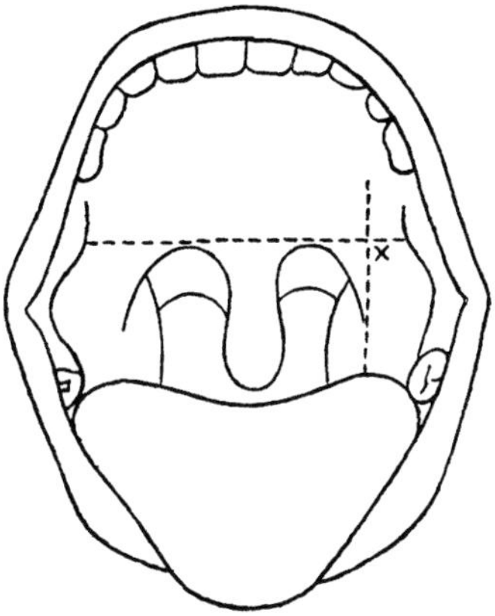

図17　扁桃周囲膿瘍切開部

2．咽後膿瘍切開

患者は仰臥位で頭部を低くさせ、咽頭部に２％塩酸キシロカインで表面麻酔をする（小児では表面麻酔は不要）。舌圧子で舌を押さえて咽頭部を露出させたら、長穿刺針で穿刺して膿液を抽出する。示指で長尖刃刀を膿瘍の最も隆起した部位にまで誘導し、膿腔に到達したら、上方に向けて粘膜を切開し、膿液が気管に流入しないよう吸引器で膿液を吸引する。その後、細長い血管鉗子で切開口を拡げ、膿液がなくなるまで膿液を排出する（図18）。

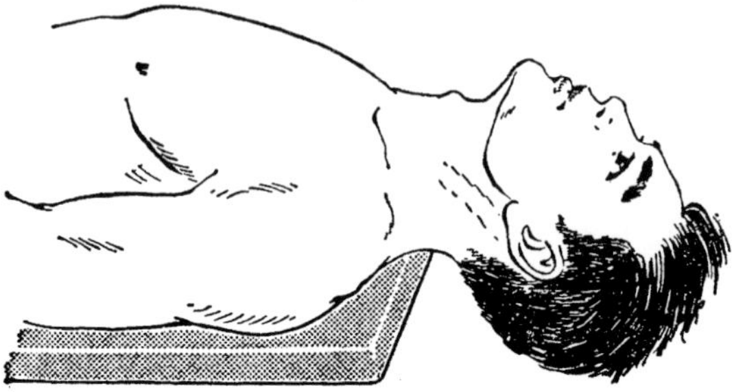

（1）咽後膿瘍切開術における体位

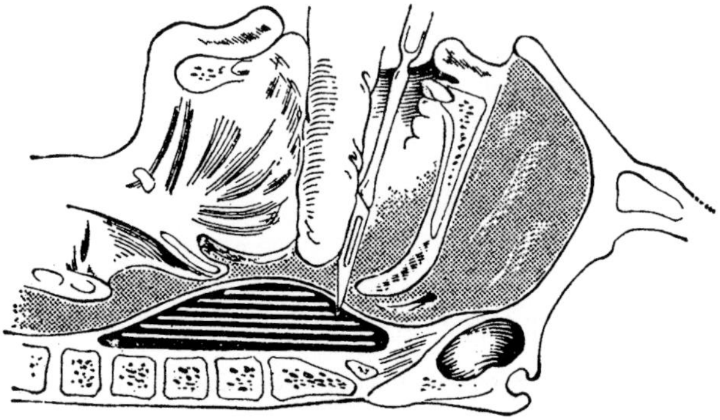

（2）咽後膿瘍切開術
（深部まで刺入しないように示指でリードする）

図18　咽後膿瘍切開排膿術

8. 中医耳鼻喉科学　方剤索引

安宮牛黄丸（『温病条辨』）	牛黄・鬱金・犀角・黄連・朱砂・氷片・麝香・珍珠・山梔・雄黄・黄芩・金箔。（中成薬）
右帰丸（『景岳全書』）	熟地黄・淮山薬・枸杞子・山萸肉・菟絲子・鹿角膠・製附子・肉桂・杜仲・当帰。
温胆湯（『備急千金要方』）	法半夏・陳皮・茯苓・甘草・竹茹・枳実・生姜・大棗。
温肺止流丹（『瘍医大全』）	人参・荊芥・細辛・訶子・甘草・桔梗・魚脳骨。
温肺湯（『証治準縄』）	升麻・黄耆・丁香・葛根・羌活・甘草・防風・麻黄・葱白。
会厭逐瘀湯（『医林改錯』）	桃仁・紅花・甘草・桔梗・生地・当帰・玄参・柴胡・枳殻・赤芍。
越鞠丸（『丹溪心法』）	蒼朮・香附・川芎・神麹・梔子。
益気聡明湯（『証治準縄』）	蔓荊子・黄耆・党参・黄柏・白芍・炙甘草・升麻・葛根。
黄芩滑石湯（『温病条辨』）	黄芩・滑石・通草・茯苓・猪苓・大腹皮・白豆蔻。
黄芩湯（『医宗金鑑』）	黄芩・甘草・麦冬・桑白皮・梔子・連翹・赤芍・桔梗・薄荷・荊芥穂。
黄連阿膠湯（『傷寒論』）	黄連・黄芩・芍薬・阿膠・鶏子黄。
黄連解毒湯（『外台秘要』）	黄連・黄芩・黄柏・山梔。
黄連膏（『医宗金鑑』）	黄連・当帰尾・黄柏・生地黄・姜黄・ゴマ油・黄蝋。黄蝋以外の薬をゴマ油に漬け、1日後にとろ火で薬が焦げるまで煎じ、残滓を去り、きれいに濾過し、黄蝋を加えてとろ火でゆっくりと膏を作る。
黄連滴耳液（経験処方）	黄連120g・枯礬45g・グリセリン1000ml・氷片0.6g。まず黄連を2回水煎し、1000mlに濃縮して濾過した液に、枯礬を加えて再び濾過し、その後にグリセリンと氷片を加える。
黄連油混懸液（経験処方）	黄連粉25gを75mlのヒマシ油に入れる。
加減復脈湯（『温病条辨』）	炙甘草・乾地黄・阿膠・麦門冬・麻仁・白芍。
活血止痛湯（『傷科大成』）	当帰・川芎・乳香・没薬・蘇木・紅花・地鼈虫・紫荊藤・三七・赤芍・陳皮・落得打。
牙疼散（経験処方）	蓽茇・細辛・高良姜・白胡椒・白芷・氷片・薄荷・雄黄。
加味四苓散（経験処方）	茯苓・猪苓・沢瀉・白朮・厚朴・陳皮。
加味導赤散（経験処方）	生地黄・木通・淡竹葉・甘草・黄連・黄芩・金銀花・連翹・牛蒡子・玄参・桔梗・薄荷。
加味二陳湯（『医宗金鑑』）	法半夏・陳皮・茯苓・甘草・黄芩・黄連・薄荷・生姜。
甘露飲（『閻氏小児方論』）	熟地黄・生地黄・麦冬・天冬・枳殻・甘草・茵蔯・枇杷葉・石斛・黄芩。
甘露消毒丹（『温病条辨』）	白豆蔻・藿香・綿茵蔯・滑石・木通・石菖蒲・黄芩・川貝

	母・射干・薄荷・連翹。
桔梗湯（『傷寒論』）	桔梗・甘草
奇授藿香丸（『医宗金鑑』）	枝葉付きの藿香を研いで細かい粉末とし、雄猪胆汁で調合して、アオギリの実大の丸剤とする。
帰脾湯（帰脾丸）（『済生方』）	白朮・黄耆・龍眼肉・茯神・酸棗仁・党参・当帰・木香・遠志・炙甘草。
九一丹（『薬蔹啓秘』）	熟石膏・紅升丹。比率は9：1。
膠艾四物湯（『太平恵民和剤局方』）	熟地黄・当帰・白芍・川芎・阿膠・艾葉・甘草。
玉女煎（『景岳全書』）	石膏・熟地黄・牛膝・知母・麦冬。
玉屏風散（『世医得効方』）	黄耆・防風・白朮。
玉龍油	（中成薬）省略。
玉露膏（経験処方）	芙蓉葉を研いで非常に細かい粉末とし、ワセリンで20%の軟膏を作る。
魚腥草液（経験処方）	乾燥させた魚腥草を切り刻み、蒸留器内に入れて薬の表面がひたる程度に水を加え、加熱して蒸留する。乾燥原薬1gに対して3mlの割合で蒸留液を採取する。それを再び蒸留し、乾燥原薬3gに対して1mlの割合で蒸留液を採取する。採取した蒸留液1,000mlに対して塩化ナトリウム0.8gを溶解させ、適量のポリソルベート80〔液体乳化剤〕を加え、溶液を沈殿させる。IG重焙ガラス漏斗で濾過して容器に入れたら、30分間流通蒸気滅菌して保存する。
魚脳石散（経験処方）	魚脳石粉9g・氷片0.9g・辛夷花6g・細辛3g。一緒に研いで細かい粉末にする。
金黄油膏	如意金黄散にワセリンを加えて20%の軟膏とする。
銀花解毒湯（『瘍科心得集』）	銀花・地丁・犀角・赤茯苓・連翹・丹皮・川連・夏枯草。
銀翹散（『温病条辨』）	金銀花・連翹・桔梗・薄荷・淡竹葉・甘草・荊芥穂・淡豆豉・牛蒡子・芦根。
荊防敗毒散（『攝生衆妙方』）	荊芥・防風・羌活・独活・柴胡・川芎・枳殻・茯苓・甘草・桔梗・前胡・人参・〔生姜・薄荷〕。
牽正散（『楊氏家蔵方』）	白附子・僵蚕・全蝎。
香蘇散（『太平恵民和剤局方』）	香附・紫蘇葉・陳皮・甘草。
紅棉散（『外科方外奇方』）	煅龍骨9g・枯礬9g・海螵蛸3g・胭脂3g（焼炭）・飛丹6g・氷片0.9g。一緒に細かい粉末にする。
牛黄解毒丸（『証治準縄』）	牛黄・甘草・金銀花・草河車。研いで粉末とし、蜜で煉って丸剤とする。
杞菊地黄丸（『医級』）	熟地黄・淮山薬・山萸肉・茯苓・沢瀉・丹皮・菊花・枸杞子。
五五丹（『九一丹衍化方剤』）	熟石膏・紅升丹。比率は5：5。
五味消毒飲（『医宗金鑑』）	金銀花・野菊花・蒲公英・紫花地丁・天葵子。
犀角地黄湯（『備急千金要方』）	犀角・生地・丹皮・芍薬。

細辛散（経験処方）	細辛・蓽茇・白芷・青塩・氷片。
左帰丸（『景岳全書』）	熟地黄・淮山薬・枸杞子・懐牛膝・山萸肉・菟絲子・鹿角膠・亀板膠。
三黄洗剤（経験処方）	大黄・黄柏・黄芩・苦參。等量を一緒に研いで細かい粉末にする。10～15gに蒸留水100ml・医療用オキシドール1mlを加える。
三甲復脈湯（『温病条辨』）	炙甘草・乾地黄・白芍・生牡蠣・麦冬・阿膠・麻仁・生鼈甲・生亀板。
三石散（経験処方）	製炉甘石・熟石膏・赤石脂。等量を一緒に研いで細かい粉末にして、ゴマ油で調合して外敷する。
四陰煎（『景岳全書』）	大生地・白芍・麦冬・百合・甘草・沙参・茯苓。
地黄飲（『医宗金鑑』）	生地黄・熟地黄・何首烏・当帰・丹皮・玄参・白蒺藜・僵蚕・紅花・甘草。
四黄散（『証治準縄』）	黄連・黄芩・黄柏・大黄・滑石・五倍子。研いで粉末にする。
紫帰油（『外科証治』）	紫草・当帰。等量をゴマ油で煮て残滓を取り、冷めてから使用する。
紫金錠（玉樞丹）（『片玉心書』）	（中成薬）省略。
四君子湯（『太平恵民和剤局方』）	党参・白朮・茯苓・炙甘草。
梔子清肝湯（『雑病源流犀燭』）	山梔子・菖蒲・柴胡・当帰・黄芩・黄連・丹皮・牛蒡子・甘草。
四生散（経験処方）	生南星・生川烏・生草烏・生半夏。
紫雪丹（『太平恵民和剤局方』）	（中成薬）滑石・石膏・寒水石・磁石・羚羊角・青木香・犀角・沈香・丁香・升麻・玄参・甘草・朴硝・朱砂・麝香・金箔・硝石。
七三丹（九一丹衍化方剤）	熟石膏・紅升丹。比率は7：3。
七葉一枝花酒精（経験処方）	七葉一枝花頭30gを、75％アルコール100mlに漬け、1週間後に上澄みを取り保存する。
七厘散（『良方集腋』）	血竭・麝香・氷片・乳香・没薬・紅花・朱砂・児茶。
至宝丹（『太平恵民和剤局方』）	（中成薬）朱砂・麝香・犀角・氷片・牛黄・琥珀・雄黄・玳瑁・安息香・金箔・銀箔。
四物消風飲（『外科証治』）	生地黄・当帰・赤芍・川芎・荊芥・薄荷・柴胡・黄芩・甘草・蝉蛻。
四物湯（『太平恵民和剤局方』）	当帰・川芎・白芍・熟地黄。
麝香散（『喉症全科紫珍集』）	麝香・氷片・黄連末。一緒に研いで細かい粉末とする。
瀉白散（瀉肺散）（『小児薬証直訣』）	桑白皮（炒）・地骨皮・甘草・〔粳米〕。
十全大補湯（『太平恵民和剤局方』）	党参・当帰・川芎・白芍・熟地黄・白朮・茯苓・炙甘草・黄耆・肉桂〔生姜・大棗〕。
珠黄散（経験処方）	人中白〔人尿の沈殿物〕3g・馬勃粉15g・青黛3g・孩児茶3g・玄明粉1.5g・硼砂3g・薄荷1.5g・黄連1.5g・牛黄0.9g・

	珍珠末0.9g・梅片0.9g。一緒に研いで非常に細かい粉末にする。
蓯蓉滴鼻液（経験処方）	肉蓯蓉・羊藿葉・当帰・桂枝・黄耆。各300gを2回水煎し、濃縮して浸膏剤〔有効成分を溶解させた、半個体または個体製剤〕を作り、パラフィン油500mlを加えて混合する。
潤喉丸（経験処方）	甘草粉300g・硼砂15g・食塩15g・玄明粉30g・酸梅750g（種を除く）。一緒に研いで細かい粉末とし、荸薺粉250gを賦形剤として、3gの丸剤を作る。
少陰甘桔湯（『医宗金鑑』）	桔梗・甘草・川芎・黄芩・陳皮・玄参・柴胡・羌活・升麻・葱白。
生肌散（『医宗金鑑』）	煅石膏・血竭・乳香・軽粉・氷片。
小柴胡湯（『傷寒論』）	柴胡・黄芩・人参・甘草・生姜・大棗・半夏。
消風散（『外科正宗』）	荊芥・防風・当帰・生地・苦参・蒼朮（炒）・蝉衣・胡麻仁・牛蒡子（炒研）・知母・石膏（煅）・甘草・木通。
生脈散（『内外傷辨惑論』）	人参・麦冬・五味子。
逍遥散（『太平恵民和剤局方』）	柴胡・白芍・当帰・白朮・甘草・薄荷・生姜・茯苓。
錫類散（『金匱翼』）	象牙屑・珍珠・青黛（飛）・氷片・壁銭・牛黄・人指甲。一緒に研いで非常に細かい粉末とし、密閉保存する。少量を喉に吹き付ける。
四苓散（『明医指掌』）	猪苓・茯苓・白朮・沢瀉。
耳霊散（経験処方）	氷片1g・玄明粉1g・硼砂1g・磠砂0.3g。別々に研いで非常に細かい粉末にし、混合して保存する。
紫連膏（経験処方）	黄連15g・黄柏15g・生地黄30g・当帰30g・紫草15g・氷片3g・ワセリン500g。
耳聾左慈丸（『重訂広温熱論』）	熟地黄・淮山薬・山萸肉・牡丹皮・沢瀉・茯苓・五味子・磁石・石菖蒲
辛夷散（『三因極一病証方論』）	辛夷花・細辛・川椒・乾姜・川芎・呉茱萸・附子・皂角・肉桂。
辛夷清肺飲（『医宗金鑑』）	辛夷花・生甘草・石膏・知母・梔子・黄芩・枇杷葉・升麻・百合・麦冬。
真君妙貼散（『外科正宗』）	硫黄末5kg・そば粉2.5kg・小麦粉2.5kg。清水でやや攪拌し、適度に湿ったら薄片状にして、一枚の紙で包み、風にあてて陰干しする。使用時には再び細かく研いで、清水、ゴマ油、靛（てん）汁〔青黛汁〕などで調合して患部に敷貼する。
神效衛生散（『外科大成』）	羌活・白芷・穿山甲（炒）・石決明（煅）・乳香・没薬・大黄・沈香・防風・蝉退・僵蚕。
神效瓜蔞散（『外科大成』）	瓜蔞・当帰・甘草・没薬・乳香。
辰砂定痛散（『医宗金鑑』）	朱砂・煅石膏・胡黄連・氷片。
参蘇飲（『太平恵民和剤局方』）	人参・紫蘇葉・葛根・半夏・茯苓・甘草・桔梗・枳殻・木香・陳皮・前胡・生姜・大棗。

真武湯（『傷寒論』）	附子・白朮・茯苓・白芍・生姜。
参附湯（『校注婦人良方』）	人参・附子。
参苓散（『瘍医大全』）	人参・茯苓・川芎・当帰身・熟地黄・黄耆・淮山薬・白芍・白朮・陳皮・牡丹皮・肉桂・地骨皮・甘草・熟附子。
参苓白朮散（『太平恵民和剤局方』）	党参・白朮・茯苓・炙甘草・薏苡仁・桔梗・淮山薬・炒扁豆・蓮子肉・砂仁・陳皮。
清胃散（『蘭室秘蔵』）	黄連・生地黄・牡丹皮・升麻・当帰。
清胃湯（『医宗金鑑』）	石膏・黄芩・生地黄・牡丹皮・黄連・升麻。
清咽利膈湯（『喉症全科紫珍集』）	連翹・梔子・黄芩・薄荷・牛蒡子・防風・荊芥・玄明粉・玄参・金銀花・大黄。
清瘟敗毒散（『疫疹一得』）	生石膏・生地黄・犀角・黄連・梔子・桔梗・黄芩・知母・赤芍・玄参・連翹・甘草・牡丹皮・淡竹葉。
清営湯（『温病条辨』）	犀角・生地黄・玄参・竹葉心・銀花・連翹・黄連・丹参・麦冬。
清音丸	（中成薬）省略。
青果丸	（中成薬）省略。
清気化痰丸（『医方考』）	陳皮・杏仁・枳実・黄芩・栝楼仁・茯苓・胆南星・製半夏。姜汁で丸剤を作る。
清宮湯（『温病条辨』）	玄参心・蓮子芯・竹葉巻心・麦冬・連翹心・犀角尖。
正元丹（『秘旨方』）	人参・茯苓・白朮・甘草・黄耆・淮山薬。
青蛤散（『医宗金鑑』）	青黛・蛤粉・石膏・軽粉・黄柏。一緒に研いで細かい粉末にする。
正骨紫金丹（『医宗金鑑』）	丁香・木香・血竭・児茶・熟大黄・紅花・当帰・蓮肉・茯苓・丹皮・白芍・甘草。
青吹口散（『包氏喉証家宝』）	石膏・人中白〔人尿の沈殿物〕・青黛・薄荷・黄柏・炒硼砂・梅片。研いで細かい粉末にする。
清燥救肺湯（『医門法律』）	冬桑葉・石膏・麻仁・麦冬・阿膠・党参・甘草・杏仁・枇杷葉。
青黛散（経験処方）	青黛60g・石膏120g・滑石120g・黄柏60g。各々を研いで細かい粉末にして、均等にする。
清陽散火湯（『焦氏喉科枕秘』）	升麻・白芷・黄芩・牛蒡子・連翹・石膏・防風・当帰・荊芥・白蒺藜・甘草。
清涼膏（『医宗金鑑』）	水澆開石灰〔石灰に水をかけて風化させたもの〕の粉末1升に、水4碗を加え、撹拌させて上澄みを1碗とる。ゴマ油1碗を加え、箸で数百回撹拌し、糊のように粘稠になったら、鶏の羽根につけて患部に塗る。
穿粉散（『医宗金鑑』）	軽粉（研いで紙に乗せ、微かに炙る）・穿山甲（炙）・黄丹（水飛しておく）。一緒に研いで非常に細かくし、ゴマ油で調合して外敷する。
仙方活命飲（『婦人良方』）	穿山甲・天花粉・甘草・乳香・白芷・赤芍・浙貝母・防風・

	没薬・炒皂刺・当帰尾・陳皮・金銀花。
双解貴金丸(『外科大成』)	大黄・白芷。
双解通聖散(『医宗金鑑』)	防風・荊芥・当帰・白芍・連翹・白朮・川芎・薄荷・麻黄・梔子・黄芩・石膏・桔梗・甘草・滑石。
桑菊飲(『温病条辨』)	桑葉・菊花・杏仁・連翹・薄荷・甘草・桔梗・芦根。
漱口方(経験処方)	防風4.5g・甘草4.5g・金銀花15g・連翹15g・薄荷3g・荊芥4.5g。水2碗を加えて1碗まで濃縮し、口を漱ぐ。漱口薬。
蒼耳子散(『済生方』)	白芷30g・薄荷15g・辛夷花15g・蒼耳子8g。研いで細かい粉末とする。
葱豉湯(『肘後方』)	葱白・淡豆豉。
葱白滴鼻液(経験処方)	葱白の汁を絞って濾過し、生理食塩水で40%溶液とする。
続断紫金丹(経験処方)	当帰・熟地黄・菟絲子・骨砕補・川断・製首烏・焦白朮・茯苓・牡丹皮・淮牛膝・紅花・血竭・児茶・乳香・没薬・虎脛骨・鹿角霜・自然銅。
疏風清熱湯(経験処方)	荊芥・防風・牛蒡子・甘草・金銀花・連翹・桑白皮・赤芍・桔梗・黄芩・天花粉・玄参・浙貝母。
大承気湯(『傷寒論』)	大黄・芒硝・厚朴・枳実。
托裏消毒散(『外科正宗』)	黄耆・皂角刺・金銀花・炙甘草・桔梗・白芷・川芎・当帰・白芍・白朮・茯苓・党参。
丹梔逍遙散(『太平恵民和剤局方』)	柴胡・白芍・茯苓・当帰・白朮・甘草・生姜・薄荷・牡丹皮・梔子。
竹葉膏(経験処方)	鮮竹葉300g(枝・茎をきれいに除く)・生姜120g・浮白塩180g。まず竹葉をよく煮て濃縮液を取る。また生姜を搗いて汁を取り、両者を一緒にして、煮詰めた後にきれいに濾過する。塩を入れて一緒に煮詰めて乾かし、蓋のできる磁器に入れて保存する。
知柏地黄丸(知柏八味丸)(『医方考』)	山萸肉・淮山薬・茯苓・沢瀉・丹皮・熟地黄・知母・黄柏。
中和湯(『医宗金鑑』)	白芷・桔梗・人参・黄耆・藿香・肉桂・甘草・白朮・川芎・当帰・白芍・麦門冬・大棗・生姜。
陳夏六君湯(『医学正傳』)	陳皮・法夏・党参・茯苓・白朮・炙甘草。
通関散(『喉症全科紫珍集』)	牙皂・川芎。
通気散(『医林改錯』)	柴胡・香附・川芎。
通気散(『医学準縄六要』)	茴香・木香・人参・延胡索・陳皮・菖蒲・羌活・僵蚕・川芎・蝉衣・穿山甲・甘草。
通竅活血湯(『医林改錯』)	赤芍・川芎・桃仁・紅花・老葱・生姜・紅棗・麝香。
通竅湯(『古今医鑑』)	麻黄・白芷・防風・羌活・藁本・細辛・川芎・升麻・葛根・蒼朮・川椒・甘草。
滴鼻霊(経験処方)	鵝不食草650g・辛夷花150gを2回水煎し、薬液を混ぜて調和させ、1,500mlに濃縮する。塩酸エフェドリン粉3.75g・ブドウ糖15gを加え、濾過して消毒し、瓶に詰めて保存する。

鉄笛丸（経験処方）	訶子・麦冬・茯苓・瓜蔞皮を各300g、貝母・甘草・桔梗を各600g、鳳凰衣30g、玄参300g、青果120g。
天麻鈎藤飲（『雑病証治新義』）	天麻・鈎藤・生石決明・梔子・黄芩・川牛膝・杜仲・益母草・桑寄生・夜交藤・茯神。
当帰芍薬湯（経験処方）	当帰・白朮・赤芍・茯苓・沢瀉・黄芩・辛夷花・白菊花・乾地龍・甘草・薄荷・川芎。
当帰龍薈丸（『劉河間医学六書』）	当帰・龍胆草・梔子・黄連・黄柏・黄芩・大黄・芦薈・青黛・木香・麝香。蜜で丸剤を作り、生姜湯で飲む。
桃紅四物湯（『医宗金鑑』）	熟地黄・当帰・白芍・川芎・桃仁・紅花。
独参湯（『傷寒大全』）	人参。
二陰煎（『景岳全書』）	生地・麦冬・茯苓・炒棗仁・玄参・黄連・竹葉・木通・甘草。
二陳湯（『太平恵民和剤局方』）	陳皮・半夏・茯苓・炙甘草〔生姜・烏梅〕。
如意金黄散（『外科正宗』）	天花粉・黄柏・大黄・白芷・姜黄・生南星・蒼朮・厚朴・陳皮・甘草。一緒に研いで細かい粉末にする。
人参紫金丹（『医宗金鑑』）	人参・丁香・五加皮・甘草・茯苓・当帰・骨砕補・血竭・五味子・没薬。
柏石散（経験処方）	黄柏30g・石膏30g・枯礬15g。研いで細かい粉末とする。
八珍湯（『正体類要』）	当帰・川芎・白芍・熟地黄・人参・白朮・茯苓・炙甘草・生姜・大棗。
半夏厚朴湯（『金匱要略』）	製半夏・厚朴・茯苓・紫蘇葉・生姜。
半夏白朮天麻湯（『医学心悟』）	半夏・白朮・天麻・茯苓・陳皮・甘草・生姜・大棗。
萆薢滲湿湯（『瘍科心得集』）	萆薢・薏苡仁・黄柏・赤茯苓・牡丹皮・沢瀉・滑石・通草。
鼻竇灌注液（経験処方）	辛夷花30g・白芷30g・黄耆60g・薄荷30g・羊藿葉30g・野菊花30g・桂枝30g・当帰30g・梔子30g。
百合固金湯（『医方集解』）	生地黄・熟地黄・麦門冬・百合・白芍・当帰・貝母・甘草・玄参・桔梗。
氷麝散（経験処方）	黄柏3g・黄連3g・甘草1.5g。鹿角霜15g・玄明粉3g・明礬1.5g・硼砂7.5g・氷片1.2g・麝香0.3g。まず黄連・黄柏・甘草の3味を研いだ後、残りの薬を加え、一緒に研いで非常に細かい粉末にする。
氷硼散（『外科正宗』）	玄明粉・朱砂・硼砂・氷片。一緒に研いで非常に細かい粉末にする。
氷連散（経験処方）	黄連3g・辛夷花3g・氷片0.6g。一緒に研いで細かい粉末にする。
附桂八味丸（金匱腎気丸）（『金匱要略』）	熟地黄・山茱萸・牡丹皮・沢瀉・茯苓・淮山薬・炮附子・肉桂心。
普済消毒飲（『医方集解』）	黄芩・黄連・陳皮・甘草・玄参・連翹・板藍根・馬勃・牛蒡子・薄荷・僵蚕・升麻・桔梗。
附子理中湯（『閻氏小児方論』）	附子・白朮・乾姜・党参・炙甘草。

8．方剤索引

碧雲散（『医宗金鑑』）	鵝不食草・川芎・細辛・辛夷花・青黛。一緒に研いで細かい粉末とする。
碧玉散（経験処方）	硼砂9g・氷片0.9g・胆礬0.9g。一緒に研いで細かい粉末とする。
蜂房湯（『聖済総録』）	蜂房・淡豆豉・蜀椒（種子を除く）。
補骨脂丸 （『中医内科学講義』1963年版）	磁石・熟地黄・当帰・川芎・肉桂・菟絲子・川椒・補骨脂・白蒺藜・胡芦巴・杜仲・白芷・菖蒲。
補中益気湯（『脾胃論』）	黄耆・党参・白朮・炙甘草・当帰・陳皮・升麻・柴胡・〔生姜・大棗〕。
補陽還五湯（『医林改錯』）	黄耆・当帰尾・赤芍薬・川芎・地龍・桃仁・紅花。
万花油	（中成薬）省略。
蔓荊子散（『東垣十書』）	蔓荊子・生地黄・赤芍・甘菊・桑白皮・木通・麦冬・升麻・前胡・炙甘草・赤茯苓。
明礬散（経験処方）	明礬30g・甘遂3g・白降丹0.6g・雄黄1.5g。一緒に研いで細かい粉末にする。
雄黄解毒丸（『三因極一病証方論』）	雄黄・鬱金・巴豆霜。一緒に研いで細かい粉末とし、酢を賦形剤として緑豆大の丸薬を作る。毎回1.5gを服用。
養陰清肺湯（『重樓玉鑰』）	生地黄・麦門冬・玄参・丹皮・白芍・貝母・甘草・薄荷。
陽和解凝膏（『外科証治全生集』）	鮮牛蒡全草1500g、鮮白鳳仙梗120g、川芎30g、川附子・桂枝・大黄・当帰・肉桂・官桂・草烏・川烏・地龍・僵蚕・赤芍・白芷・白蘞・白芨・乳香（研細末）・没薬（研細末）各60g、続断・防風・荊芥・五霊脂・木香・香櫞・陳皮各30g、麝香30g（研細末）、蘇合油120g、ゴマ油5000g。まず牛蒡子・白鳳仙を焦げるまで煎じて残滓を去る。翌日、乳香・没薬・麝香・蘇合油以外の薬を全て鍋に入れて焦げる程度まで煎じ、残滓を去ってよく濾過し、正確なグラム数を測定する。油500gにつき、よく炒った桃丹〔鉛丹Pb_3O_4〕210gを加えて撹拌する。しずくが珠のようになり、粘つかない程度になるまで煎じたら、鍋から水分を取り除き、乳香・没薬・蘇合油・麝香を入れて膏が均等になるよう撹拌する。半月後から使用できる。
陽和湯（『外科証治全生集』）	熟地黄・肉桂・麻黄・鹿角膠・白芥子・炮姜炭・生甘草。
爛耳散（経験処方）	穿心蓮粉0.3g・猪胆汁0.3g・枯礬0.6g。研いで粉末にする。
六神丸（『雷氏方』）	（中成薬）略。
柳花散（『外科正宗』）	黄柏・青黛・肉桂・氷片。各々を研いで細かい粉末とし、均等にする。
龍眼白塩方（経験処方）	龍眼肉1枚・白塩少々。白塩を龍眼肉にかけて、歯茎の痛む部位に貼る。
龍胆瀉肝湯（『医宗金鑑』）	龍胆草・黄芩・梔子・沢瀉・木通・車前子・当帰・柴胡・甘草・生地黄。

涼膈散（『太平恵民和剤局方』）	大黄・芒硝・甘草・山梔・黄芩・薄荷・連翹・竹葉・〔白蜜〕。
連理湯（『張氏医通』）	白朮・人参・茯苓・黄連・乾姜・炙甘草。
六味地黄湯（丸）（『小児薬証直訣』）	熟地黄・淮山薬・山萸肉・茯苓・沢瀉・丹皮。
六味湯（『喉科秘旨』）	桔梗・甘草・薄荷・荊芥穂・防風・僵蚕。
硇砂散（『医宗金鑑』）	硇砂（NH_4Cl）・軽粉・氷片・雄黄。研いで非常に細かい粉末とする。

9. 附 録

9.1 中医耳鼻喉科学 主要著作表

西周	禮記（らいき）		(1569)	瘡瘍全書	竇漢卿（とうかんけい）
	春秋左氏傳		1345	世医得效方	危亦林
	山海経（せんがいきょう）		明 1406	普済方	朱橚（しゅしゅう）
	『史記』扁鵲倉公列傳		1529	口歯類要	薛己（せつき）
春秋戦国	黄帝内経	BC770～BC221	1550	解囲元藪（かいいげんそう）	沈之問
BC179～122	『淮南子（えなんじ）』記論訓	淮南王劉安	1578	本草綱目	李時珍
秦漢	神農本草経		1601	鍼灸大成	楊継洲
漢末	傷寒雑病論	張仲景	1602～1607	証治準縄	王肯堂
	口歯論（散逸）	張仲景	1617	外科正宗	陳実功
後漢末	難経（25～220）	秦越人	1624	景岳全書	張景岳
東晋	肘後備急方	葛洪	1630	紅炉点雪（こうろてんせつ）	龔居中（きょうきょちゅう）
約 259	鍼灸甲乙経	皇甫謐	1636?	保生秘要	曹士衍（そうしえん）
隋 610	諸病源候論	巣元方	清 1675	尤氏喉科秘書	尤乗（ゆうじょう）
唐 652	千金要方、千金翼方	孫思邈	1742	医宗金鑑	呉謙ら
659	新修本草	蘇敬ら（唐政府）	1757	喉科指掌	張宗良
752	外台秘要	王燾	1773	雑病源流犀燭	沈金鰲（しんきんごう）
（紛失）	口歯論、排玉集	邵（しょう）英俊	清	咽喉経験秘傳	程永培の校刊
宋 992	太平聖恵方	王懐隠（おうかいいん）ら	1804	喉白闡微（こうはくせんび）	鄭承翰（ていしょうかん）
1078 ～ 1085	太平恵民和剤局方	宋代の太医局	(1838)	重樓玉鑰（じゅうろうぎょくやく）	鄭梅澗（ていめいかん）
960 ～ 1127	蘇沈良方	沈括（しんかつ）、蘇軾（そしょく）	清・中期	経験喉科紫珍集	(1860)(1874)
1088 以降	夢渓筆談（ぼうけいひつだん）	沈括	清・中期	疫痧草	陳耕道
1111 ～ 1117	聖済総録	宋代の官方による	1882	白喉全生集	李紀方
南宋	洪氏集験方	洪遵（こうじゅん）（1120～1174）	1889	痧喉正義	張振鋆（ちょうしんいん）
1174	三因極一病証方論	陳無擇	1891	白喉治法忌表抉微	耐修子
金·元 1146	扁鵲心書	竇材（とうざい）	1897	白喉条辨	陳葆善（ちんほぜん）
	（養陰法）	劉完素		中医喉科講義	
1228	儒門事親	張子和		五官科学	
（1481 校正）	丹渓心法	朱丹渓		中医耳鼻喉科学	
	（益気昇陽法）	李東垣			

9.2 中医耳鼻喉科学　病証名対照表

病証名	現代医学名	P
耳癤、耳疔	外耳道に生じた癤腫。	39
耳瘡	外耳道炎。	43
旋耳瘡、黄水瘡、月蝕瘡	外耳道湿疹。	43
耳殻流痰	耳介偽嚢腫（耳介軟骨膜炎）。	48
断耳瘡	急性化膿性耳介軟骨膜炎。	50
耳脹、耳脹痛	急性非化膿性中耳炎。	52
耳閉	慢性非化膿性中耳炎。	52
膿耳、聤耳、耳疳、耳底子、耳癰、耳湿、耳中生毒、風耳、纏耳、震耳、沍耳、嚢耳	化膿性中耳炎。	60
耳根毒、耳後附骨癰	耳後骨膜下膿瘍。	72
膿耳口眼喎斜	膿耳による顔面神経麻痺。	75
黄耳傷寒、黄耳類傷寒	化膿性中耳炎の併発症であり、頭蓋内に生じた重篤なもの。	79
耳聾、聾、風聾、虚聾、毒聾、火聾、厥聾、暴聾、卒聾、久聾、気聾、湿聾、陰聾、陽聾、猝聾、聵聾	難聴。	83
眩暈、眩運、眩冒、旋暈、頭旋	めまい。	95
耳眩暈	メニエル氏病。	95
耳内異物、諸物入耳、百虫入耳、飛蛾入耳、蚰蜒入耳	耳内異物。	104
耵聹、耵耳	耳だれ・耳垢。	107
鼻疔	鼻尖、鼻翼、鼻前庭部に発生する疔瘡癤腫。	124
鼻疳、鼻瘡、鼻䘌瘡	鼻前庭炎。	129
傷寒鼻塞	急性鼻炎。	135

鼻窒	慢性鼻炎。	140
鼻槁、鼻乾燥、臭鼻症	萎縮性鼻炎。	146
鼻鼽、鼽嚏	アレルギー性鼻炎。	153
鼻淵、脳漏、脳滲、歴脳、控脳痧	急性・慢性鼻腔炎。	158
鼻息肉	鼻茸（鼻ポリープ）。	171
鼻衄、傷寒鼻衄、時気鼻衄、熱病鼻衄、温病鼻衄、虚労鼻衄、五臓衄、酒食衄、折傷衄	鼻出血。	182
鼻洪、鼻大衄	鼻衄の重症なもの。	182
鼻赤、肺風、赤鼻、赤皰酒皶、鼻皻、鼻酒皻、鼻皻贅子、鼻赤皰、皻皻、酒瘡鼻皰、酒渣、酒皻、酒皻鼻、紅鼻頭、酒疱皻鼻	酒渣鼻。	
乳蛾、喉蛾	扁桃炎。	217
風熱乳蛾、飛蛾	急性扁桃炎。	217
虚火乳蛾	虚火上炎によって生じた慢性扁桃炎。	224
石蛾	小児の口蓋扁桃が肥大して硬く実し、炎症歴がないもの。	224
風熱喉痹、風熱喉、紅喉	急性咽頭炎。	229
喉痹、喉閉	咽頭炎。	229
喉風、纏喉風	咽喉部が突然腫れて痛み、呼吸困難、嚥下障害、痰やよだれがつまり、言語も困難などといった危篤な証候の総称。蜂窩織炎性咽頭炎に類似。	229
虚火喉痹、簾珠喉痹	慢性咽頭炎。	234
喉関癰、騎関癰	扁桃周囲膿瘍。	237
喉癰	咽後膿瘍。	237
頷下癰	傍咽頭膿瘍。	237
上腭癰、外喉癰	口蓋の膿瘍・咽頭部の膿瘍。	237
陰虚喉癬	咽喉頭結核。	245
急喉瘖、暴瘖	急性喉頭炎。	250

急喉風、緊喉風、鎖喉風	急性喉頭閉塞。	258
慢喉瘖	慢性喉頭炎。	264
梅核気	咽喉頭ノイローゼ、またはヒステリー球〔咽喉頭異常感症〕。	272
骨鯁(こつこう)	咽喉頭異物。	276
風熱牙痛、胃火牙痛、虚火牙痛	歯痛。	293
虫蝕牙歯、蛀蚛、蚛牙、歯蚛、蛀牙、爛牙	齲歯。	300
牙癰、牙棋風	歯齦に癰腫を生じ、疼痛して膿が溢れるもの。	304
牙齩癰、合架風、角架風	智歯周囲炎。	307
牙宣、歯齗宣露、歯牙根揺、歯間出血、歯挺、食床	歯肉萎縮。歯根が露出し、常に血様液体あるいは膿が流れ出る疾患。	310
口瘡、口瘍、大人口破	アフタ性口内炎。	320
口糜	多形滲出性紅斑、カンジタ症。	326
鵝口瘡(がこうそう)、雪口、鵞口白屑、白口糊、鵞口	カンジタ症。	326
口疳、脾癉、口舌瘡、口破、糜疳	ヘルペス性口内炎。	320
黒舌苔	黒毛舌。	
走馬疳、馬牙疳、走馬、臭息、崩砂、潰槽、宣露、腐根、穿腮毒、痧痘口疳、痧痘疳	壊疽性口内炎。	
熱気瘡、熱瘡、時気口瘡、火燎瘡	単純ヘルペス。	
口吻瘡、口吻生白瘡、燕口瘡、燕口、肥瘡、燕吻瘡、燕口吻瘡、口肥瘡、口丫瘡	リボフラビン欠乏性口角炎。	
唇風、甜唇風、唇湿、驢嘴風、唇瞤、唇沈、緊唇	口唇炎（光線性口唇炎、剥離性口唇炎、糜爛性口唇炎、湿疹糜爛性口唇炎）。	330
骨槽風、穿腮毒、附骨、穿珠	顎骨骨髄炎。	333
岩（巖）、瘤、癌、石疽、失榮、乳岩、喉菌、繭唇(けんしん)、癥瘕、痰包、耳蕈(じしん)	悪性腫瘍。	339

9.3　咽喉（正中断面）と古典解剖用語

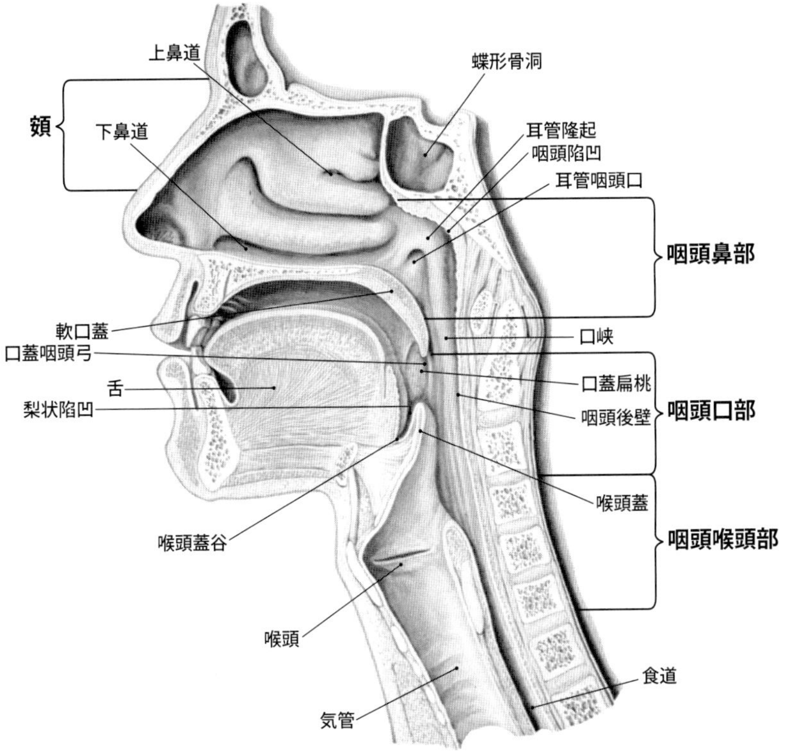

頞（あつ）：鼻梁。望診では山根（鼻根。両内眼角を結んだ中点）。

咽門（いんもん）：飲食物の通る門。下は食道と気管に連なる。

会厭（ええん）：喉頭蓋。

嗌（えき）：咽喉頭部、または咽頭。

懸壅垂（けんようすい）：口蓋垂。

喉咽（こういん）：＝咽喉。または喉嚨を指す。

喉核（こうかく）：扁桃。

喉関（こうかん）：口峡部。

頏顙（こうそう）：咽頭後壁上の後鼻道、咽頭鼻部。

喉嚨（こうろう）：咽喉腔管全般を指す。

9.4 中医の外治法について

『中医内科学』『中医婦人科学』『中医小児科学』『中医耳鼻喉科学』『中医皮膚科』において使用されている外治法は、以下のようにまとめることができる。

1．噴法　：＝吹薬法。薬を吹きかけるもの。

2．畜（ちく）法　：患者に自分で鼻からゆっくり薬を吸入させるもの。

3．塞（そく）法　：薬物で病変部位を直接塞ぐように置くもの。

4．含漱（がんそう）法　：薬物を口中に含み、比較的長い時間保持して、薬の作用をよりよく発揮させ、最後に薬を吐き出させるもの。

　含（服）法（噙化（きんか））　：薬を口中に含み、吐き出さずに、薬物が溶けた後の液をゆっくりと飲み下し、粘膜と食道の両方に薬を作用させるもの。

　漱法　：口を漱ぐもの。漱口法など。

5．滴灌（てきかん）法　：液体水剤を病変部に滴らせるもの。

6．敷薬（ふやく）法　：新鮮な生薬を搗いてドロドロにする、または必要な薬物（粗い粉剤など）を賦形薬で糊状に調合し、病変皮膚上に塗る、あるいは皮膚上に乗せるもの。熱敷法、湿敷法、冷敷法など。

　塗（と）法　：薬を粘膜上に載せるもの。敷法より面積は狭い。

　搽（た）法　：薬を植物の茎などに付けて病変部位に塗るもの。『大漢和辞典』には、「『中華大辞典』には、搽は塗の俗字であるとする」とある。本訳では「挼(ぬ)る」と訳出した。

貼(ちょう)法　：なんらかの手段により上から貼付するもの。

擦法　：塗法を行ない、さらにその上から擦るもの。擦歯法など。

撒(さつ)法　：散布するもの。

7. 罨包(あんぽう)法　：何枚も重ねたガーゼに薬液を染み込ませて病変部位を覆う方法。温罨法など。

8. 蒸気吸入法：薬物を煎じ、その蒸気を吸入させるもの。

9. 熏(くん)法　：①熱気により熏じるもの。
②煙で熏じるもの：熏煙法（薬物を燃焼させた煙で患部を熏じる）。

熏蒸法　：全身性のものをいう。

熏洗法　：薫じてから洗浄するもの。

10. 熨(い)法　：上から押さえ温めるもの。

熱熨法　：細かくした薬物を加熱し、布で包んで患部の皮膚表面にあてるもの。

11. 烙(らく)法　：焼灼法。

烙鉄法　：鉄の器具で焼灼するもの。

[索 引]

[訳者略歴]

田久和 義隆（たくわ・よしたか）

大阪大学理学部数学科卒業。中医翻訳家、中国語通訳ガイド、ケアマネージャー。1994～1999年、南京中医学院（現南京中医薬大学）に中医内科普通進修生として留学（中国政府奨学金留学生）。訳書に『KAMPO十大類方（共訳）』『張仲景50味薬証論』（いずれもメディカルユーコン）『すぐに役立つ鍼灸処方162選』『新しい棒灸療法 実践熱敏灸』（いずれも源草社）『鍼灸療法 修業編』『熱敏穴の棒灸療法』『全訳 中医小児科学』『全訳 中医婦人科学』（いずれもたにぐち書店）。

全訳 中医耳鼻喉科学

2016年5月14日　第1刷発行
2019年8月21日　第2刷発行

翻　訳　田久和義隆
発行者　谷口　直良
発行所　㈱たにぐち書店
〒171-0014　東京都豊島区池袋2-68-10
TEL. 03-3980-5536　FAX. 03-3590-3630
たにぐち書店.com

落丁・乱丁本はお取替えいたします。